《宁夏传染病预防控制15年》编委会

主　　编：刘吉祥　蒯文和

副主编：孙　伟　龚　瑞

编　　委：马　岳　马　莹　马学旻　王晓琳　孙　伟
　　　　　刘吉祥　朱海阳　李　涛　张　敏　周莉薇
　　　　　赵立华　高　洁　龚　瑞　靳　峰　谢　峰
　　　　　董军强　蒯文和　潘　莉　黎　晞

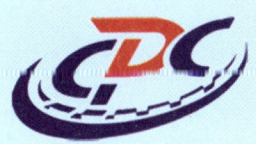

宁夏传染病预防控制 15 年

NINGXIA CHUANRANBING YUFANG KONGZHI SHIWU NIAN

宁夏回族自治区疾病预防控制中心　编著

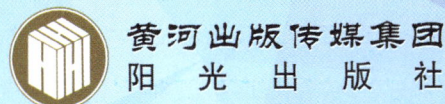

图书在版编目（CIP）数据

宁夏传染病预防控制 15 年 / 宁夏回族自治区疾病预防控制中心编著. — 银川：阳光出版社，2019.11
ISBN 978-7-5525-5154-9

Ⅰ.①宁… Ⅱ.①宁… Ⅲ.①传染病防治—工作概况—宁夏 Ⅳ.①R183

中国版本图书馆 CIP 数据核字(2019)第 265666 号

| 宁夏传染病预防控制 15 年 | 宁夏回族自治区疾病预防控制中心 编著 |

责任编辑　马　晖
封面设计　张　兰
责任印制　岳建宁

黄河出版传媒集团
阳光出版社　出版发行

出 版 人	薛文斌
地　　址	宁夏银川市北京东路139号出版大厦（750001）
网　　址	http://www.ygchbs.com
网上书店	http://shop129132959.taobao.com
电子信箱	yangguangchubanshe.163.com
邮购电话	0951-5014139
经　　销	全国新华书店
印刷装订	银川金利丰彩色印刷有限责任公司
印刷委托书号	（宁）0015756

开　　本	787mm×1092mm　1/16
印　　张	19.5
字　　数	380千字
版　　次	2019年11月第1版
印　　次	2019年11月第1次印刷
书　　号	ISBN 978-7-5525-5154-9
定　　价	68元

版权所有　侵权必究

序

传染病的暴发流行,严重威胁人民群众的身体健康和生命安全,影响国家的社会稳定、经济发展和对外交往,预防控制并最终消灭传染病始终是人类努力奋斗的目标。宁夏人民曾经饱受传染病的严重危害,天花、霍乱等烈性传染病在宁夏各地多次发生流行,但在广大疾控工作者的共同努力下,不断总结经验,创新防控技术,探索发展模式,传染病防控能力得到了很大的提升。从2003年非典时期的"守望相助"到甲型N1H1流感、H7N9禽流感的"有效应对",从纸质报告卡收集到高效快捷的传染病监测信息系统,宁夏传染病防制工作经历了从无到有、从小到大、从弱到强,曲折艰辛而又辉煌瞩目的发展过程,基本上控制了绝大多数传染病的发生和蔓延,结束了宁夏"厉疫横行"的旧时代。特别是2004年实现传染病网络直报以来,基于互联网的传染病监测体系的建立健全,进一步强化了传染病疫情监测与预警预测,传染病防控、实验室检测和突发公共卫生事件应急处置能力不断提高,各项工作有序推进,重大传染病防控工作取得了显著成效,实现了阶段性防控目标。

为了更好地总结经验、指导当前、启迪未来,我们编撰了《宁夏传染病防控15年》,详细分析2003~2017年宁夏传染病疫情形势和特点,突发传染病应急与响应、传染病防控主要经验与成就以及重点传染病监测项目实施效果等,可供卫生行政管理人员和专业技术人员参考查阅,共同致力于宁夏传染病防控工作。

在此,特向支持和参与编撰的所有人员表示衷心的感谢!

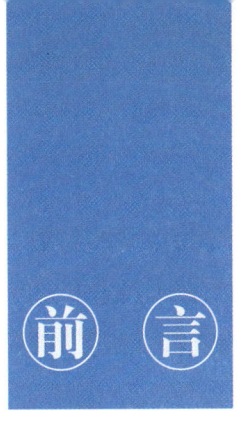

前言

传染病防治工作关系到人民群众的身体健康和生命安全,关系到经济发展和社会稳定,因此预防和控制传染病是构建和谐社会的重要保障之一。自2002年宁夏疾病预防控制中心成立以来,全区传染病防控工作按照国家、自治区重大疾病防治规划和疾病预防控制工作规范等相关要求,认真贯彻落实《中华人民共和国传染病防治法》,坚持"预防为主、防治结合"的方针,实施"重点疾病重点防制,重点区域重点预防,重点人群重点保护"的综合防控策略,全区传染病防控工作取得了显著成效。

十五年来,宁夏疾病预防控制中心不断加强自身能力建设,逐步完善和健全疾病监测、实验室检测、综合干预和应急处置等体系,确保传染病报告信息管理系统高效、优质运转,报告质量逐年提升,数据分析利用水平逐年加强,疫情研判与预警评估稳步推进,重大疫情和突发事件科学有效处置。

传染病疫情监测与分析是开展传染病防控的基础,通过对监测数据系统、全面地分析,探讨疾病的消长规律、分布特征、影响因素及发展趋势,及时采取和调整防控策略,从而有效预防和控制传染病的发生和发展。自2004年实现传染病网络直报以来,宁夏已建立横向覆盖各级各类医疗卫生机构,纵向连接国家、自治区、市、县、乡、村传染病监测体系,覆盖面广、灵敏高效、快速通畅。

"以史为镜,可以知兴替"。为了更好地总结过去、指导当前、启迪未来,宁夏疾病预防控制中心组织编撰了《宁夏传染病防控15年》,本书较为系统的总结和概括了2003~2017年间宁夏传染病预防控制工作,内容包含了疫情趋势分析、体系建设完善历程、传染病防制经验总结,科研与人才队伍建设等。本书内容全面、数据翔实,可作为专业史志、科学报告和工具书,具有很高的文献参考价值,为指导宁夏今后的传染病预防控制工作具有很好的借鉴意义。

由于编者和作者的水平有限,时间仓促,工作量大,不足或错误之处不可避免,敬请批评指正。

目 录
CONTENTS

第一章　法定传染病流行概况 ……………………………………………………………1
　第一节　宁夏传染病流行简史 ………………………………………………………1
　第二节　传染病疫情概况 ……………………………………………………………3
　第三节　不同传播途径传染病疫情分析 ……………………………………………13

第二章　传染病突发应急与响应 …………………………………………………………114
　第一节　应急体系建设 ………………………………………………………………114
　第二节　应急机制建设 ………………………………………………………………117
　第三节　卫生应急能力 ………………………………………………………………118
　第四节　突发公共卫生事件报告 ……………………………………………………122
　第五节　重大事件卫生保障 …………………………………………………………137

第三章　传染病防控主要经验与成就 ……………………………………………………142
　第一节　传染病防控体系 ……………………………………………………………142
　第二节　传染病监测系统 ……………………………………………………………147
　第三节　实验室检测能力 ……………………………………………………………150
　第四节　艾滋病性病防制 ……………………………………………………………153
　第五节　免疫规划工作 ………………………………………………………………157
　第六节　重大及新发再发传染病防制 ………………………………………………171
　第七节　健康教育与健康促进 ………………………………………………………182
　第八节　交流合作与人才培养 ………………………………………………………185

第四章　重点传染病防控项目 ……………………………………………………………189
　第一节　流感监测项目 ………………………………………………………………189
　第二节　流行性出血热监测项目 ……………………………………………………191

    第三节　手足口病监测项目……………………………………………………199

    第四节　艾滋病性病防制项目……………………………………………………202

    第五节　结核病防制项目…………………………………………………………217

    第六节　其他传染病监测项目……………………………………………………226

第五章　面临的困难与未来的设想……………………………………………………235

附录

　　附录一　科研项目…………………………………………………………………239

　　附录二　大事记……………………………………………………………………249

　　附录三　2019年宁夏传染病疫情风险评估报告…………………………………278

第一章 法定传染病流行概况

第一节 宁夏传染病流行简史

1958年宁夏回族自治区成立至2003年的45年间,全区共报告传染病27种,甲类2种,乙类25种,累计报告1 387 611例;有20种传染病发生死亡病例,共死亡11 594人,平均发病率为807.01/10万,死亡率为6.74/10万,病死率为0.84%。呼吸道和肠道传染病占发病总数的95.45%,其中呼吸道传染病8种,报告发病717 358例,占发病总数的51.70%,居首位,平均报告发病率为417.20/10万,死亡8 460人,死亡率为4.90/10万,病死率为1.18%;肠道传染病5种,报告发病607 095例,占发病总数的43.75%,居第二位,平均报告发病率为353.07/10万,死亡2 762人,死亡率为1.61/10万,病死率为0.45%;自然疫源及虫媒传染病10种,报告发病5 621例,平均报告发病率为3.27/10万,死亡374人,死亡率为0.22/10万,病死率为6.65%;血源及性传播疾病4种,报告发病57 434例,死亡12人,病死率为0.02%;1996年新生儿破伤风被国家调整为乙类传染病,从1997年开始报告,7年累计报告发病103例,死亡26人,病死率为25.24%。45年来,累计报告发病数居前五位的病种是:痢疾(519 853例)、麻疹(305 034例)、流感(302 661例)、病毒性肝炎(117 519例)、百日咳(57 775例);死亡居前五位的依次是:麻疹(5 579例)、痢疾(2 579例)、流脑(1 661例)、百日咳(743例)、流感(266例);病死率居前五位的是鼠疫(100.00%)、艾滋病(100.00%)、狂犬病(100.00%)、新生儿破伤风(25.24%)、乙脑(23.57%)。在报告的27种传染病中,有些传染病几十年来只是偶有发生,如鼠疫、霍乱、回归热、黑热病、狂犬病等。疟疾在宁夏虽有报告,但主要集中在20世纪50~70年代,且病例均为输入病例,均自国外或国内其他省份感染后在宁夏发病。

1. 20世纪50年代

宁夏自1952年起才有了比较正式的传染病报告记录,由于报告的地区有限,病种和记录数量不完整,不能真实地反映当时传染病发病水平,但在这一时期初步建立了传染病报告的制度,传染病报告无论从病种还是数量来看,呼吸道传染病是这个时期影响人民健康的主要传染病。

2. 20世纪60年代

20世纪60年代宁夏传染病平均报告发病率1 712.73/10万,呼吸道传染病仍是这个时期的主要疾病,占同期报告病例总数的80%。其中1962年报告4例鼠疫。从死亡率和病死率来看,这一时期是宁夏历史上的一个高峰期。宁夏回族自治区成立以来死亡率超过10.00/10万,病死率超过1.00%的年份主要集中在20世纪60年代。1967年病死率达到3.34%,是宁夏回族自治区成立后的最高年份。20世纪60年代后期,受社会因素的干扰,传染病报告系统的正常运转受到一定影响,报告质量有所下降。

3. 20世纪70年代

20世纪70年代与60年代相比,肠道传染病报告发病的构成比增加,呼吸道和自然疫源及虫媒传染病的构成比下降,没有流行性出血热和鼠疫病例报告。70年代传染病的年报告发病率均超过了650.00/10万,有7个年份的报告发病率大于1 000.00/10万,1972年的报告发病率高达4 429.71/10万,仅次于1959年,是宁夏历史上的第二个高峰年,1976年以后发病率下降,处于一个比较稳定的状态。根据疫情报告分析,70年代全区传染病发病的主要病种是流感、痢疾和麻疹,自1973年起痢疾连续7年居发病首位,流感和麻疹交替居发病第二位。

4. 20世纪80年代

20世纪80年代宁夏传染病报告年发病率波动在281.54/10万~833.13/10万之间,死亡率没有超过5.00/10万,病死率小于1.00%。1988年报告1例霍乱,这是宁夏回族自治区成立以来的首次霍乱报告,具体情况不详;从死亡情况看,80年代对人民生命安全威胁严重的主要是自然疫源及虫媒传染病,发生数量虽然少,但死亡率高,危害大。

20世纪80年代随着计划免疫工作的实施,呼吸道传染病发病率急剧下降,肠道传染病占同期发病总数的85.94%,以绝对优势从70年代占39.18%的第二位,跃居80年代各类传染病的首位。其中病毒性肝炎报告发病率明显上升,痢疾保持较高的年平均发病水平,连续10年位居发病榜首,1983年以后病毒性肝炎连续6年居第二位。

5. 20世纪90年代

20世纪90年代平均报告发病率325.51/10万,是宁夏回族自治区成立以来传染病报告发病率最低的时期,年发病率均未超过500.00/10万。1999年报告霍乱1例。痢疾和病毒性肝炎是这个时期的主要传染病病种。与80年代相比,各系统传染病的构成又发生了新的变化,肠道传染病继续位居首位,呼吸道传染病降至第三位,新增的血源及性传播疾病升至第二位,性传播疾病呈上升的趋势。由于报告病种的调整,这一时期的病种分类新增加了两类,即血源及性传播疾病和新生儿破伤风,病毒性肝炎开始进行分型报告,乙肝和丙肝归入血源及性传播疾病。

6. 2000~2017年

本时期法定传染病报告质量大幅提升,2000~2003年宁夏报告发病率在344.66/10万~466.64/10万之间。2004年全国启动了法定传染病监测信息网络直报系统,并将丙类传染病纳入报告,大大提高了法定传染病监测报告的及时性和准确性。2004~2017年宁夏传染病报告发病率在457.09/10万~728.60/10万之间,2009年报告发病率为本时期最高。2017年宁夏无甲类传染病报告,共报告乙丙类传染病35 603例,死亡41人,报告发病率为527.53/10万,报告死亡率为0.61/10万。各系统传染病构成仍以肠道传染病为主。发病顺位明显上升的病种有梅毒、手足口病和布鲁氏菌病,明显下降的病种有乙肝、痢疾和流行性腮腺炎。

法定传染病报告病种由原来的35种增加为现在的39种。2003年SARS被纳入法定乙类传染病。2004年新增人感染H5N1禽流感为乙类传染病,血吸虫病由丙类调整为乙类,黑热病、斑疹伤寒从乙类调整为丙类。2008年新增手足口病纳入丙类。2009年新增甲型H1N1流感纳入乙类。2013年新增人感染H7N9禽流感纳入乙类,将乙类的甲型H1N1流感纳入丙类的流行性感冒。2016年乙类的病毒性肝炎分型新增丁型肝炎。2017年乙类的肺结核诊断分类新增利福平耐药。(历史数据来源于《宁夏卫生防疫五十年》,马玉章 刘天锡主编,宁夏人民出版社,2004年)

第二节 传染病疫情概况

一、总体疫情

(一)2003年疫情概况

2003年法定乙类传染病数据来源于国家疾病报告管理信息系统(成都道源公

司开发）。

1. 总发病情况

2003年，全区无甲类传染病报告，共报告乙类传染病16种26 581例，死亡27人，报告发病率461.58/10万，报告死亡率0.47/10万，与2002年相比，报告发病率上升32.00%，报告死亡率上升141.83%。在报告的16种传染病中，10种疾病报告发病率上升，分别为疟疾、麻疹、炭疽、肺结核、痢疾、新生儿破伤风、病毒性肝炎、淋病、梅毒和流脑，5种疾病报告发病率下降，分别为流行性出血热、伤寒、猩红热、百日咳和乙脑。传染性非典型性肺炎为2003年新增病种。

报告发病率位居前五位的病种依次为痢疾、病毒性肝炎、肺结核、淋病和麻疹，报告死亡率居首位的为病毒性肝炎和肺结核。

2. 地区分布

2003年，报告发病率高于全区平均发病率水平的县（市、区）有：中卫县（1 008.78/10万）、石嘴山市市区（642.28/10万）、银川市市区（629.33/10万）和惠农县（610.51/10万），其他县（市、区）的报告发病率低于全区平均发病水平。

3. 时间分布

全年12个月均有病例报告，4~9月份为发病的高峰期，4~9月份共报告病例17 652例，占全年报告发病总数的66.41%，发病高峰与往年一致。

4. 人群分布

在报告的26 581例病例中男性占60.02%，女性占39.98%。年龄发病构成以20~54岁的青壮年发病为主，占报告病例总数的50.15%；15岁以下儿童占报告病例总数的31.14%，1~2岁、10~14岁年龄组是儿童的高发年龄组，分别占儿童报告发病总数的25.66%和20.82%。从职业分布看，农民发病最高，占报告发病总数的34.93%，其次是散居儿童和学生，分别占16.97%和16.83%。

（二）2004~2017年疫情概况

2004~2017年，39种法定报告传染病数据来源于传染病信息报告管理系统，按发病日期统计。

2004~2017年宁夏无甲类传染病报告，乙丙类传染病共报告28种5 222 492例，死亡357人，报告发病率为594.45/10万，报告死亡率为0.41/10万。发病顺位明显上升的病种有梅毒、手足口病和布鲁氏菌病，明显下降的病种有乙肝、痢疾和流行性腮腺炎（见表1-1）。

表1-1 2003~2017年宁夏法定传染病发病顺位

排序	2003年	2004年	2005年	2006年	2007年	2008年	2009年	2010年	2011年	2012年	2013年	2014年	2015年	2016年	2017年
1	痢疾	痢疾	乙肝	乙肝	乙肝	其他感染性腹泻病	其他感染性腹泻病	手足口病	其他感染性腹泻病	其他感染性腹泻病	其他感染性腹泻病	其他感染性腹泻病	其他感染性腹泻病	手足口病	其他感染性腹泻病
2	乙肝	乙肝	痢疾	痢疾	其他感染性腹泻病	乙肝	乙肝	其他感染性腹泻病	手足口病	手足口病	手足口病	手足口病	其他感染性腹泻病	梅毒	手足口病
3	肺结核	其他感染性腹泻病	其他感染性腹泻病	其他感染性腹泻病	痢疾	痢疾	手足口病	乙肝	乙肝	乙肝	流行性腮腺炎	乙肝	梅毒	手足口病	梅毒
4	淋病	肺结核	流行性腮腺炎	肺结核	肺结核	肺结核	肺结核	流行性腮腺炎	流行性腮腺炎	流行性腮腺炎	乙肝	梅毒	乙肝	肺结核	肺结核
5	麻疹	淋病	肺结核	流行性腮腺炎	流行性腮腺炎	流行性腮腺炎	风疹	肺结核	肺结核	肺结核	梅毒	肺结核	乙肝	乙肝	乙肝
6	甲肝	流行性腮腺炎	麻疹	淋病	甲肝	手足口病	痢疾	痢疾	梅毒	梅毒	肺结核	布鲁氏菌病	肺结核	布鲁氏菌病	布鲁氏菌病
7	猩红热	麻疹	淋病	甲肝	淋病	甲肝	流行性感冒	梅毒	痢疾	痢疾	痢疾	流行性腮腺炎	流行性腮腺炎	流行性感冒	流行性感冒
8	肝炎未分型	甲肝	甲肝	梅毒	梅毒	风疹	梅毒	流行性感冒	猩红热	流行性感冒	猩红热	流行性感冒	流行性腮腺炎	流行性腮腺炎	流行性腮腺炎
9	梅毒	肝炎未分型	风疹	风疹	流行性感冒	淋病	甲肝	风疹	丙肝	猩红热	流行性感冒	猩红热	痢疾	痢疾	猩红热
10	丙肝	风疹	梅毒	流行性感冒	猩红热	梅毒	淋病	淋病	布鲁氏菌病	风疹	布鲁氏菌病	猩红热	猩红热	猩红热	痢疾

注：2003年只统计甲乙类传染病报告数据。

2004~2017年乙丙类传染病年报告发病数在30 528~44 123例之间，报告发病率在457.09/10万~728.60/10万之间；2009年报告发病数、发病率为14年以来最高，报告发病数达44 123例，报告发病率为728.60/10万，此后在2010年和2011年报告发病率连续下降，2012年有所上升，2013年起报告发病总体呈下降趋势（见图1-1）。

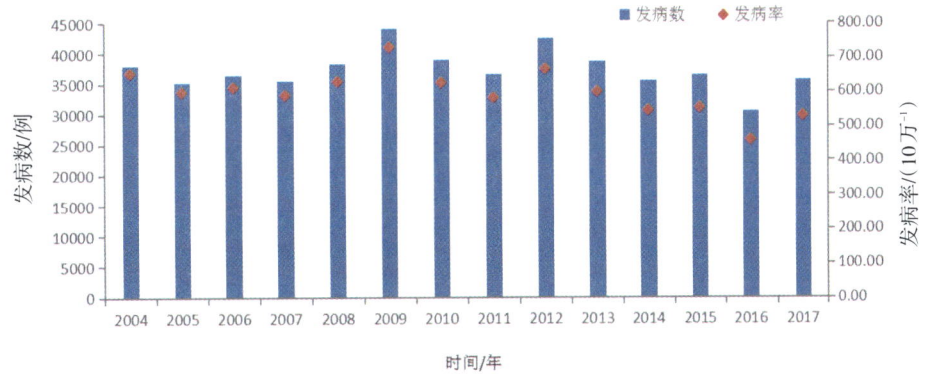

图1-1 2004~2017年宁夏乙丙类传染病报告发病趋势

2004~2017年报告死亡病例357人，报告死亡率在0.17/10万~0.61/10万之间，报告死亡的病种主要是艾滋病、肺结核和狂犬病（见图1-2）。

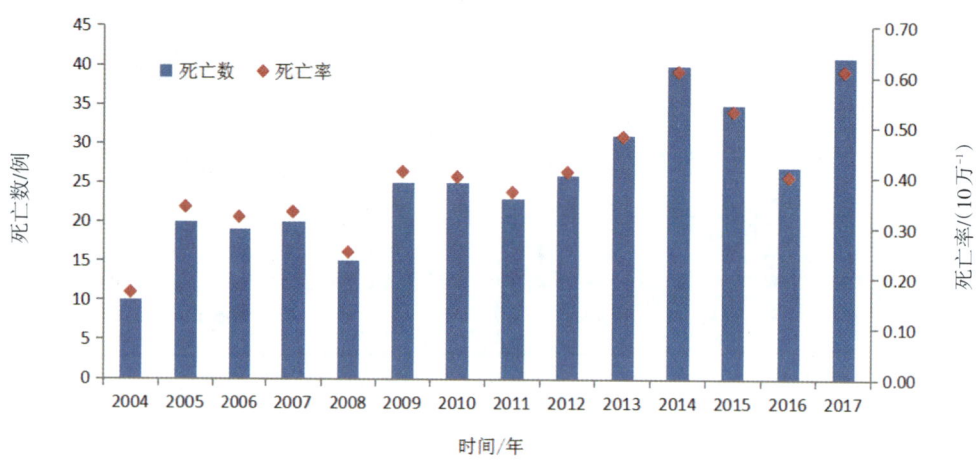

图1-2 2004~2017年宁夏乙丙类传染病报告死亡趋势

(一)乙类传染病

1.乙类传染病发病、死亡情况

2004~2017年乙类传染病共报告20种273 469例,死亡338人。报告发病率为311.13/10万,报告死亡率为0.38/10万。2004~2009年报告发病率在321.13/10万~518.69/10万之间,报告发病呈逐年下降趋势,2010~2017年报告发病率维持在220.68/10万~268.94/10万之间,疫情总体平稳(见图1-3),2004~2017年报告死亡率在0.17/10万~0.61/10万之间(见图1-4)。

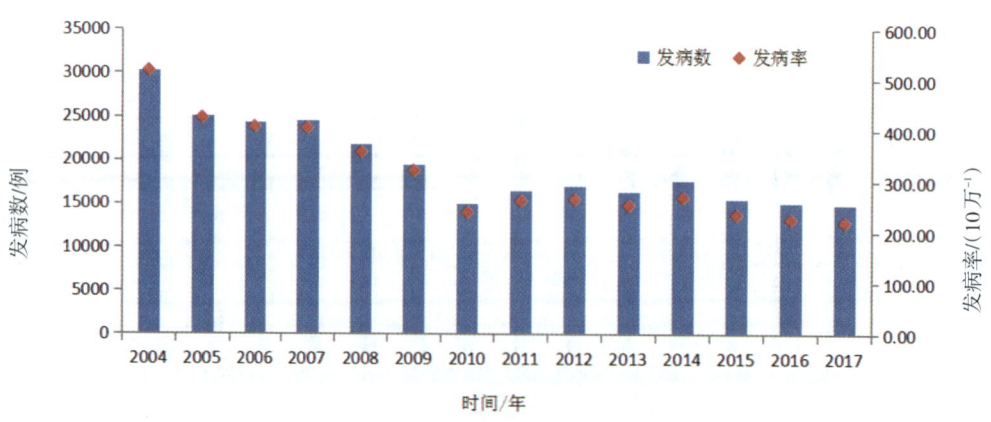

图1-3 2004~2017年宁夏乙类传染病报告发病趋势

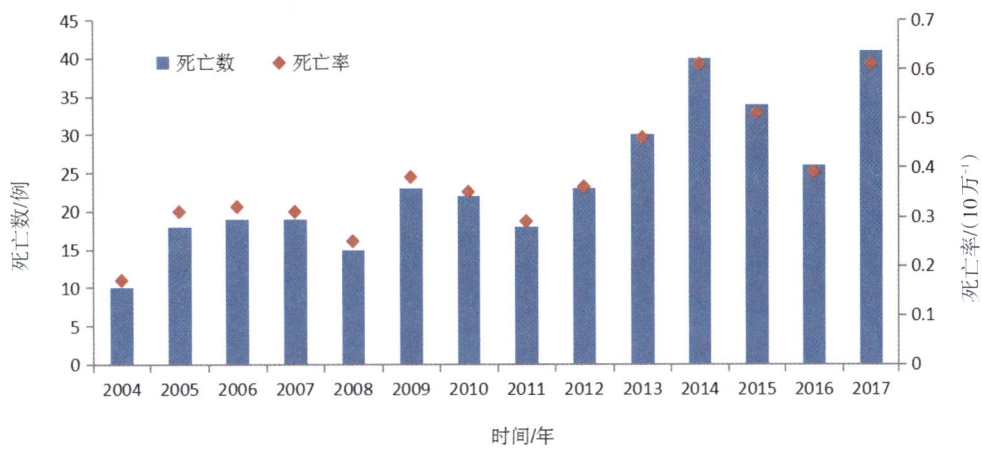

图1-4 2004~2017年宁夏乙类传染病报告死亡趋势

2. 病种排序

2004~2017年乙类传染病中,报告发病数居前五位的病种依次为乙肝、痢疾、肺结核、梅毒和淋病,占乙类传染病报告发病总数的83.00%。报告死亡数居前三位的病种依次是肺结核和艾滋病(并列)、狂犬病、乙肝,占乙类传染病报告死亡总数的86.69%。

3. 地区分布

2004~2017年乙类传染病报告发病率居前五位的县(市、区)依次为兴庆区(406.44/10万)、沙坡头区(398.08/10万)、金凤区(385.16/10万)、利通区(357.28/10万)和西夏区(347.54/10万)。9个县(市、区)报告发病率在300.00/10万~410.00/10万之间,其他县(市、区)报告发病率均在300.00/10万以下(见图1-5)。

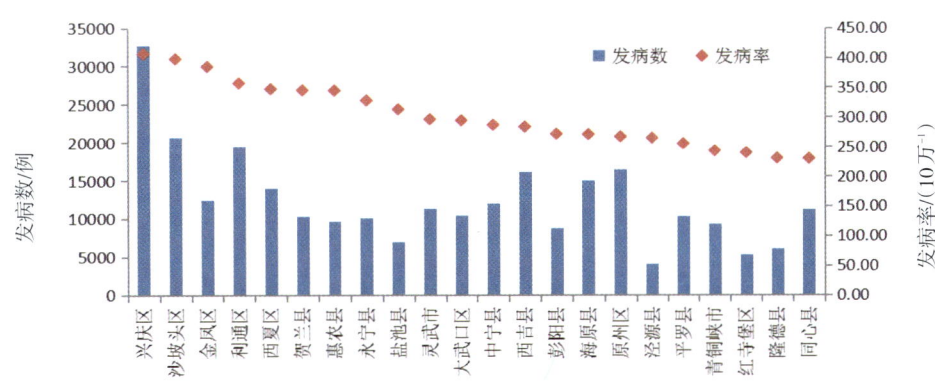

图1-5 2004~2017年宁夏各县(市、区)乙类传染病报告发病数、发病率

2004~2017年乙类传染病报告死亡率居前五位的县（市、区）依次为同心县（0.65/10万）、惠农区（0.60/10万）、大武口区（0.56/10万）、利通区（0.53/10万）和隆德县（0.49/10万）（见图1-6）。

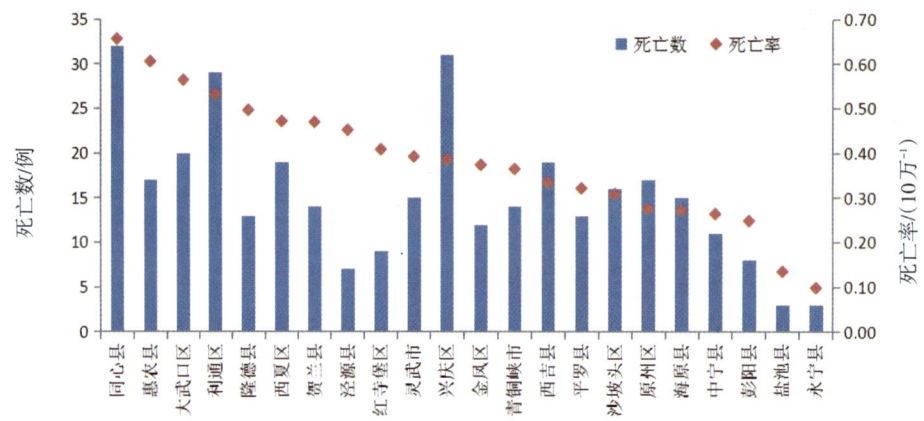

图1-6　2004~2017年宁夏各县（市、区）乙类传染病报告死亡数、死亡率

4. 时间分布

各月均有病例报告，报告发病率波动在20.36/10万~32.47/10万之间。4~8月份疫情呈逐月上升趋势，9月份起疫情逐月下降（见图1-7）。

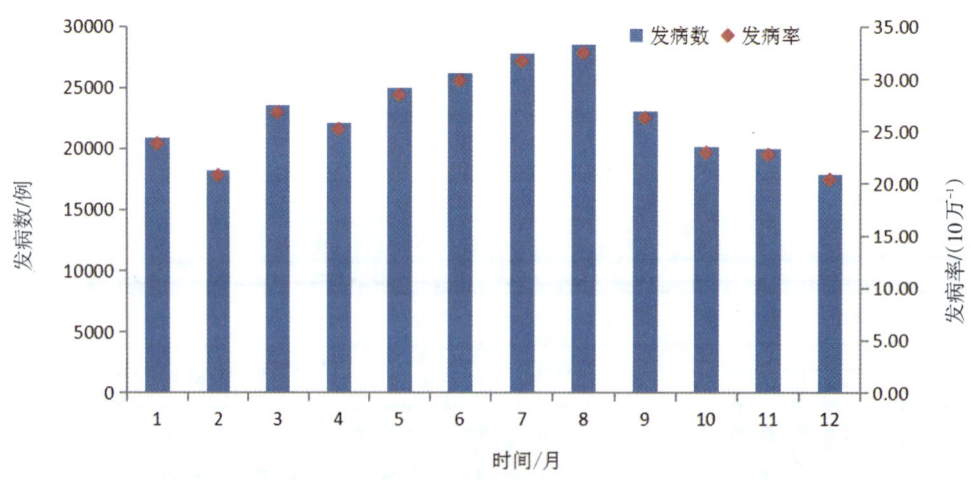

图1-7　2004~2017年宁夏乙类传染病报告发病数、发病率月分布

5. 人群分布

各年龄组均有病例报告，男性报告发病162 398例，女性报告发病111 071例，男女性别比为1.46∶1，男性报告发病率高于女性。发病主要集中在15~54岁各年

龄段,占乙类传染病报告发病总数的60.00%。14岁及以下儿童报告47 702例,占乙类传染病报告发病总数的17.44%(见图1-8)。

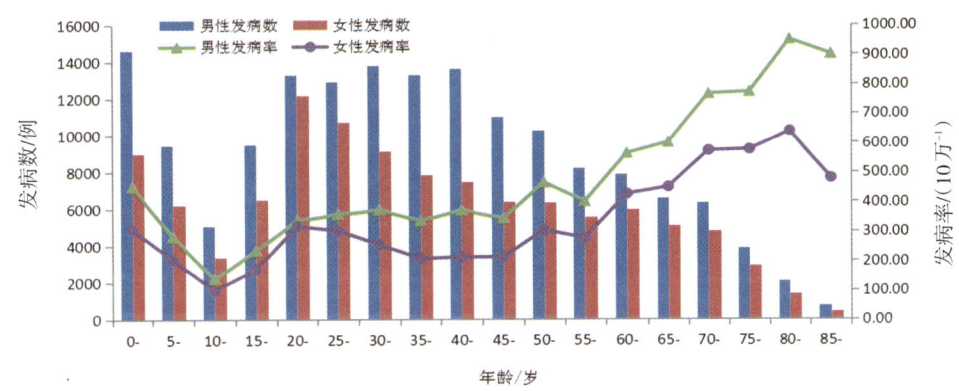

图1-8 2004~2017年宁夏乙类传染病报告发病年龄分布

职业发病居前五位依次是农民120 106例,占乙类传染病报告发病总数的43.92%,学生占10.31%(28 208例)、家务及待业人员占9.62%(26 301例)、散居儿童占8.30%(22 695例)和工人占6.40%(17 501例)(见图1-9)。

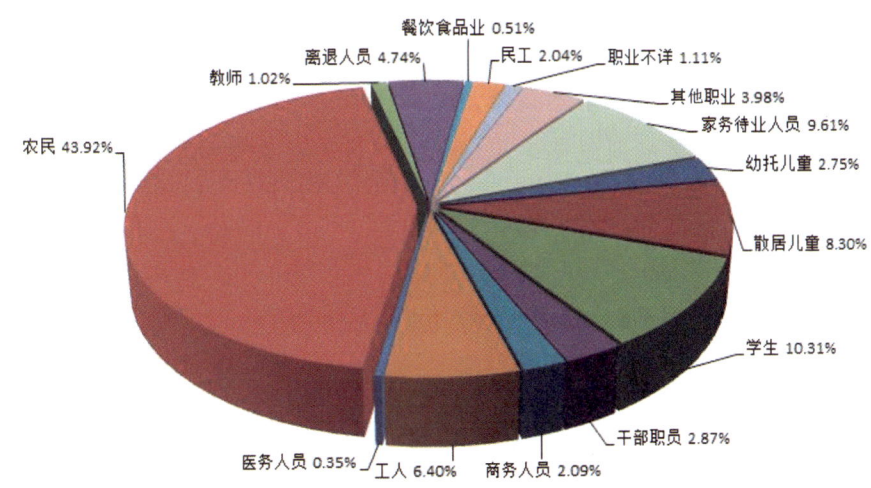

图1-9 2004~2017年宁夏乙类传染病报告发病职业构成比

农民报告死亡155人,占乙类传染病报告死亡总数的45.86%,其次是家务及待业人员占14.50%、离退人员占7.99%、散居儿童占6.21%和学生占4.44%(见图1-10)。

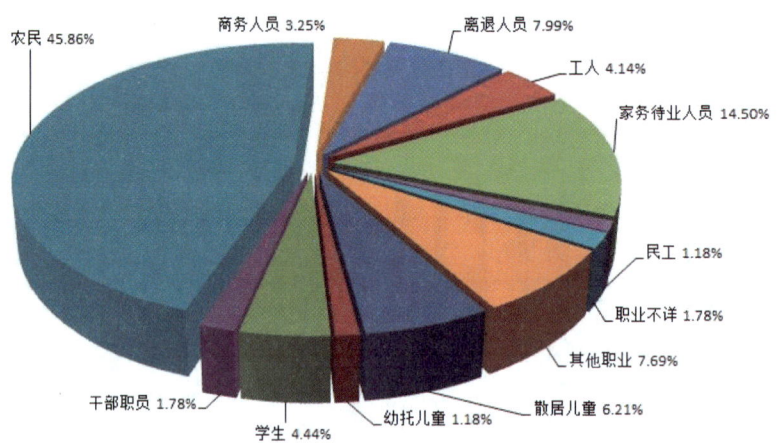

图1-10 2004~2017年宁夏乙类传染病报告死亡职业构成比

(二)丙类传染病

1.丙类传染病报告发病、死亡情况

2004~2017年丙类传染病报告8种249 023例,死亡19人。报告发病率为283.32/10万,报告死亡率为0.02/10万。2004~2017年丙类传染病报告发病率在133.28/10万~407.47/10万之间,2004~2006年报告发病率逐年上升,2007年下降,2008年之后大幅上升,2009年达高峰,主要是2008年5月2日手足口病纳入丙类传染病管理,2009年又受到流感大流行影响报告发病增多原因所致。2009年之后,每连续下降一到两年,疫情出现一次上升(见图1-11)。

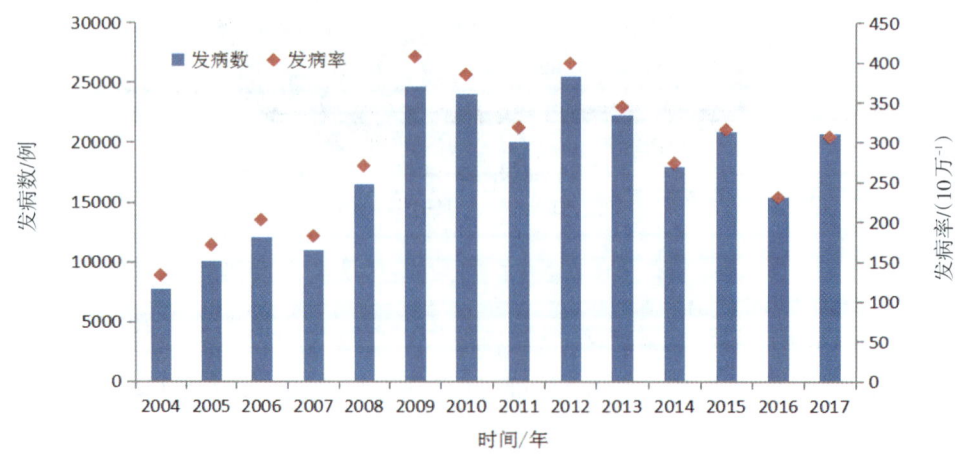

图1-11 2004~2017年宁夏丙类传染病报告发病趋势

2. 病种排序

2004~2017年丙类传染病中,报告发病数居前三位的病种依次为其他感染性腹泻病、手足口病和流行性腮腺炎,占丙类传染病报告发病总数的88.73%。报告死亡数居首位的病种是手足口病,占丙类传染病报告死亡总数的68.42%。

3. 地区分布

2004~2017年丙类传染病报告发病率居前五位的县(市、区)依次为金凤区(632.58/10万)、兴庆区(582.56/10万)、西夏区(493.18/10万)、沙坡头区(377.67/10万)和永宁县(375.66/10万)。有14个县(市、区)报告发病率在201.57~632.58/10万之间,8个县(市、区)报告发病率在200.00/10万以下(见图1-12)。

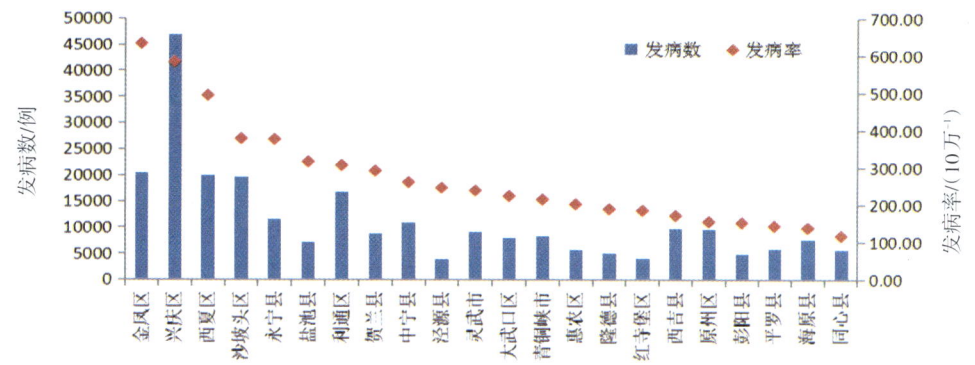

图1-12 2004~2017年宁夏各县(市、区)丙类传染病报告发病数、发病率

2004~2017年丙类传染病有12个县(市、区)报告死亡病例,报告死亡率居前五位的县(市、区)依次为泾源县(0.19/10万)、红寺堡区(0.09/10万)、海原县(0.07/10万)、贺兰县(0.06/10万)和盐池县(0.04/10万)(见图1-13)。

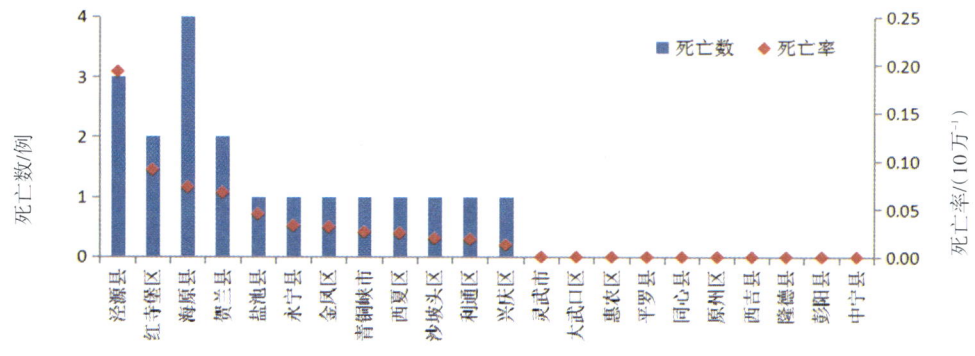

图1-13 2004~2017年宁夏各县(市、区)丙类传染病报告死亡数、死亡率

4.时间分布

各月均有病例报告,报告发病率波动在9.64/10~40.73/10万之间,3月份起报告发病逐月上升,6月份达高峰,之后下降,10~11月份小幅回升,之后再次下降(见图1-14)。

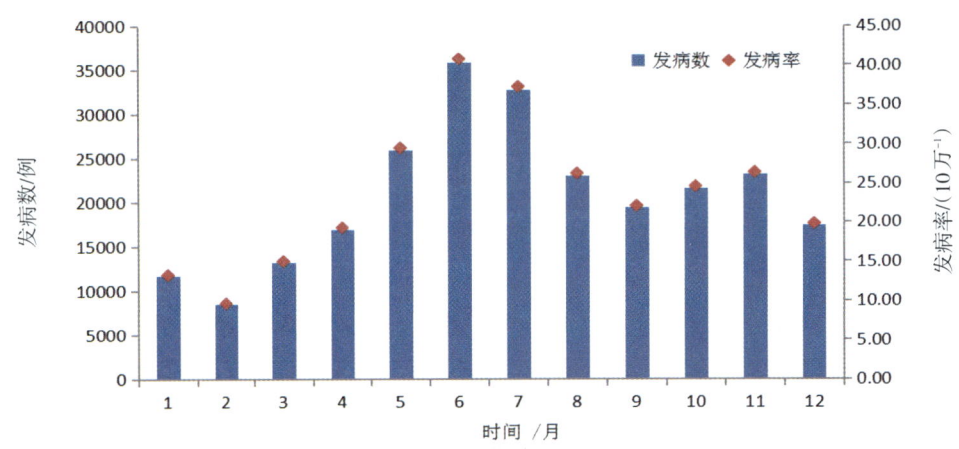

图1-14 2004~2017年宁夏丙类传染病报告发病数、发病率月分布

5.人群分布

各年龄组均有病例报告,男性报告147 876例,女性报告101 147例,男女性别比为1.46∶1。报告发病以0~14岁儿童为主,报告187 036例,占丙类传染病报告发病总数的75.11%。其中0~4岁组报告发病数、发病率为各年龄组中最高,报告122 079例,报告发病率为1 972.42/10万,5~9岁组报告44 683例,报告发病率为691.44/10万,10~14岁组报告20 274例,报告发病率为283.19/10万(见图1-15)。

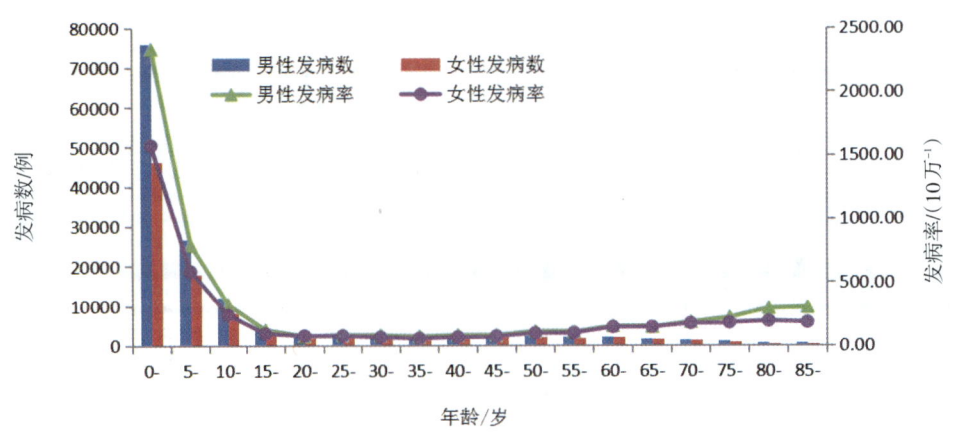

图1-15 2004~2017年宁夏丙类传染病报告发病年龄分布

职业发病以散居儿童为主,报告105 531例,占丙类传染病报告发病总数的42.38%,其次是学生占22.29%、幼托儿童占13.48%、农民占11.11%(图1-16)。

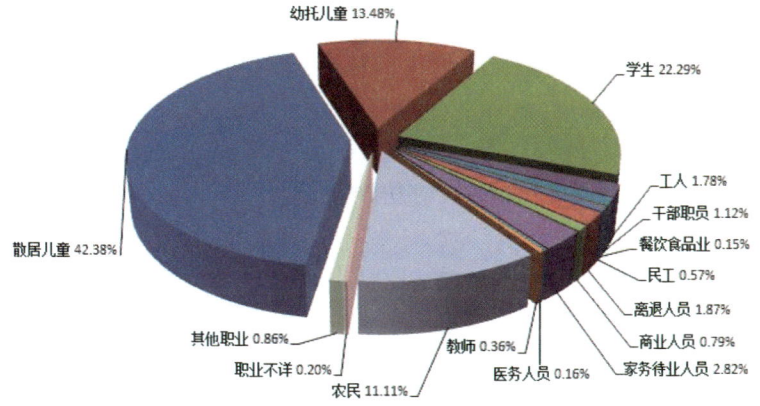

图1-16 2004~2017年宁夏丙类传染病报告发病职业构成比

散居儿童死亡14人,占丙类传染病报告死亡总数的73.68%,学生2人,占10.53%,农民2人,占10.53%,幼托儿童1人,占5.26%(见图1-17)。

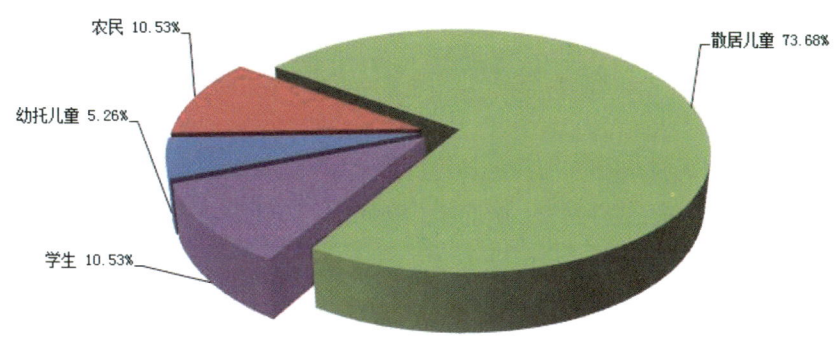

图1-17 2004~2017年宁夏丙类传染病报告死亡职业构成比

第三节 不同传播途径传染病疫情分析

一、呼吸道传染病

呼吸道传染病是指病原体从人体的鼻腔、咽喉、气管和支气管等呼吸道感染侵入而引起的有传染性的疾病。我国法定传染病中呼吸道传染病包括传染性非典型性肺炎、麻疹、肺结核、流行性脑脊髓膜炎、百日咳、白喉、猩红热、人感染H7N9禽流感、流行性感冒、甲型H1N1流感、流行性腮腺炎、风疹、麻风病。

(一)疫情概况

2004~2017年全区共报告呼吸道传染病9种137 257例,报告发病率在95.23/10万~290.53/10万之间,年均报告发病率为156.16/10万。2012~2015年,呼吸道传染病发病率呈逐年下降趋势,2016年开始又出现小幅上升;共死亡142人,报告死亡率在0.02/10万~0.27/10万之间,年均报告死亡率为0.16/10万(见图1-18)。

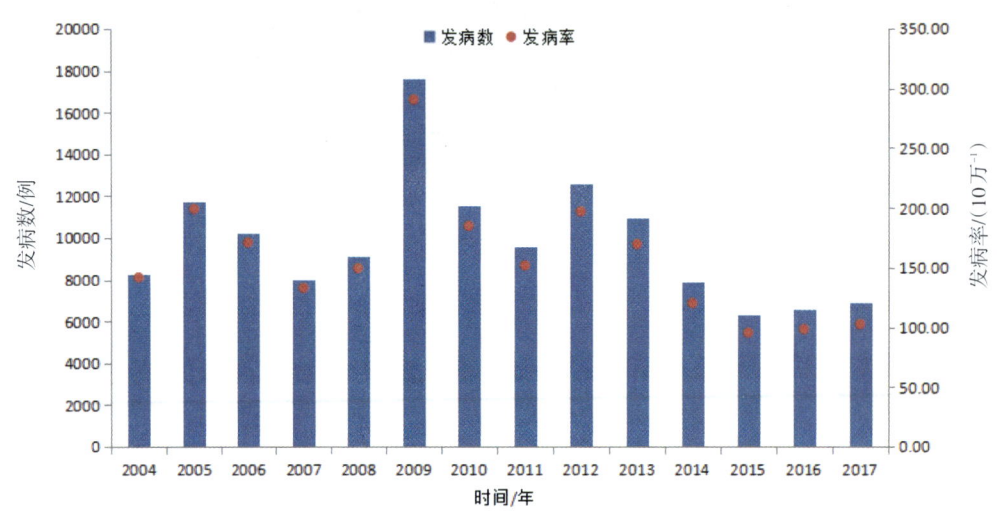

图1-18 2004~2017年宁夏呼吸道传染病发病趋势

传染性非典型性肺炎、人感染H7N9禽流感、白喉以及麻风病无病例报告。流行性腮腺炎报告病例50 304例,年均报告发病率为57.23/10万,年均报告死亡率为0.001 1/10万;肺结核(涂+、菌-、未痰检、仅培阳)报告病例47 779例,年均报告发病率为54.36/10万,年均报告死亡率为0.14/10万;流感报告病例14 415例,年均报告发病率为16.40/10万,年均报告死亡率为0.003 4/10万;风疹报告病例8 333例,年均报告发病率为9.48/10万,年均报告死亡率为0.001 1/10万;猩红热报告病例9 090例,年均报告发病率为10.34/10万,年均报告死亡率为0.001 1/10万;麻疹报告病例5 213例,年均报告发病率为5.93/10万,无死亡病例报告;甲型H1N1流感2009~2013年共报告病例1 884例,年均报告发病率为5.99/10万,年均报告死亡率为0.032/10万(甲型H1N1流感于2009年8月底纳入乙类传染病,至2013年11月,原国家卫生和计划生育委员会将甲型H1N1流感从乙类调整为丙类,并纳入流行性感冒进行管理);百日咳报告病例121例,年均报告发病率为0.14/10万,无死亡病例报告;流行性脑脊髓膜炎报告病例118例,年均报告发病率为0.13/10万,年均报告死亡率为0.008 0/10万(见表1-2)。

表1-2 2004~2017年宁夏呼吸道传染病报告发病率顺位

位次	2004年	2005年	2006年	2007年	2008年	2009年	2010年	2011年	2012年	2013年	2014年	2015年	2016年	2017年
1	肺结核	流腮	肺结核	肺结核	肺结核	流腮	流腮	流腮	流腮	流腮	肺结核	肺结核	肺结核	肺结核
2	流腮	肺结核	流腮	流腮	流腮	肺结核	肺结核	肺结核	肺结核	肺结核	流腮	流腮	流行性感冒	流行性感冒
3	麻疹	麻疹	风疹	流行性感冒	风疹	流行性感冒	风疹	猩红热	流行性感冒	猩红热	流行性感冒	流行性感冒	流腮	流腮
4	风疹	风疹	流行性感冒	猩红热	流行性感冒	风疹	流行性感冒	风疹	猩红热	流行性感冒	猩红热	猩红热	猩红热	猩红热
5	猩红热	流行性感冒	猩红热	风疹	猩红热	甲型H1N1流感	猩红热	风疹	风疹	风疹	风疹	风疹	麻疹	麻疹
6	流行性感冒	猩红热	麻疹	麻疹	麻疹	麻疹	麻疹	甲型H1N1流感	甲型H1N1流感	甲型H1N1流感	麻疹	麻疹	风疹	百日咳
7	流脑	百日咳	流脑	流脑	百日咳	猩红热	甲型H1N1流感	麻疹	麻疹	麻疹	百日咳	百日咳	百日咳	风疹
8	百日咳	流脑	百日咳	百日咳	流脑	百日咳	百日咳	百日咳	流脑	流脑	流脑	—	流脑	—
9	—	—	—	—	—	流脑	流脑	—	—	—	—	—	—	—

1. 地区分布

2004~2017年,全区22个县(市、区)均有病例报告,共报告病例137 257例,死亡病例142例。呼吸道传染病报告发病率居前五位的县(市、区)依次为金凤区(200.54/10万)、兴庆区(197.89/10万)、沙坡头区(187.86/10万)、利通区(187.28/10万)和西吉县(180.26/10万)。报告发病率较低的县(市、区)依次为灵武市(89.81/10万)、彭阳县(109.26/10万)、惠农区(109.87/10万)、同心县(112.53/10万)和隆德县(116.50/10万)(见图1-19)。

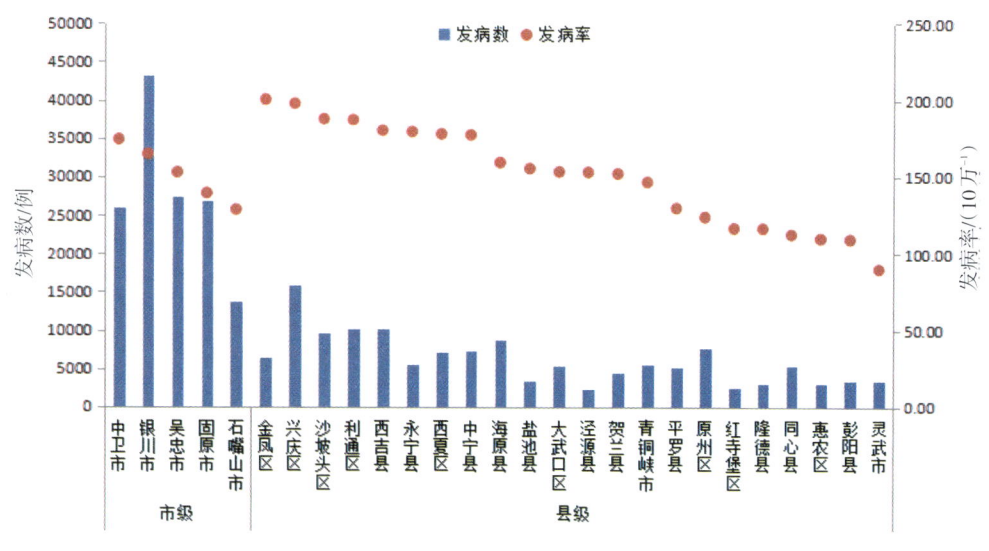

图1-19 2004~2017年宁夏呼吸道传染病地区分布

2.时间分布

2004~2017年全年均有病例报告,呼吸道传染病中病例报告数较多的病种为肺结核、流行性腮腺炎。发病趋势图受流行性腮腺炎的流行趋势影响较大。每年2月份受学校寒假的影响,学生常见呼吸道疾病如流行性腮腺炎、麻疹、猩红热、风疹等病例报告数均锐减。2009年由于受甲型H1N1流感大流行的影响,发病趋势与往年比较,略有差异(见图1-20、图1-21)。

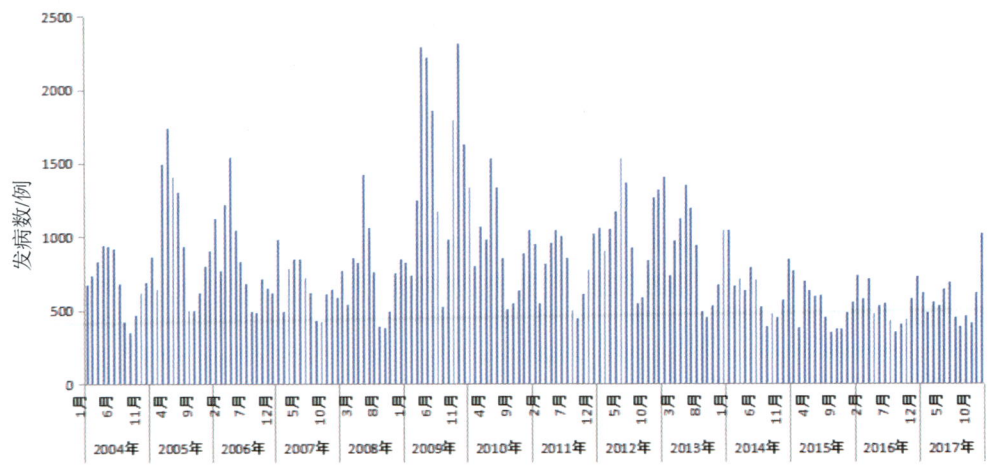

图1-20 2004~2017年宁夏呼吸道传染病时间分布

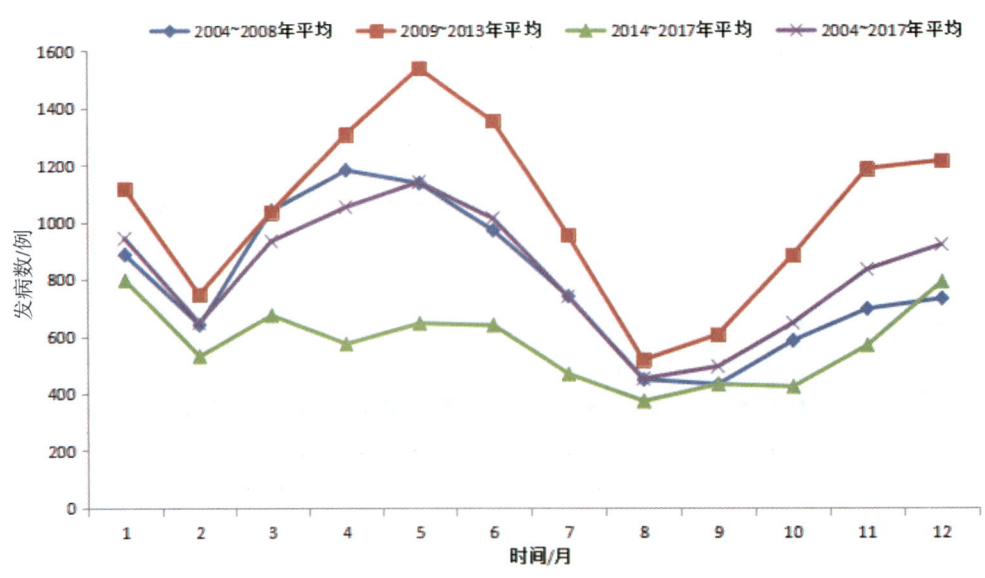

图1-21 2004~2017年宁夏呼吸道传染病月分布

3. 人群分布

(1)年龄、性别分布:各年龄组均有病例报告,男性80 410例,女性56 847例,男女性别比为1.41∶1。呼吸道传染病发病以14岁及以下年龄组和60岁及以上年龄组为主,尤以5~9岁年龄组发病率最高(见图1-22)。

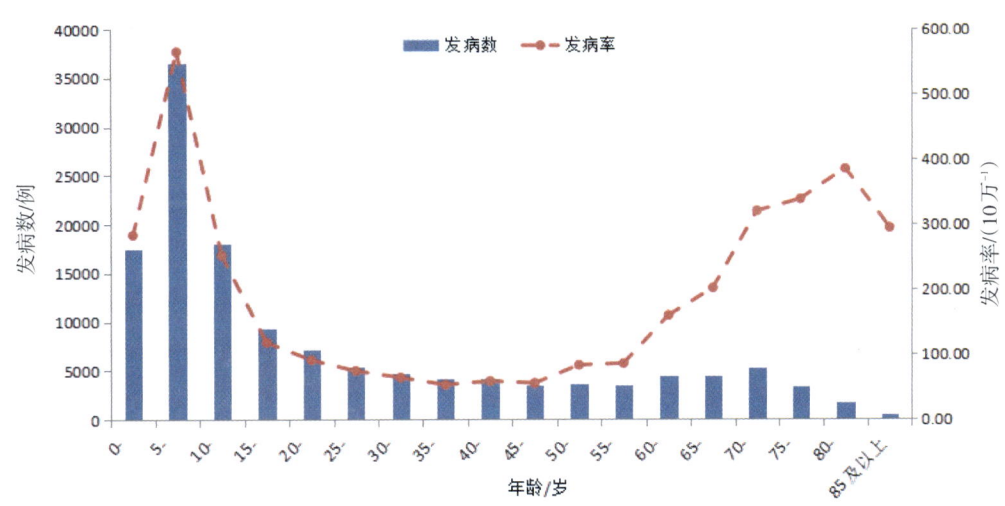

图1-22 2004~2017年宁夏呼吸道传染病年龄分布

(2)职业分布:发病以学生为主,占呼吸道传染病报告病例总数的38.05%;其次是农民占27.06%;散居儿童占10.47%;幼托儿童占10.44%(见图1-23)。

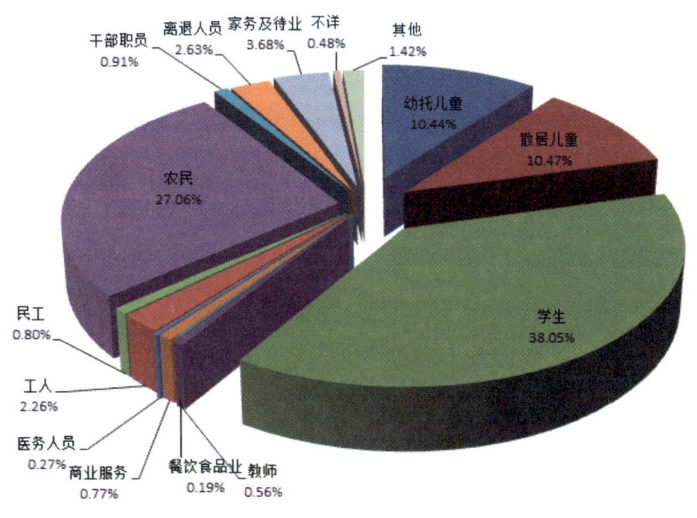

图1-23 2004~2017年宁夏呼吸道传染病职业分布

(二)甲类传染病(无)

呼吸道传染病中无甲类传染病病种。

(三)乙类传染病(9种)

1. 传染性非典型性肺炎

传染性非典型性肺炎又称严重急性呼吸综合征(severe acute respiratory syndrome,SARS),是由SARS冠状病毒(SARS-CoV)引起的急性呼吸道传染病。患者是主要传染源,相关研究提示果子狸、狸猫、貉等动物可能是SARS-CoV的储存宿主和本病的传染源,但有待证实。主要传播方式为近距离飞沫传播或接触患者呼吸道分泌物,人群普遍易感。临床表现为高热、干咳、低氧血症、外周血白细胞计数正常或降低及X线肺部有絮状阴影。

宁夏2003年报告传染性非典型性肺炎病例5例,死亡1例。自2004~2017年无传染性非典型性肺炎病例报告。

2. 白喉

白喉是一种较古老的传染病,在希波克拉底时代已存在,是由白喉杆菌引起的急性呼吸道传染病,患者和白喉带菌者是传染源,主要经呼吸道飞沫传播,其临床特征是咽、喉、鼻等处灰白色假膜形成,全身中毒症状如发热、乏力、恶心呕吐、头痛等,严重者可并发心肌炎和周围神经麻痹。

2004~2017年,宁夏无白喉病例报告。

3. 人感染H7N9禽流感

人感染H7N9禽流感是由甲型H7N9禽流感病毒感染引起的急性呼吸道传染病,其中重症肺炎病例常并发急性呼吸窘迫综合征、脓毒性休克、多器官功能障碍综合征,甚至导致死亡。传染源为携带H7N9禽流感病毒的禽类,传播途径可经呼吸道传播或密切接触感染禽类的分泌物或排泄物而获得感染,或通过接触病毒污染的环境感染,在发病前10天内接触过禽类或者到过活禽市场者,特别是中老年人为此病的高危人群。

2013年10月,原国家卫生计生委下发《关于调整部分法定传染病病种管理工作的通知》(国卫疾控发〔2013〕28号)将人感染H7N9禽流感纳入法定乙类传染病。

2013~2017年,宁夏无人感染H7N9禽流感病例报告。

4. 肺结核

肺结核(pulmonary tuberculosis PTB)是由结核分枝杆菌引发的肺部感染性疾

病。是严重威胁人类健康的疾病。长期排菌的开放性肺结核患者是主要传染源,患结核病的牛通过带菌牛奶亦可传播本病,通过飞沫及尘埃传播,健康人感染结核菌并不一定发病,一方面取决于感染结核分枝杆菌的数量及毒力,另一方面也取决于人体对结核分枝杆菌的特异和非特异免疫,免疫力低下时易患病。

2004~2017年共报告病例47 779例,报告发病率在40.04/10万~76.86/10万之间波动,年均报告发病率为54.36/10万;2006年报告病例数、报告发病率最高(4 581例,76.86/10万),自2006年起每经过2~3年持续下降后会呈现小幅上升趋势(见图1-24)。死亡121人,占呼吸道死亡总数的85.21%,年均报告死亡率为0.14/10万。

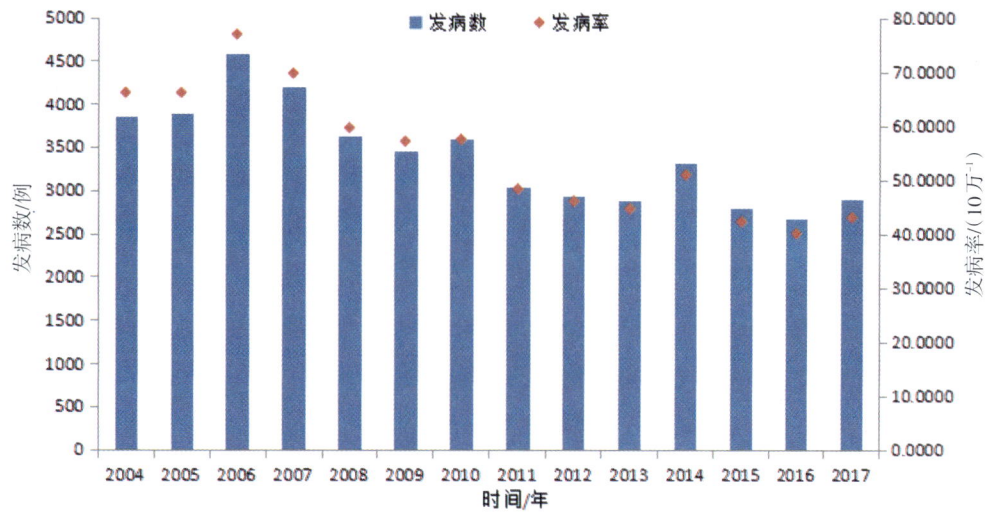

图1-24 2004~2017年宁夏肺结核发病趋势

2004~2017年报告不同类型肺结核中,菌(-)占44.48%,涂(+)占41.52%,未痰检占13.17%,仅培阳和利福平耐药分别各占0.69%和0.13%(见表1-3)。

表1-3 2004~2017年宁夏报告不同类型肺结核发病数及构成比

年份	报告发病数/例						构成比/%				
	肺结核	涂(+)	菌(-)	未痰检	仅培阳	利福平耐药	涂(+)	菌(-)	未痰检	仅培阳	利福平耐药
2004	3859	1668	1067	1124	0	0	43.22	27.65	29.13	0.00	0.00
2005	3897	2120	949	772	56	0	54.40	24.35	19.81	1.44	0.00
2006	4581	1984	1482	1098	17	0	43.31	32.35	23.97	0.37	0.00
2007	4207	1830	1380	986	11	0	43.50	32.80	23.44	0.26	0.00
2008	3631	1867	1205	545	14	0	51.42	33.19	15.01	0.39	0.00
2009	3454	2107	1094	250	3	0	61.00	31.67	7.24	0.09	0.00

续表

年份	报告发病数/例						构成比/%				
	肺结核	涂(+)	菌(-)	未痰检	仅培阳	利福平耐药	涂(+)	菌(-)	未痰检	仅培阳	利福平耐药
2010	3588	2155	1192	232	9	0	60.06	33.22	6.47	0.25	0.00
2011	3039	978	1842	213	6	0	32.18	60.61	7.01	0.20	0.00
2012	2941	731	1995	203	12	0	24.86	67.83	6.90	0.41	0.00
2013	2886	773	1825	257	31	0	26.78	63.24	8.91	1.07	0.00
2014	3326	891	2130	281	24	0	26.79	64.04	8.45	0.72	0.00
2015	2794	809	1840	110	35	0	28.95	65.86	3.94	1.25	0.00
2016	2674	900	1613	120	41	0	33.66	60.32	4.49	1.53	0.00
2017	2902	1026	1639	101	72	64	35.35	56.48	3.48	2.48	2.21
合计	47779	19839	21253	6292	331	64	41.52	44.48	13.17	0.69	0.13

(1)地区分布 全区5市中,中卫市肺结核报告发病率最高,为63.11/10万,银川市报告发病数最多,共报告13 200例,报告发病率居全区第三位;全区22个县(市、区)均有病例报告,报告发病率居前五位的县(市、区)依次为西吉县(78.09/10万)、海原县(77.58/10万)、永宁县(68.00/10万)、隆德县(65.99/10万)和中宁县(65.46/10万)。报告发病率最低的县(市、区)是青铜峡市(34.95/10万),其次是大武口区(38.35/10万)、利通区(38.52/10万)、灵武市(39.60/10万)、惠农区(44.12/10万)(见图1-25)。

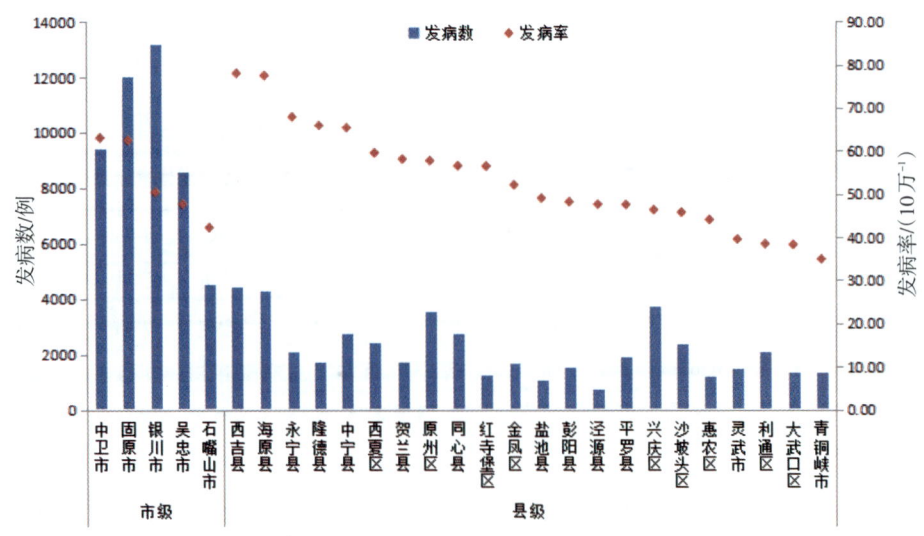

图1-25 2004~2017年宁夏肺结核报告发病地区分布

(2)时间分布 肺结核全年发病,每年发病高峰集中在1~3月(见图1-26、图1-27)。

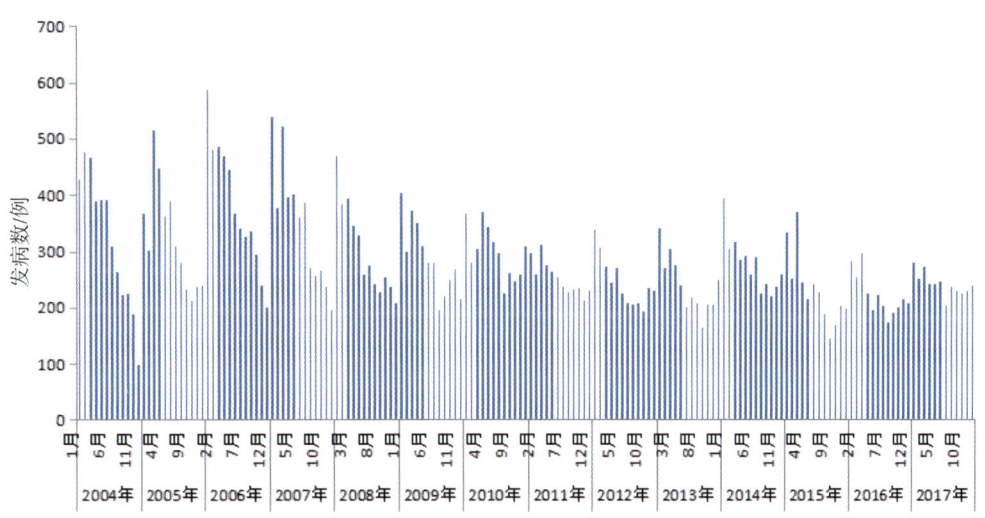

图1-26 2004~2017年宁夏肺结核报告时间分布

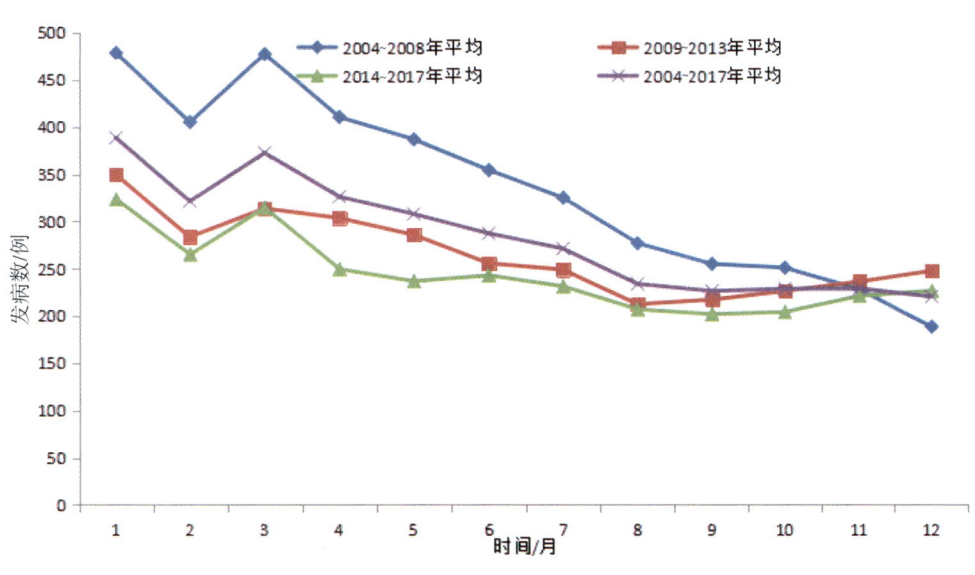

图1-27 2004~2017年宁夏肺结核报告月分布

(3)人群分布

①性别、年龄分布 2004~2017年,男性报告27 964例,年均报告发病率为62.17/10万;女性报告19 815例,年均报告发病率为46.14/10万,男女性别比为

1.41∶1。肺结核主要好发于50岁及以上中老年人群、20~24岁在校大学生。男性报告发病率峰值出现在80~84岁年龄组,年均报告发病率为458.35/10万,女性报告发病率峰值出现在75~79岁年龄组,年均报告发病率为279.64/10万(见图1-28)。

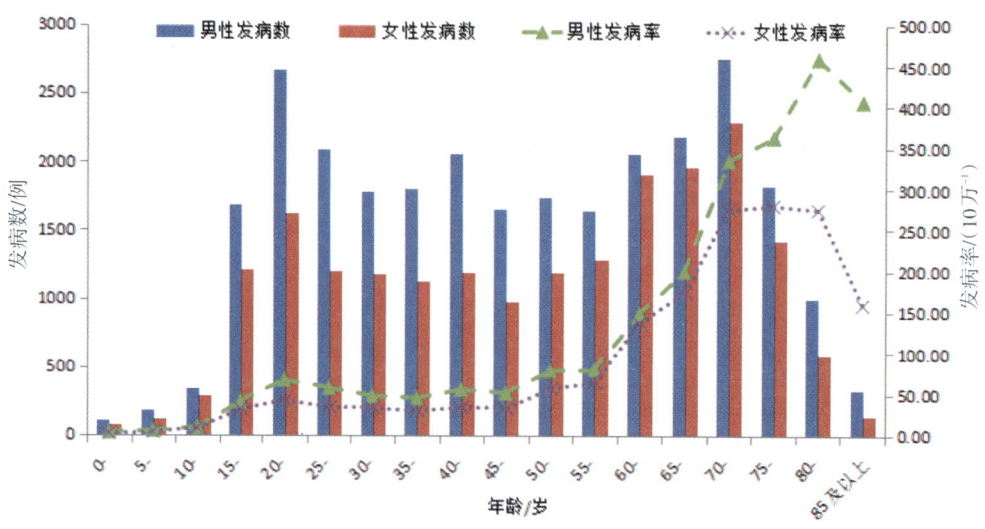

图1-28 2004~2017年宁夏肺结核报告发病年龄分布

②职业分布 肺结核职业发病以农民为主,共报告病例数30 589例,占肺结核报告病例总数的64.02%,其次为学生占7.31%,家务及待业占7.30%,离退人员占6.75%,其他人员占5.34%(见图1-29)。

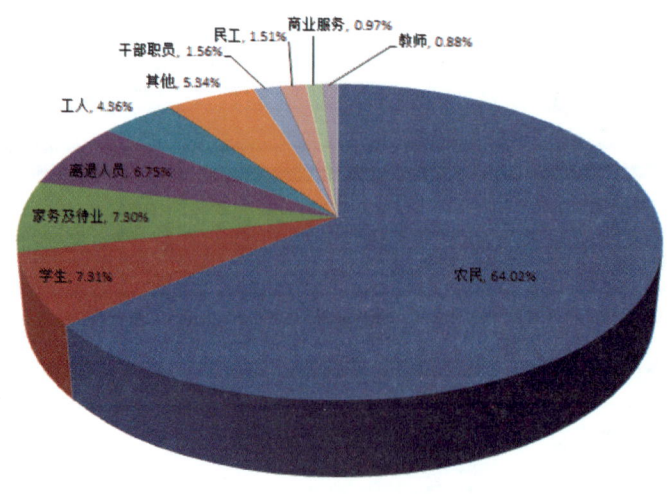

图1-29 2004~2017年宁夏肺结核报告发病职业分布

5. 猩红热

猩红热是由β型A组溶血性链球菌引起的急性呼吸道传染病。患者和带菌者是主要传染源,主要经空气飞沫传播,也可经皮肤创伤处或产妇产道而引起"外科型猩红热"或"产科型猩红热"。临床特征为发热、咽峡炎、全身弥漫性鲜红色皮疹和疹后明显脱屑。少数患者病后可出现变态反应性心、肾、关节损害。

2004~2010年,猩红热发病率较低,在3.29/10万~8.37/10万之间上下波动,2011年发病率上升明显。2011~2017年猩红热发病率整体呈上升趋势,以2017年发病率为最高(见图1-30)。

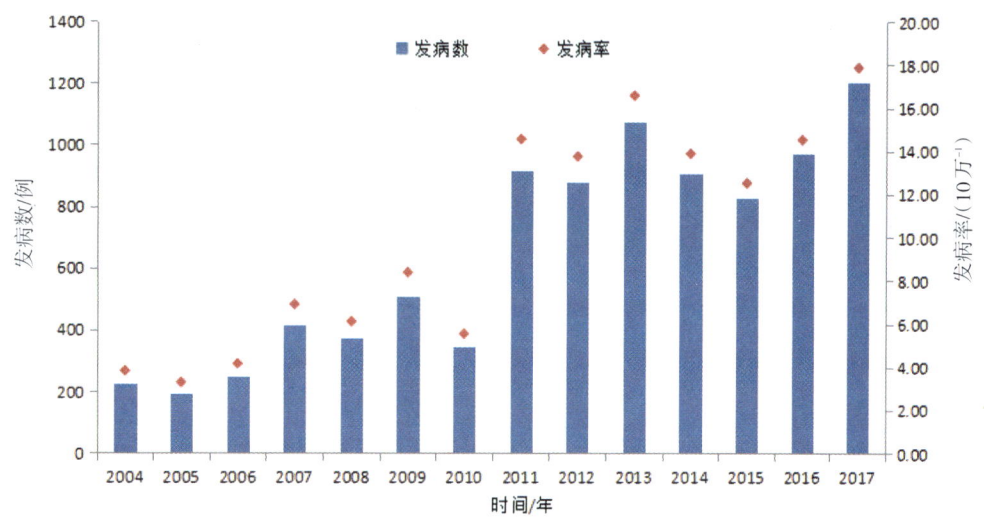

图1-30 2004~2017年宁夏猩红热发病趋势

(1)地区分布 全区5市中,银川市报告发病数、报告发病率最高(5 731例,21.91/10万);全区22个县(市、区)均有病例报告,报告发病率居前五位的县(市、区)依次为金凤区(36.07/10万)、兴庆区(33.58/10万)、贺兰县(20.83/10万)、西夏区(16.50/10万)和沙坡头区(16.20/10万)。报告发病率最低的县(市、区)为彭阳县(0.59/10万),其次是西吉县(0.67/10万)、同心县(0.92/10万)、中宁县(1.77/10万)和海原县(1.81/10万)(见图1-31)。

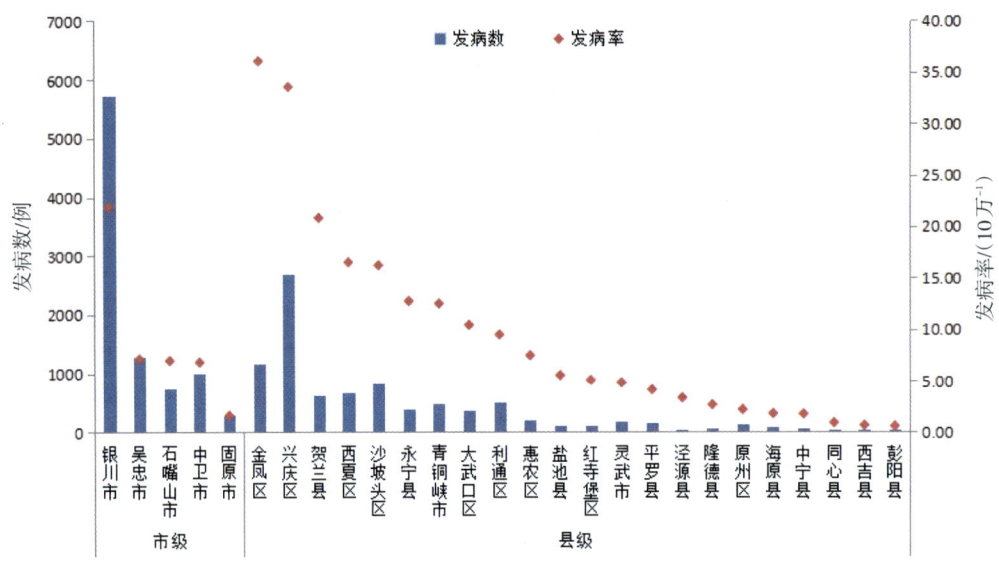

图1-31 2004~2017年宁夏猩红热报告发病地区分布

(2)时间分布 猩红热每年有两个流行季,冬春季和夏秋季,发病峰值大多为每年5、6月份,2016年发病峰值为12月份,次峰值在6月份(见图1-32、图1-33)。

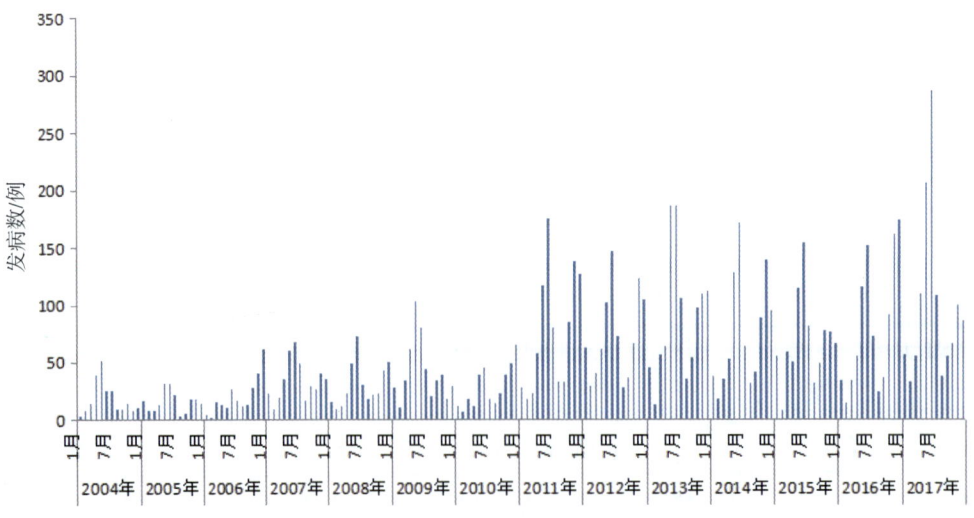

图1-32 2004~2017年宁夏猩红热报告时间分布

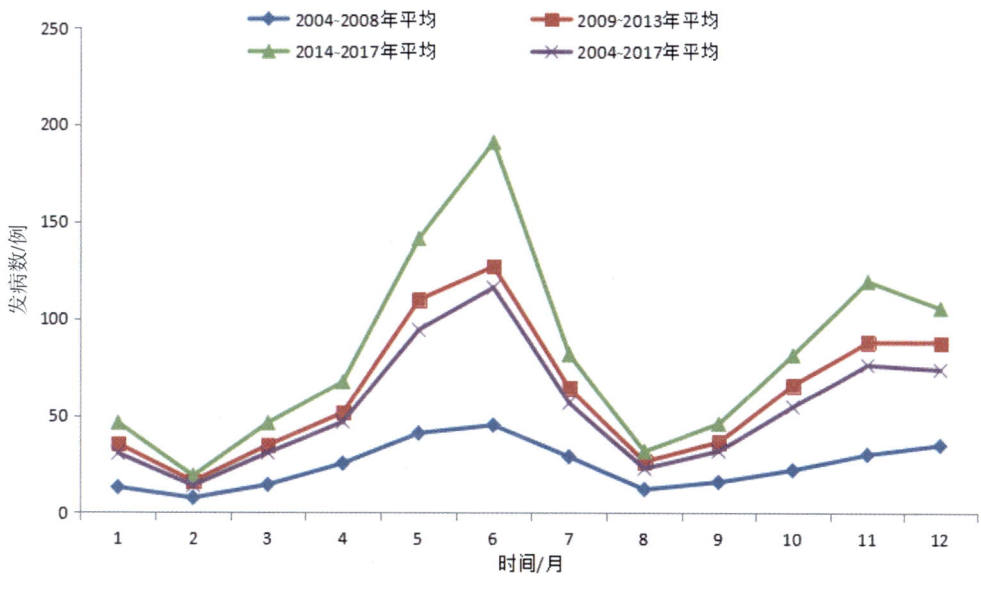

图1-33 2004~2017年宁夏猩红热报告月分布

（3）人群分布

①性别、年龄分布 2004~2017年，男性报告5 676例，年均报告发病率为12.62/10万；女性报告3 414例，年均报告发病率为7.95/10万，男女性别比为1.66∶1。猩红热主要多发于14岁及以下年龄组，以5~9岁学龄儿童为高发人群。男性、女性报告发病率峰值均出现在5~9岁年龄组，年均报告发病率分别为95.03/10万、63.14/10万，0~4岁、5~9岁年龄组人群男性、女性报告发病率差值较大（见图1-34）。

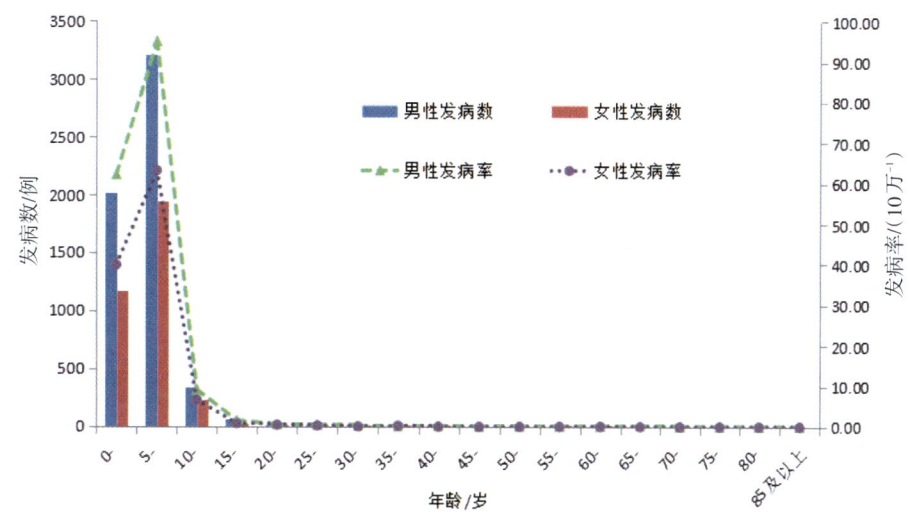

图1-34 2004~2017年宁夏猩红热报告发病年龄分布

②职业分布 猩红热职业发病以幼托儿童为主,共报告病例数4 438例,占猩红热报告病例总数的48.82%,其次为学生占34.37%,散居儿童占15.72%(见图1-35)。

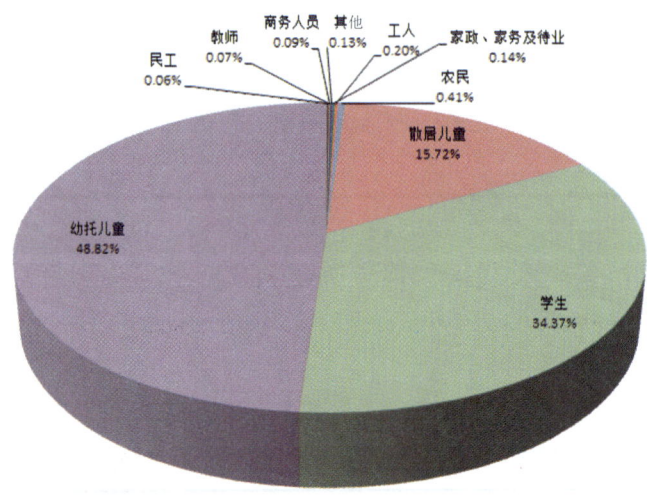

图1-35 2004~2017年宁夏猩红热报告发病职业分布

6.麻疹

麻疹是由麻疹病毒引起的病毒感染性传染病。其主要临床表现为发热、咳嗽、流涕、结膜炎、口腔黏膜斑及皮肤红色斑丘疹为特征。我国自1965年开始普遍接种麻疹减毒活疫苗以来,麻疹发病率显著下降。急性期患者是麻疹最重要的传染源,主要经飞沫传播,人对麻疹病毒普遍易感,凡未患过麻疹又未接种过麻疹疫苗者均为易感者。

2004~2017年共报告病例5 213例,报告发病率在0.09/10万~37.89/10万之间波动,年均报告发病率为5.93/10万;2005年报告发病数、报告发病率最高(2 234例,37.89/10万),之后发病率下降明显,2006~2008年维持在较低发病水平,呈现缓慢上升趋势,2009年上升明显,报告发病率为10.85/10万,之后麻疹发病率继续维持在较低发病水平(见图1-36)。

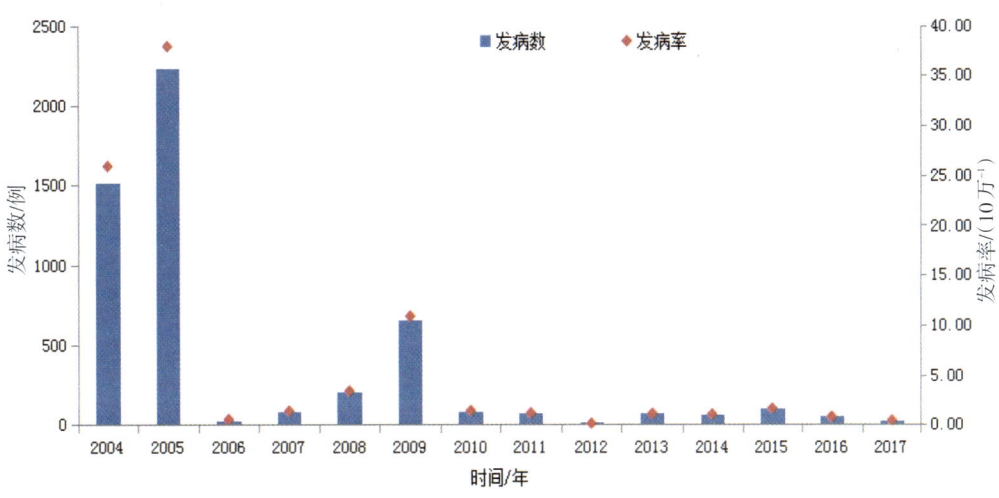

图1-36 2004~2017年宁夏麻疹发病趋势

(1)地区分布 全区5市中,银川市报告发病数最多,为1 676例,中卫市报告发病率最高,为8.68/10万;全区22个县(市、区)均有病例报告,报告发病率居前五位的县(市、区)依次为沙坡头区(17.55/10万)、泾源县(10.39/10万)、原州区(9.24/10万)、兴庆区(8.56/10万)和永宁县(8.00/10万)。报告发病率最低的县(市、区)是隆德县(1.09/10万),其次是彭阳县(1.72/10万)、海原县(2.49/10万)、惠农区(3.18/10万)和西吉县(3.26/10万)(见图1-37)。

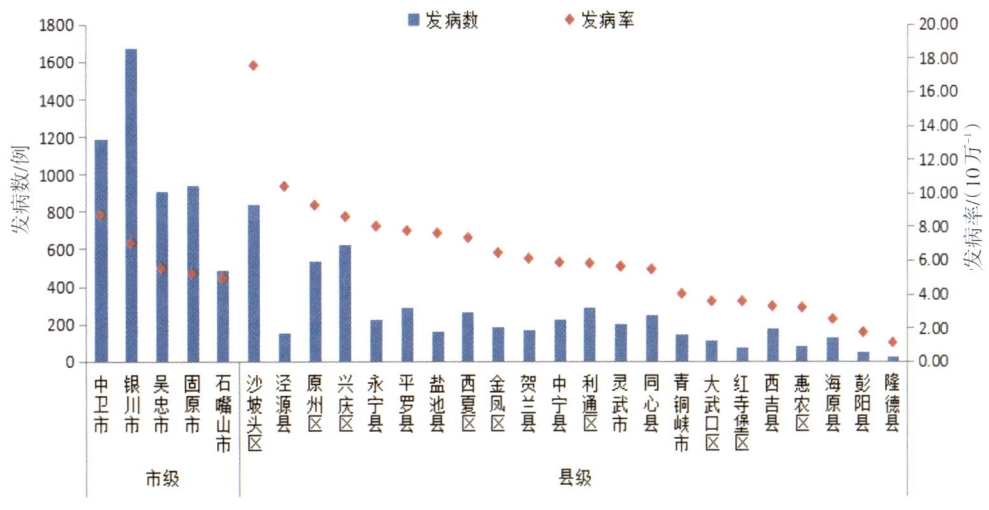

图1-37 2004~2017年宁夏麻疹报告发病地区分布

(2)时间分布 麻疹发病高峰大多在每年4~5月。麻疹低发年内发病高峰不典型,出现提前至3月或延后至6月、7月的低流行特征(见图1-38、图1-39)。

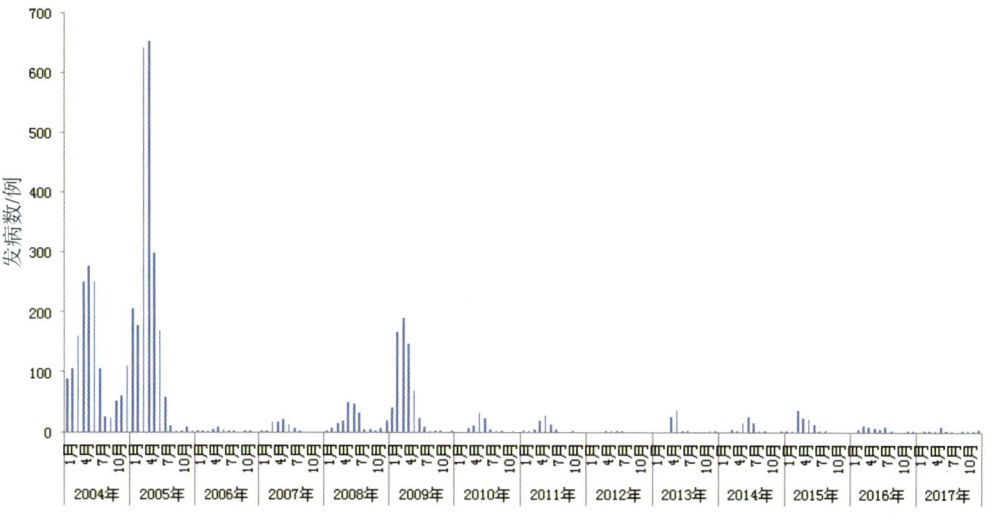

图1-38 2004~2017年宁夏麻疹报告时间分布

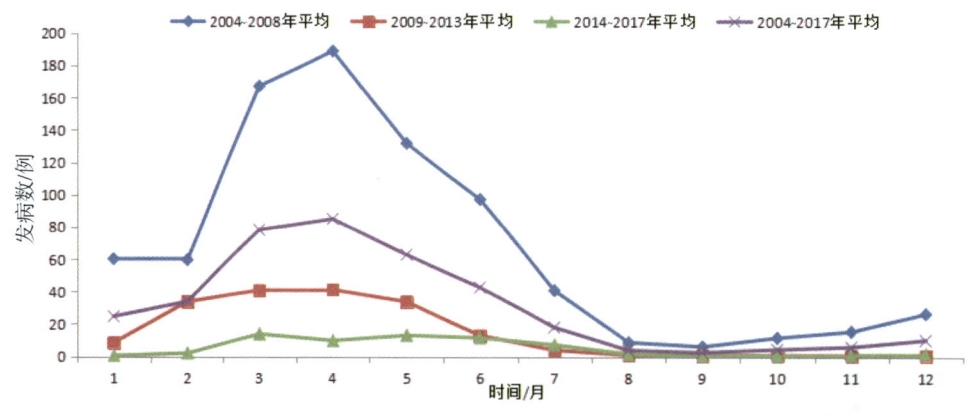

图1-39 2004~2017年宁夏麻疹报告月分布

(3)人群分布

①性别、年龄分布 2004~2017年,男性报告2 922例,年均报告发病率为6.50/10万;女性报告2 291例,年均报告发病率为5.33/10万,男女性别比为1.27:1。麻疹主要多发于9岁及以下年龄组,尤以0~4岁幼儿为高发人群,20~34岁成人年龄组麻疹发病率也较高。男性、女性报告发病率峰值均出现在0~4岁年龄组,年均报告发病率分别为35.05/10万、23.08/10万,且该年龄组人群男性、女性报告发病率差值较大(见图1-40)。

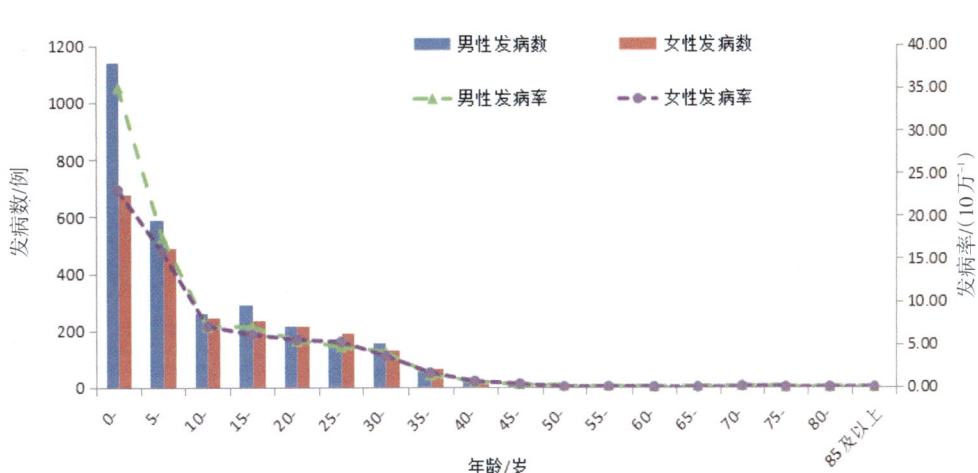

图1-40 2004~2017年宁夏麻疹报告发病年龄分布

②职业分布 麻疹职业发病以散居儿童为主,共报告病例数1 906例,占麻疹报告病例总数的36.56%,其次为学生占32.80%,农民占12.58%(见图1-41)。

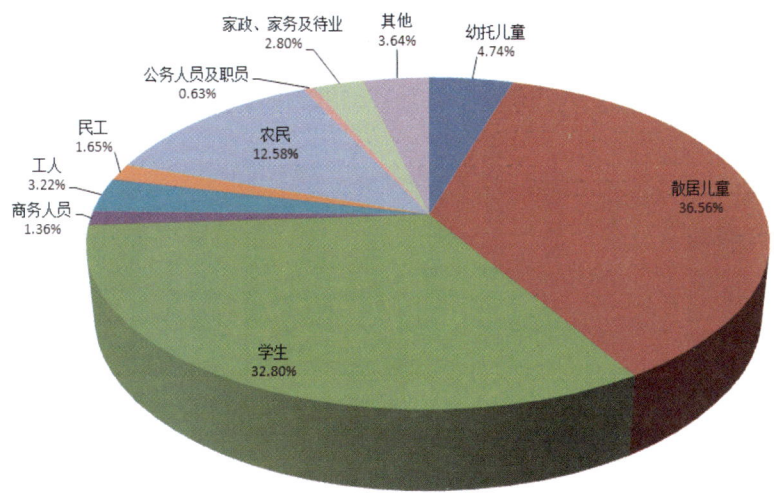

图1-41 2004~2017年宁夏麻疹报告发病职业分布

7. 甲型H1N1流感

2009年3月,墨西哥暴发"人感染猪流感"疫情,并迅速在全球范围内蔓延。后由世界卫生组织(WHO)将此型流感更名为"甲型H1N1流感"。甲型H1N1流感是由新型的甲型H1N1流感病毒感染所致的急性呼吸道传染病,主要表现为流感样症状,包括发热、咽痛、流涕、鼻塞、咳嗽、咳痰、头痛、全身酸痛、乏力,部分病例出现胃肠道症状(恶心、呕吐或腹泻)。甲型H1N1流感患者为主要传染源,无症状感染者也具有传染性,主要通过飞沫经呼吸道传播,也可通过口腔、鼻腔、眼睛等处黏膜直接或间接接触传播,人群普遍易感。

根据原国家卫生计生委2013年10月28日下发《国家卫生计生委关于调整部分法定传染病病种管理工作的通知》(国卫疾控发〔2013〕28号)要求,将甲型H1N1流感从法定乙类传染病调整为丙类,并纳入现有流行性感冒进行管理,即自2014年1月1日后,所有甲型H1N1流感病例全部统一纳入流感进行统计汇总。

2009~2013年共报告病例1 884例,报告发病率在1.22/10万~23.55/10万之间波动,年均报告发病率为5.99/10万;2009年报告发病数、报告发病率最高(1 426例,23.55/10万),2009年甲型H1N1流感大流行之后报告发病数、发病率明显下降,2011年较2010年有小幅上升,2012年、2013年均维持在较低发病水平(见图1-42)。

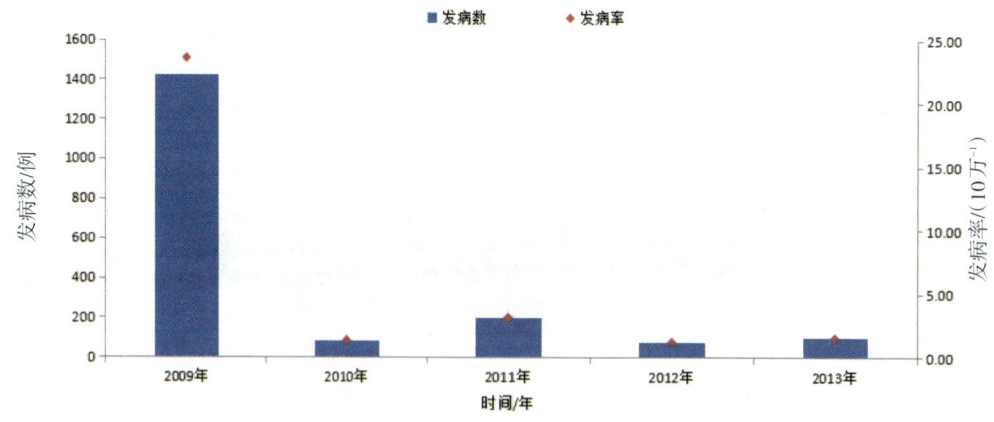

图1-42 2009~2013年宁夏甲型H1N1流感发病趋势

(1)地区分布 全区5市中,银川市报告发病数、报告发病率均最高(1 155例,12.48/10万);全区22个县(市、区)均有病例报告,报告发病率居前五位的县(市、区)依次为西夏区(34.91/10万)、兴庆区(13.77/10万)、金凤区(8.41/10万)、沙坡头区(6.41/10万)和利通区(6.25/10万)。报告发病率最低的县(市、区)是彭阳县

(0.44/10万），其次是西吉县（0.45/10万）、同心县（0.67/10万）、泾源县（1.13/10万）、盐池县（1.20/10万）（见图1-43）。

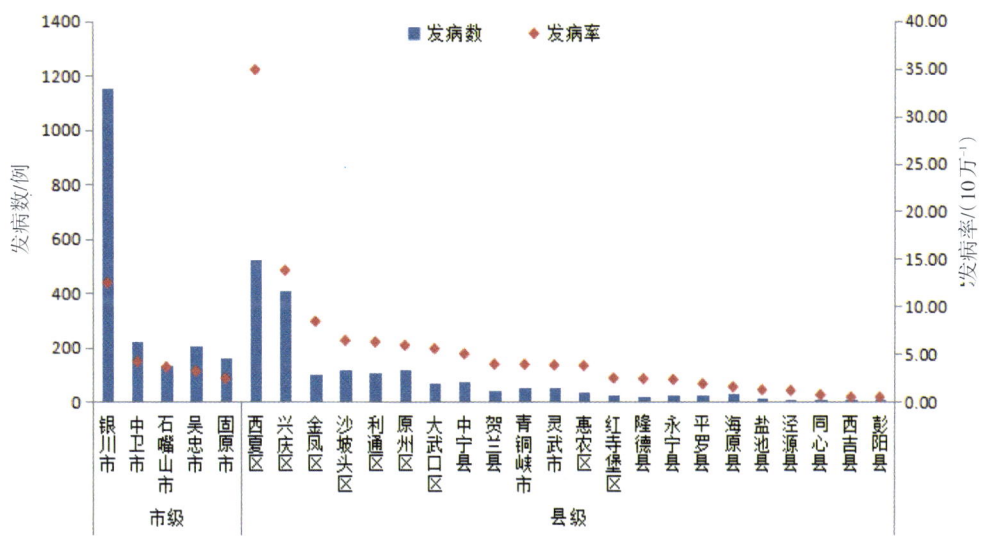

图1-43　2009~2013年宁夏甲型H1N1流感报告发病地区分布

（2）时间分布　甲型H1N1流感自2009年8月开始有病例报告，11月达到峰值，报告病例568例，占2009年报告病例总数的39.83%，占2009~2013年报告病例总数的30.15%。2010~2013年，甲型H1N1流感发病高峰大多在每年12月~次年1月，与流感相似的是进入4月后为低流行季节，报告病例数较少（见图1-44、图1-45）。

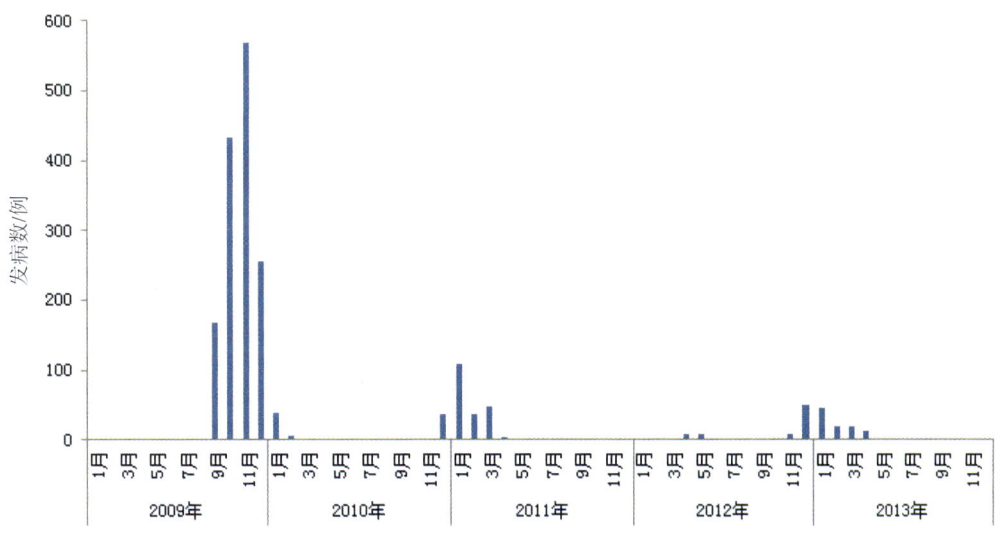

图1-44　2009~2013年宁夏甲型H1N1流感报告时间分布

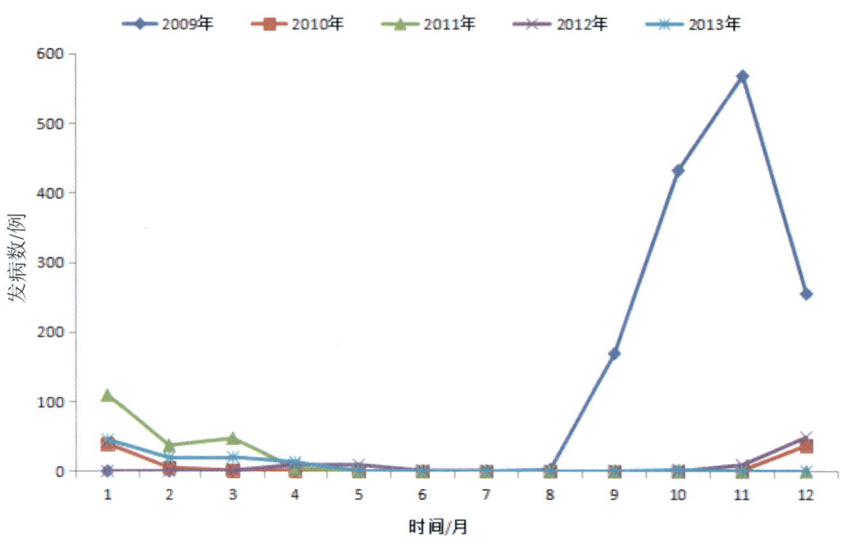

图1-45 2009~2013年宁夏甲型H1N1流感报告月分布

（3）人群分布

①性别、年龄分布 2009~2013年，男性报告1 136例，年均报告发病率为7.06/10万；女性报告748例，年均报告发病率为4.86/10万，男女性别比为1.52∶1。甲型H1N1流感主要多发于青少年组，以15~19岁年龄组为高发人群。男性、女性报告发病率峰值均出现在15~19岁年龄组，年均报告发病率分别为25.33/10万、12.83/10万，且15~19岁年龄组和20~24岁年龄组人群男性、女性报告发病率差值较大（见图1-46）。

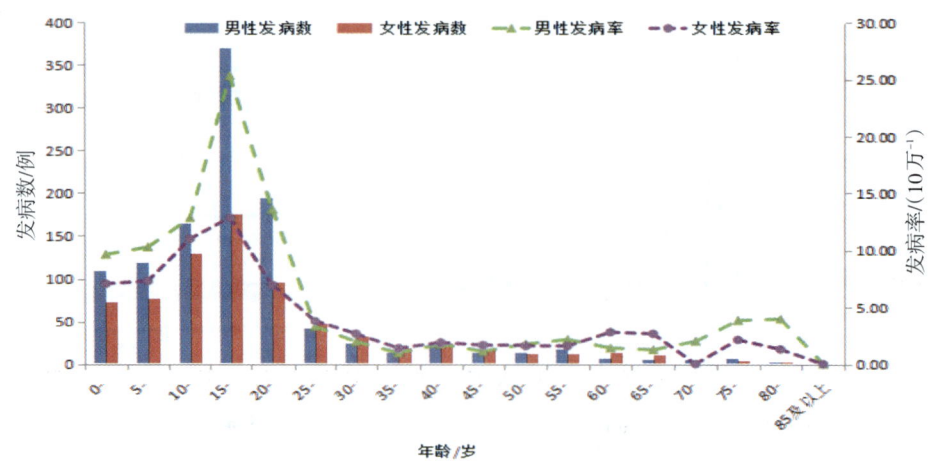

图1-46 2009~2013年宁夏甲型H1N1流感报告发病年龄分布

②职业分布 甲型H1N1流感职业发病以学生为主,共报告病例数1 161例,占甲流报告病例总数的61.62%,其次为散居儿童占8.33%,家务及待业占7.59%(见图1-47)。

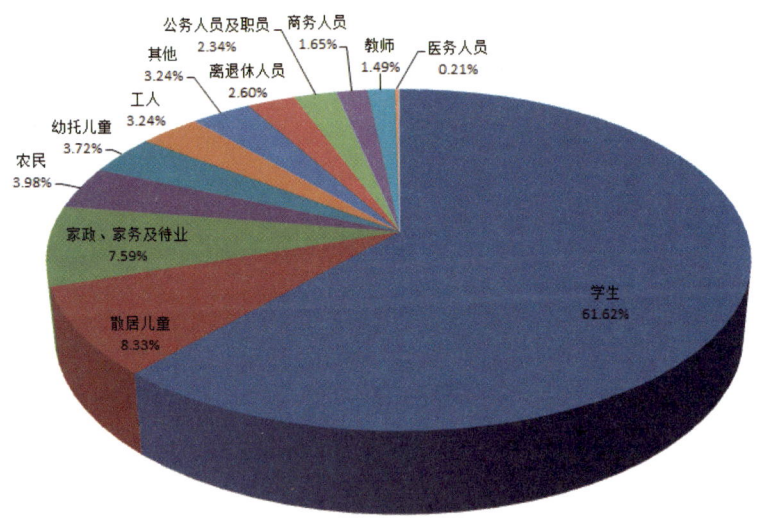

图1-47 2009~2013年宁夏甲型H1N1流感报告发病职业分布

8.流行性脑脊髓膜炎

流行性脑脊髓膜炎简称流脑,是由脑膜炎奈瑟菌引起的急性化脓性脑膜炎。其主要临床表现为突发高热、剧烈头痛、频繁呕吐、皮肤黏膜瘀点、瘀斑及脑膜刺激征,严重者可有败血症休克和脑实质损害,常可危及生命。带菌者和流脑患者是本病的传染源。本病隐形感染率高,流行期间人群带菌率高达50%,感染后细菌寄生于正常人鼻咽部,患者经治疗后细菌很快消失。病原菌主要经咳嗽、打喷嚏借飞沫由呼吸道直接传播,密切接触如同睡、怀抱、接吻等对2岁以下婴幼儿的发病有重要意义。人群普遍易感。

2004~2017年共报告病例118例,死亡7例。其中2012、2014、2016和2017年均无病例报告,其余年份报告发病率在0.02/10万~0.66/10万之间波动,年均报告发病率为0.13/10万;2004年报告发病数、报告发病率最高(39例,0.66/10万),2009年后,流行性脑脊髓膜炎报告病例数较少,其中仅2011年报告3例病例,2010、2013、2015年各报告1例病例(见图1-48)。

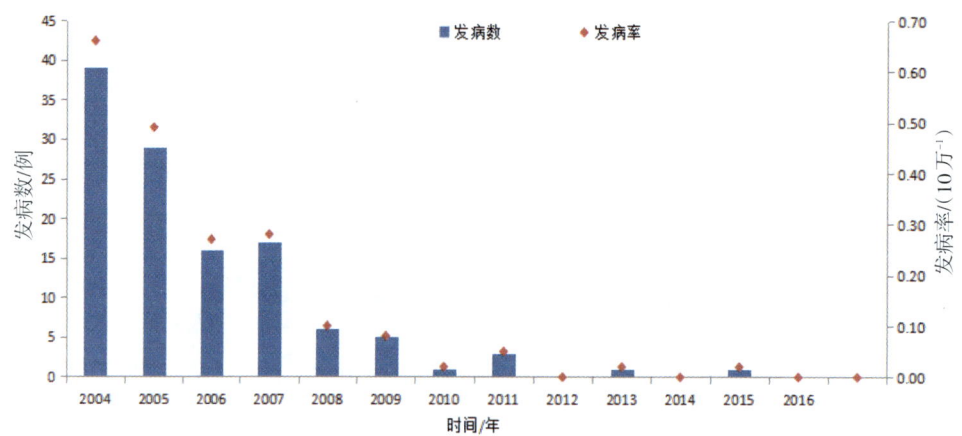

图1-48 2004~2017年宁夏流脑发病趋势

（1）地区分布　全区5市中，固原市报告发病数、报告发病率均最高（55例，0.29/10万）；全区除贺兰县、青铜峡市、隆德县外，其余19个县（市、区）均有病例报告，报告发病率居前五位的县（市、区）依次为西吉县（0.47/10万）、泾源县（0.39/10万）、原州区（0.32/10万）、红寺堡区（0.32/10万）和海原县（0.27/10万）。报告发病率最低的县（市、区）是兴庆区（0.01/10万），其次是中宁县（0.02/10万）、大武口区（0.03/10万）、沙坡头区（0.04/10万）、灵武市（0.05/10万）（见图1-49）。

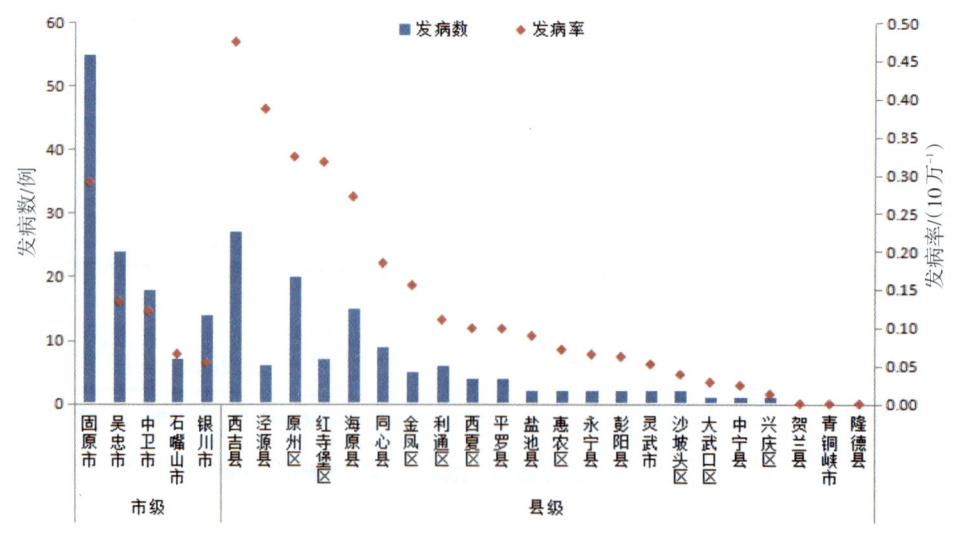

图1-49 2004~2017年宁夏流脑报告发病地区分布

(2)时间分布 流行性脑脊髓膜炎发病高峰大多在每年春季3~4月,自2011年以后,各年份报告病例数甚少,流行趋势不明显(见图1-50、图1-51)。

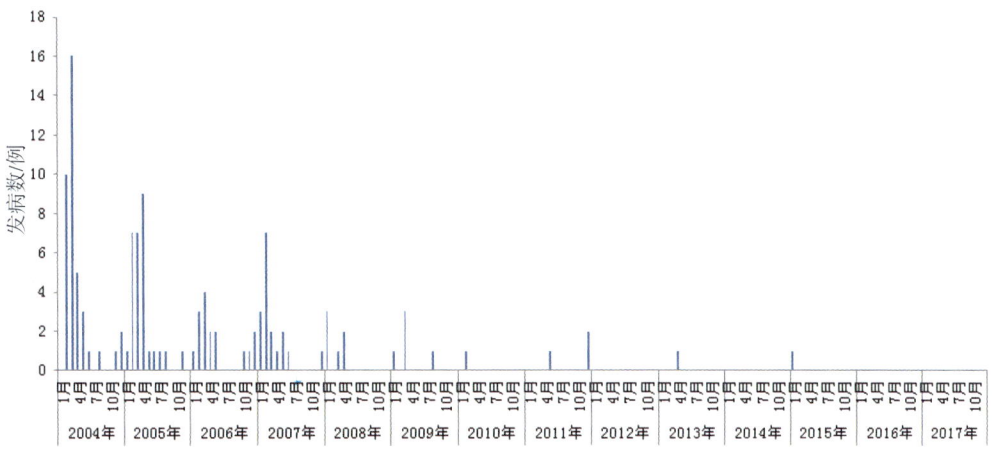

图1-50 2004~2017年宁夏流脑报告时间分布

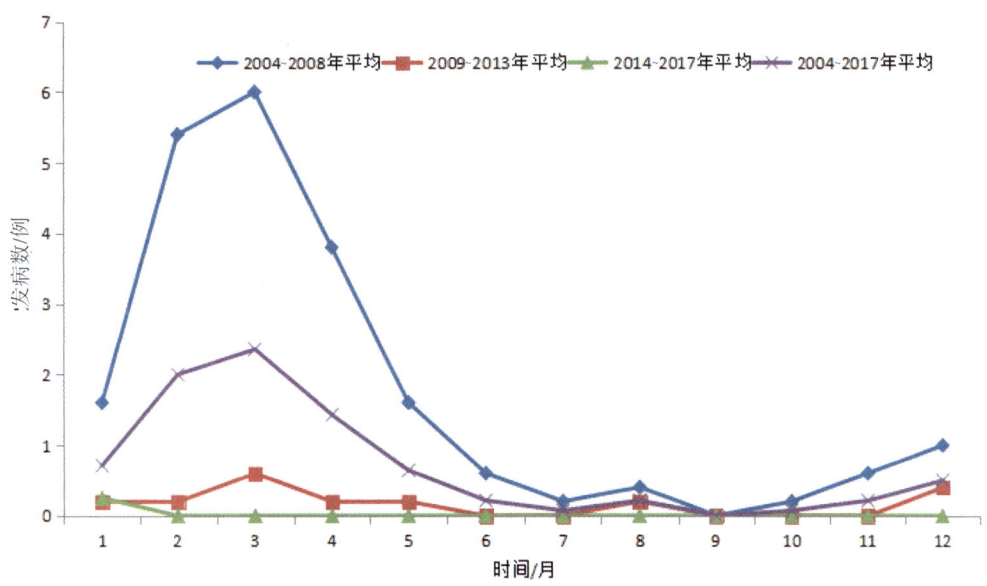

图1-51 2004~2017年宁夏流脑报告月分布

(3)人群分布

①性别、年龄分布 2004~2017年,男性报告72例,年均报告发病率为0.16/10万;女性报告46例,年均报告发病率为0.11/10万,男女性别比为1.57:1。流行性脑脊髓膜炎多发于14岁及以下年龄组,以5~9岁学龄儿童为高发人群。男性报告发病率峰值为5~9岁年龄组,女性报告发病率峰值为0~4岁年龄组,年均报告发病率分

别为0.71/10万、0.44/10万,且0~9岁年龄组和15~19岁年龄组人群男性、女性报告发病率差值较大(见图1-52)。

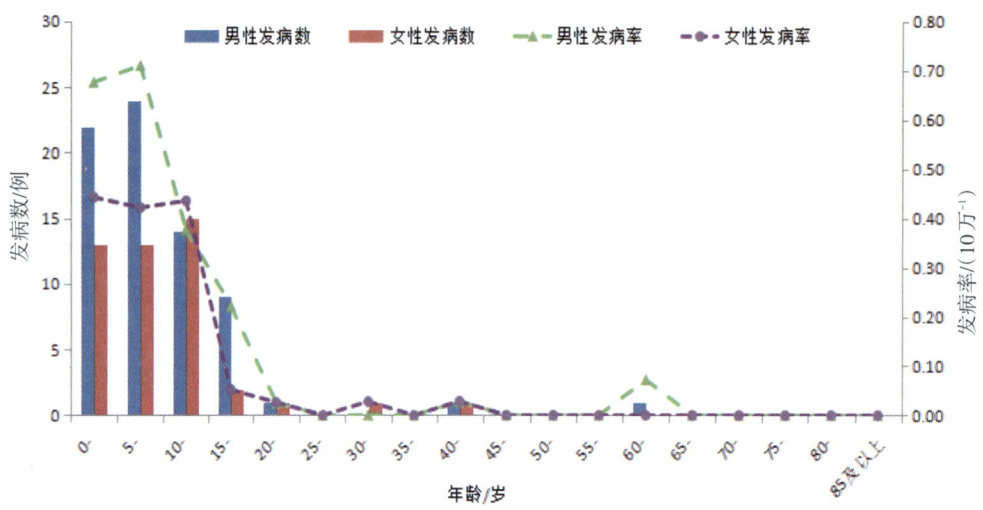

图1-52 2004~2017年宁夏流脑报告发病年龄分布

②职业分布 流行性脑脊髓膜炎职业发病以学生为主,共报告病例数59例,占流脑报告病例总数的50.00%,其次为散居儿童占36.44%,农民占6.78%(见图1-53)。

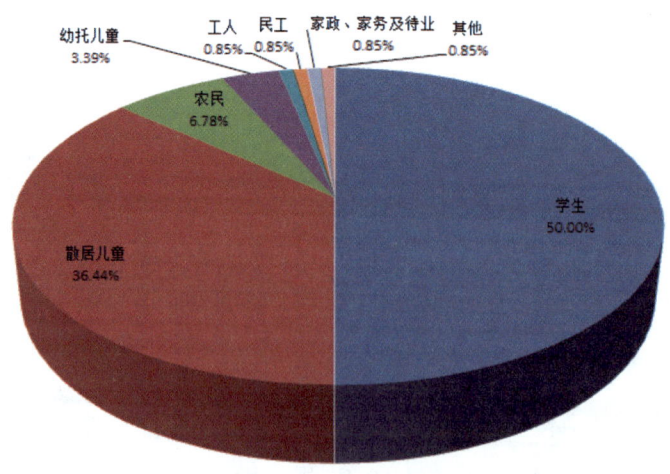

图1-53 2004~2017年宁夏流脑报告发病职业分布

9. 百日咳

百日咳是由百日咳杆菌引起的急性呼吸道传染病,临床特点为阵发性、痉挛性咳嗽以及咳嗽终止时伴有鸡鸣样吸气吼声为特征。百日咳患者、隐形感染者和带菌者为本病的传染源,由呼吸道飞沫传播,人群普遍易感,5岁以下小儿易感性最高。

2004~2017年共报告病例121例,其中2011年、2013年无百日咳病例报告,其余年份报告发病率在0.03/10万~0.68/10万之间波动,年均报告发病率为0.14/10万;2005年报告发病数、报告发病率最高(40例,0.68/10万),2010年之前,百日咳报告发病率在0.08/10万~0.68/10万之间波动,之后,百日咳报告病例数较少,2017年略有增加,报告8例(见图1-54)。

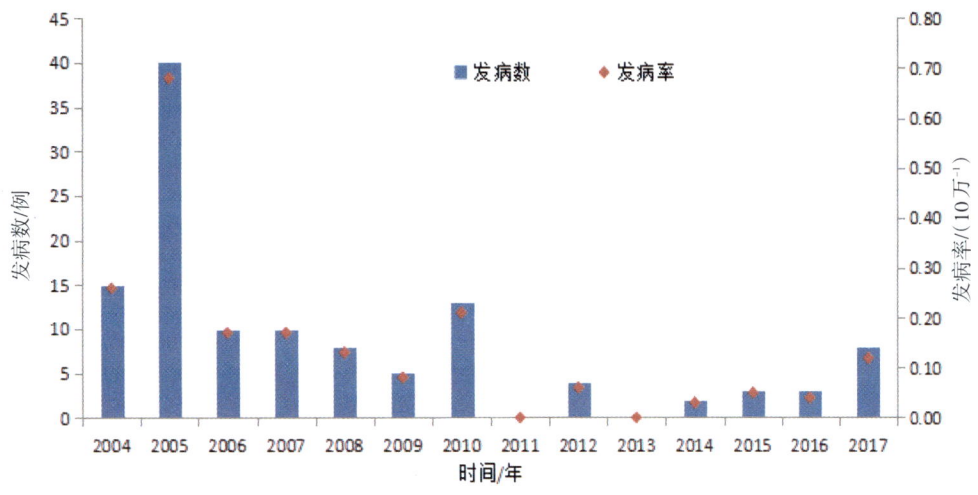

图1-54 2004~2017年宁夏百日咳发病趋势

(1)地区分布 全区5市中,吴忠市报告发病数、报告发病率最高(53例,0.32/10万);全区除沙坡头区、青铜峡市、大武口区、贺兰县外,其余18个县(市、区)均有病例报告,报告发病率居前五位的县(市、区)依次为同心县(0.90/10万)、泾源县(0.28/10万)、原州区(0.26/10万)、西吉县(0.21/10万)和隆德县(0.20/10万)。报告发病率最低的县(市、区)是平罗县、彭阳县(0.03/10万),其次是永宁县(0.04/10万)、盐池县(0.05/10万)和灵武市(0.06/10万)(见图1-55)。

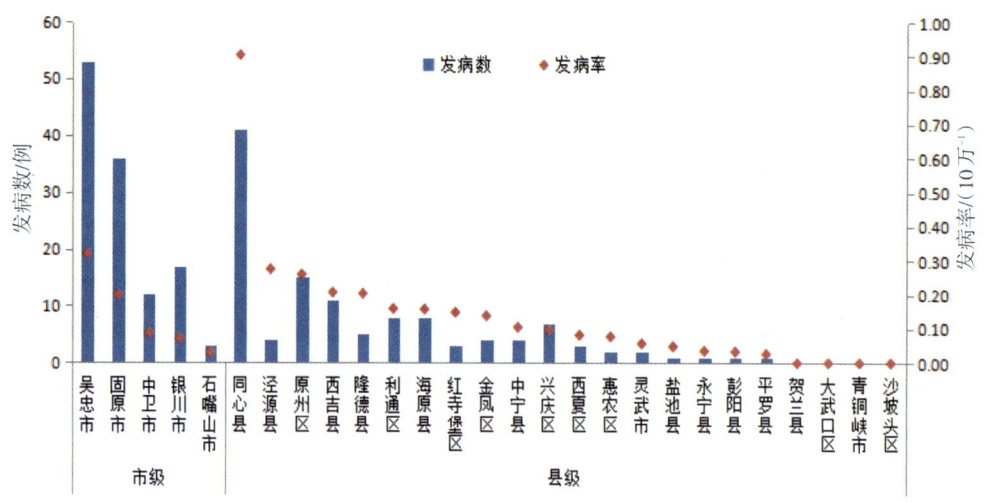

图1-55 2004~2017年宁夏百日咳报告发病地区分布

（2）时间分布 由于百日咳病例报告数较少，发病时间分布不太典型，百日咳有两个发病高峰，冬春季和夏秋季，大多在每年2月和7月（见图1-56、图1-57）。

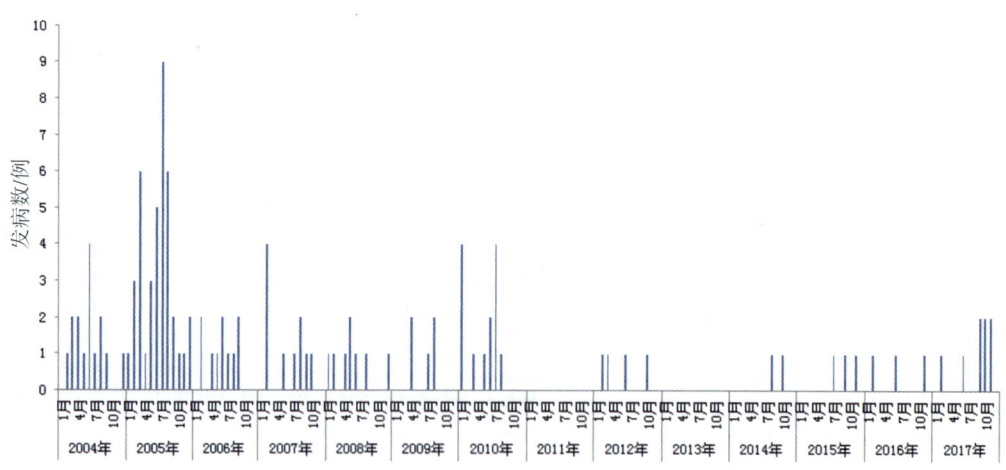

图1-56 2004~2017年宁夏百日咳报告时间分布

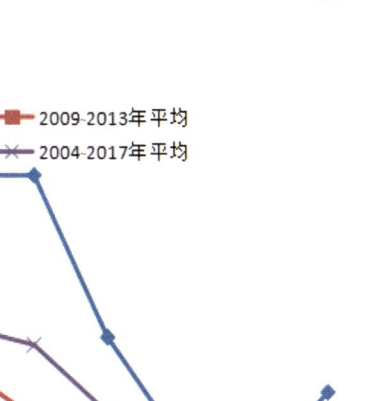

图1-57 2004~2017年宁夏百日咳报告月分布

(3)人群分布

①性别、年龄分布 2004~2017年,男性报告66例,年均报告发病率为0.15/10万;女性报告55例,年均报告发病率为0.13/10万,男女性别比为1.20∶1。百日咳病例报告均在14岁以下儿童组,以0~4岁婴幼儿最为高发。男性、女性报告发病率峰值均为0~4岁年龄组,年均报告发病率分别为1.75/10万、1.50/10万(见图1-58)。

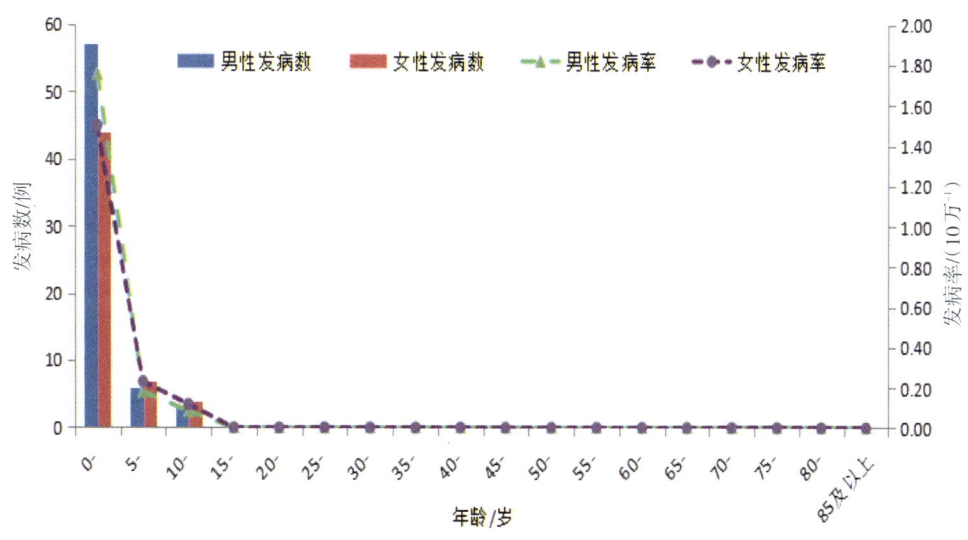

图1-58 2004~2017年宁夏百日咳报告发病年龄分布

②职业分布:百日咳职业发病以散居儿童为主,共报告病例数96例,占百日咳报告病例总数的79.34%,其次为学生占12.40%,幼托儿童占4.96%(见图1-59)。

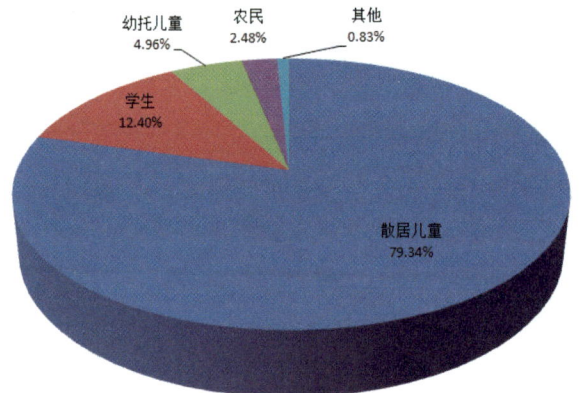

图1-59 2004~2017年宁夏百日咳报告发病职业分布

(四)丙类传染病(4种)

1. 流行性腮腺炎

流行性腮腺炎是由腮腺炎病毒引起的急性呼吸道传染病。以腮腺非化脓性炎症、腮腺区肿痛为临床特征。早期患者及隐性感染者均为传染源,主要通过飞沫传播,人群普遍易感,约90%病例为1~15岁的少年儿童,近年来成人病例有增多趋势。

2004~2017年共报告病例50 304例,报告发病率在19.08/10万~100.70/10万之间波动,年均报告发病率为57.23/10万;2012年报告发病数、报告发病率最高(6 439例,100.70/10万),2012年后,流行性腮腺炎呈现逐年下降趋势,尤以2014年降幅最为明显,2015~2017年发病维持在较低流行水平(见图1-60)。死亡1人。

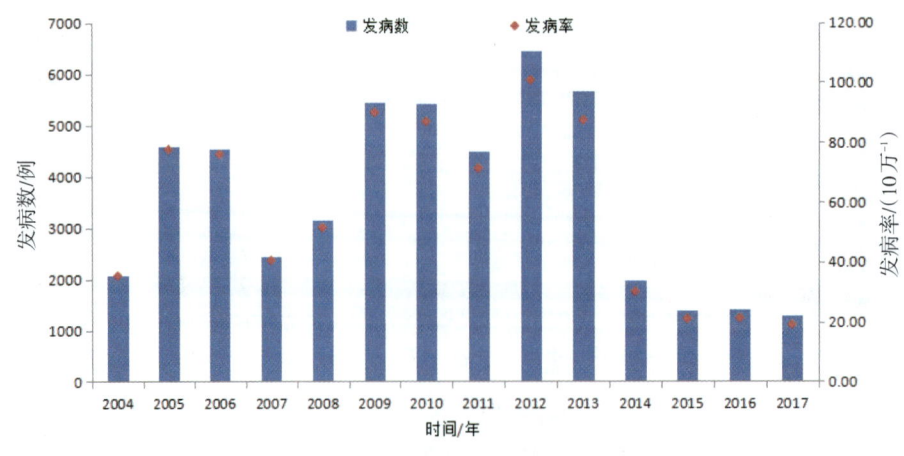

图1-60 2004~2017年宁夏流行性腮腺炎发病趋势

(1)地区分布 全区5市中,中卫市报告发病率最高,为67.49/10万,银川市报告发病数最多,报告16 273例,报告发病率居全区第二位;全区22个县(市、区)均有病例报告,报告发病率居前五位的县(市、区)依次为兴庆区(84.64/10万)、金凤区(82.89/10万)、青铜峡市(82.78/10万)、沙坡头区(80.77/10万)和泾源县(74.84/10万)。报告发病率最低的县(市、区)是惠农区(19.95/10万),其次是灵武市(27.40/10万)、原州区(34.24/10万)、隆德县(36.61/10万)、红寺堡区(36.88/10万)(见图1-61)。

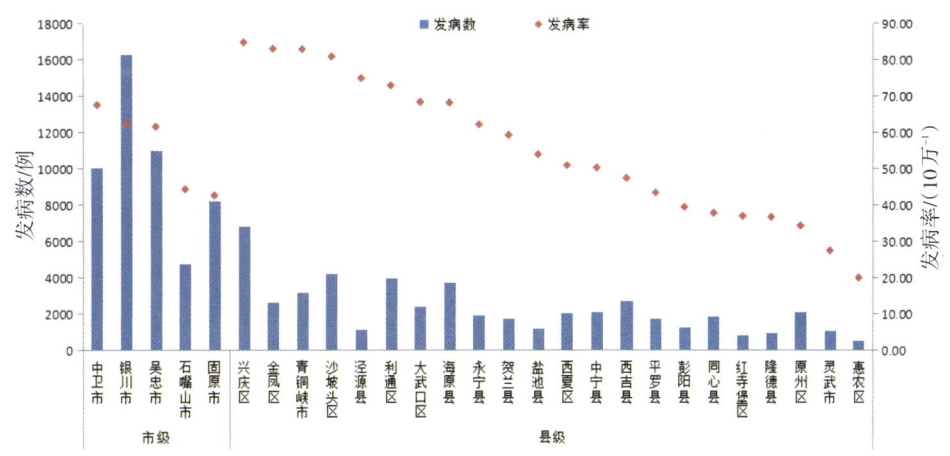

图1-61 2004~2017年宁夏流行性腮腺炎报告发病地区分布

(2)时间分布 流行性腮腺炎全年发病,每年发病高峰集中在4~6月份(见图1-62、图1-63)。

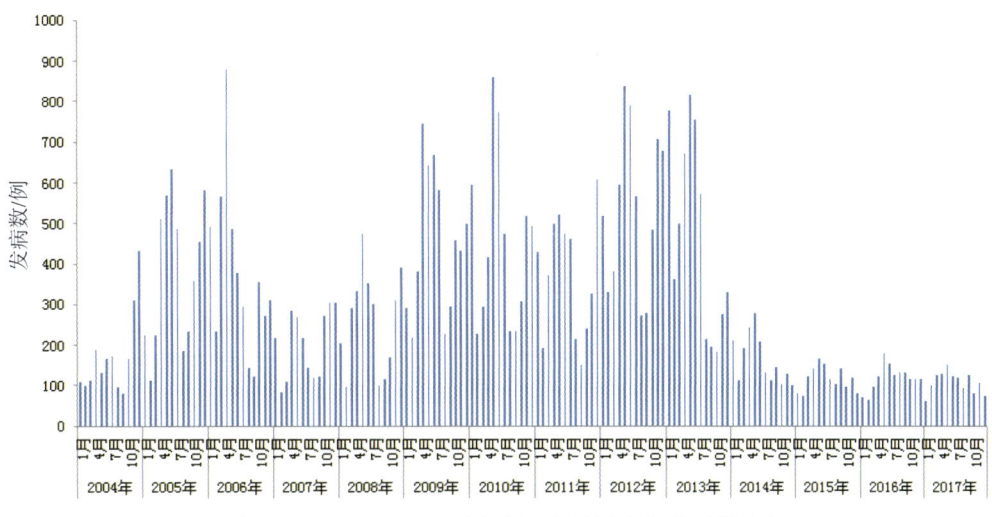

图1-62 2004~2017年宁夏流行性腮腺炎报告时间分布

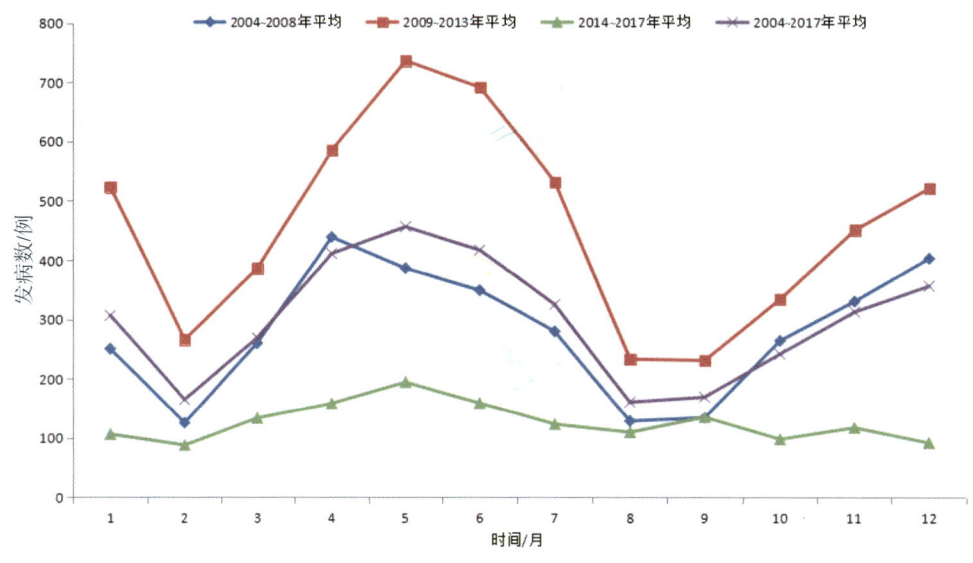

图1-63 2004~2017年宁夏流行性腮腺炎报告月分布

（3）人群分布

①性别、年龄分布 2004~2017年，男性报告29 786例，年均报告发病率为66.22/10万；女性报告20 516例，年均报告发病率为47.77/10万，男女性别比为1.45∶1。流行性腮腺炎主要好发于14岁及以下小年龄组，以5~9岁学龄儿童为高发人群。男性、女性报告发病率峰值均出现在5~9岁年龄组，年均报告发病率分别为432.00/10万、305.76/10万（见图1-64）。

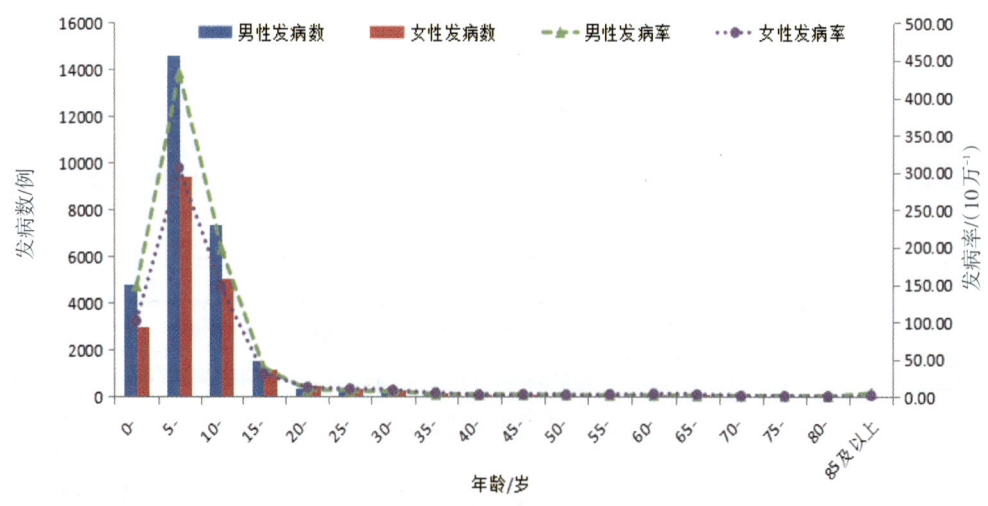

图1-64 2004-2017年宁夏流行性腮腺炎报告发病年龄分布

②职业分布 流行性腮腺炎发病以学生为主,共报告病例数32 677例,占流行性腮腺炎报告病例总数的64.96%,其次为幼托儿童占14.47%,散居儿童占13.29%,农民占3.88%(见图1-65)。

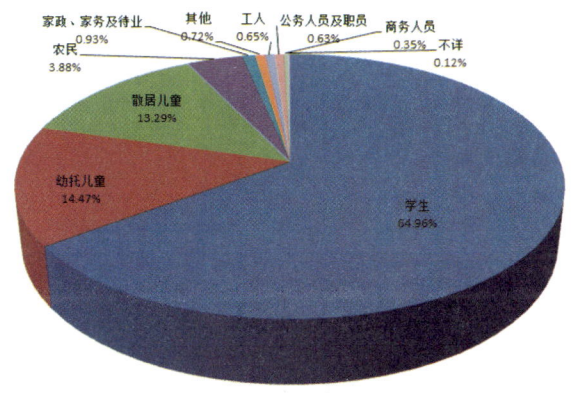

图1-65 2004~2017年宁夏流行性腮腺炎报告发病职业分布

2. 流行性感冒

流行性感冒简称流感,是由流感病毒引起的急性呼吸道传染病,其潜伏期短、传染性强、传播速度快。临床主要表现为高热、乏力、头痛、全身肌肉酸痛等中毒症状。患者和隐性感染者是主要传染源,从潜伏期开始即有传染性,发病3天内传染性最强,主要通过飞沫经呼吸道传播;人群普遍易感。

2004~2017年共报告病例14 415例,报告发病率在3.29/10万~47.39/10万之间波动,年均报告发病率为16.40/10万;2009年受甲型H1N1流感大流行影响,报告发病数、报告发病率最高(2 870例,47.39/10万),2004~2009年,流感发病呈逐年上升趋势,至2009年达到最高值,2010~2017年流感发病呈现上下波动的流行趋势(见图1-66)。死亡2人。

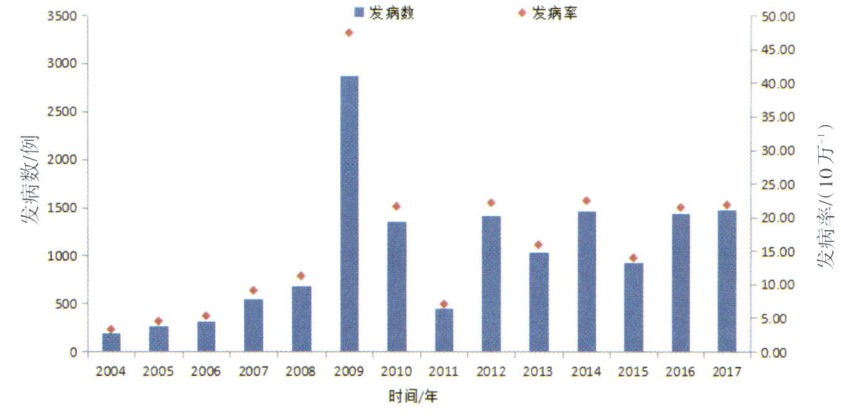

图1-66 2004~2017年宁夏流感发病趋势

(1)地区分布 全区5市中,中卫市流感报告发病率最高,为21.57/10万,固原市报告发病数最多,报告4 027例,报告发病率居全区第二位;全区22个县(市、区)均有病例报告,报告发病率居前五位的县(市、区)依次为中宁县(48.47/10万)、西吉县(43.36/10万)、利通区(41.25/10万)、惠农区(28.59/10万)和沙坡头区(20.59/10万)。报告发病率最低的县(市、区)是海原县(2.15/10万),其次是贺兰县(3.74/10万)、平罗县(5.03/10万)、青铜峡市(6.28/10万)、隆德县(6.39/10万)(见图1-67)。

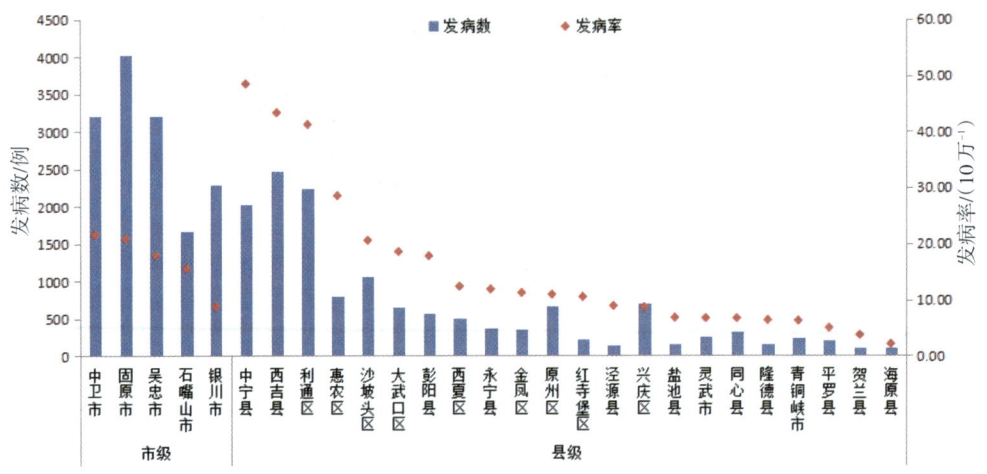

图1-67 2004~2017年宁夏流感报告发病地区分布

(2)时间分布 流感每年10月~次年3月为高流行季,4~9月为低流行季。发病高峰大多在每年12月至翌年1月,个别年份会出现发病高峰提前或延后,如2009年受甲型H1N1流感的影响,流感发病高峰提前至11月(见图1-68、图1-69)。

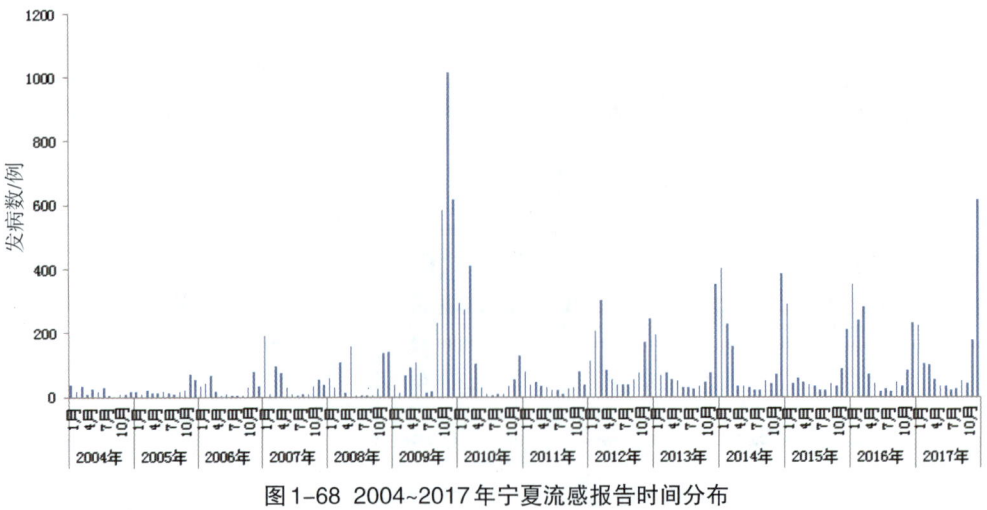

图1-68 2004~2017年宁夏流感报告时间分布

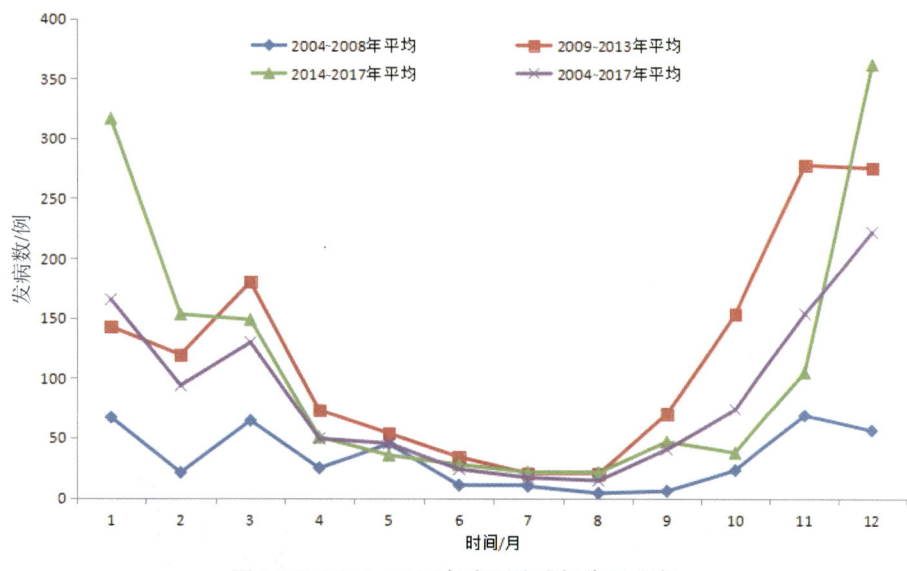

图 1-69 2004~2017 年宁夏流感报告月分布

(3) 人群分布

①性别、年龄分布 2004~2017 年,男性报告 8 208 例,年均报告发病率为 18.25/10 万;女性报告 6 207 例,年均报告发病率为 14.45/10 万,男女性别比为 1.32∶1。流感主要多发于 19 岁及以下年龄组和 60 及以上年龄组人群,以 0~4 岁幼儿为高发人群。男性、女性报告发病率峰值均出现在 0~4 岁年龄组,年均报告发病率分别为 50.92/10 万、40.45/10 万,0~4 岁、75 岁及以上人群男性、女性报告发病率差值较大(见图 1-70)。

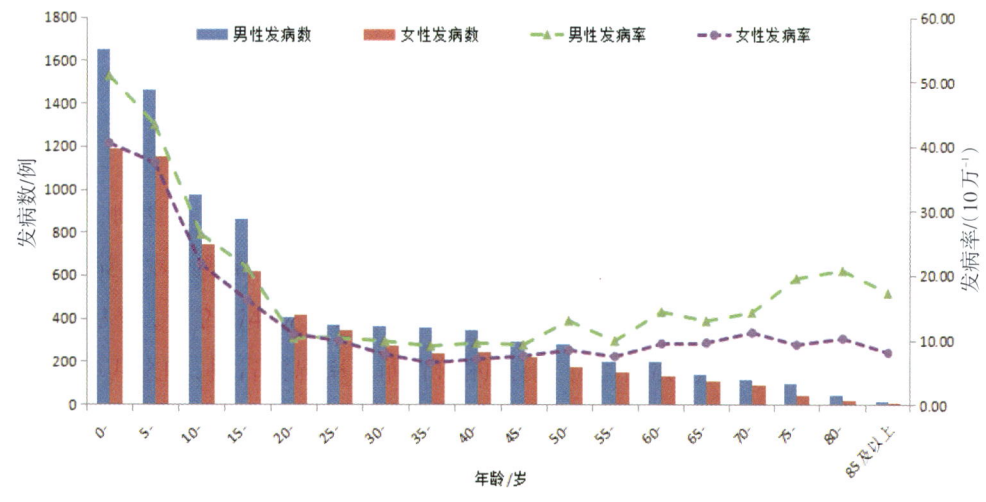

图 1-70 2004~2017 年宁夏流感报告发病年龄分布

②职业分布 流感职业发病以学生为主,共报告病例数4 868例,占流感报告病例总数的33.77%,其次为农民占24.20%,散居儿童占18.23%,幼托儿童占7.21%,家务及待业占4.67%(见图1-71)。

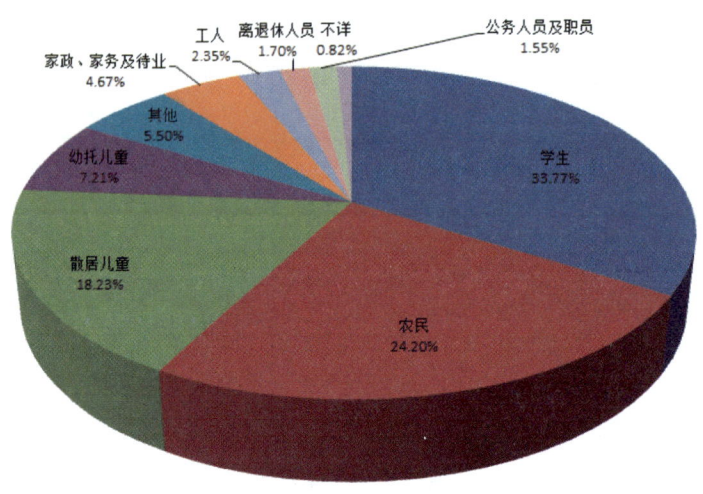

图1-71 2004~2017年宁夏流感报告发病职业分布

3.风疹

风疹是由风疹病毒引起的急性呼吸道传染病,包括先天性感染和后天获得性感染。临床表现为轻度上呼吸道炎症、发热、红色斑丘疹及耳后、枕后淋巴结肿大。妊娠孕妇早期感染风疹病毒,可致胎儿的先天性感染而致胎儿畸形或死胎。患者、无症状带毒者及先天性风疹患者均为风疹传染源,主要通过空气飞沫传播,人群普遍易感,随着年龄增长免疫力升高,故易患年龄在1~9岁之间,流行期中青年、成人和老人发病也不少见。

2004~2017年共报告病例8 333例,报告发病率在0.09/10万~53.25/10万之间波动,年均报告发病率为9.48/10万;2009年报告发病数、报告发病率最高(3 225例,53.25/10万),2004~2007年,风疹发病率在低水平波动,2008年发病率上升明显,2009年达到最高值,2013~2017年,风疹发病率在较低水平波动,整体呈现下降趋势,2017年风疹发病达到历年最低水平(6例,0.09/10万)(见图1-72)。死亡1人。

第一章　法定传染病流行概况

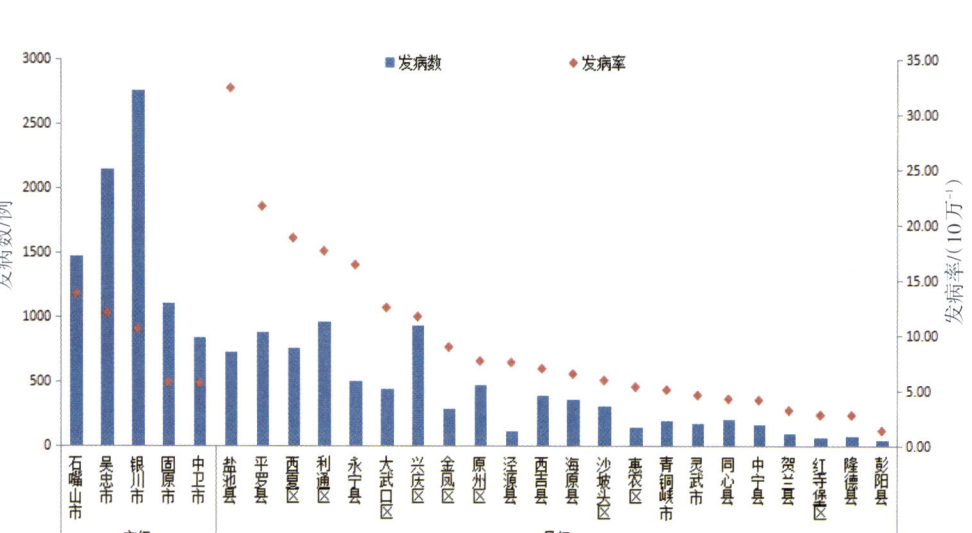

图1-72　2004~2017年宁夏风疹发病趋势

(1)地区分布　全区5市中,石嘴山市报告发病率最高,为13.73/10万,银川市报告发病数最多,报告2 761例,报告发病率居全区第三位;全区22个县(市、区)均有病例报告,报告发病率居前五位的县(市、区)依次为盐池县(32.38/10万)、平罗县(21.66/10万)、西夏区(18.80/10万)、利通区(17.62/10万)和永宁县(16.37/10万)。报告发病率最低的县(市、区)是彭阳县(1.36/10万),其次是隆德县(2.78/10万)、红寺堡区(2.81/10万)、贺兰县(3.21/10万)和中宁县(4.14/10万)(见图1-73)。

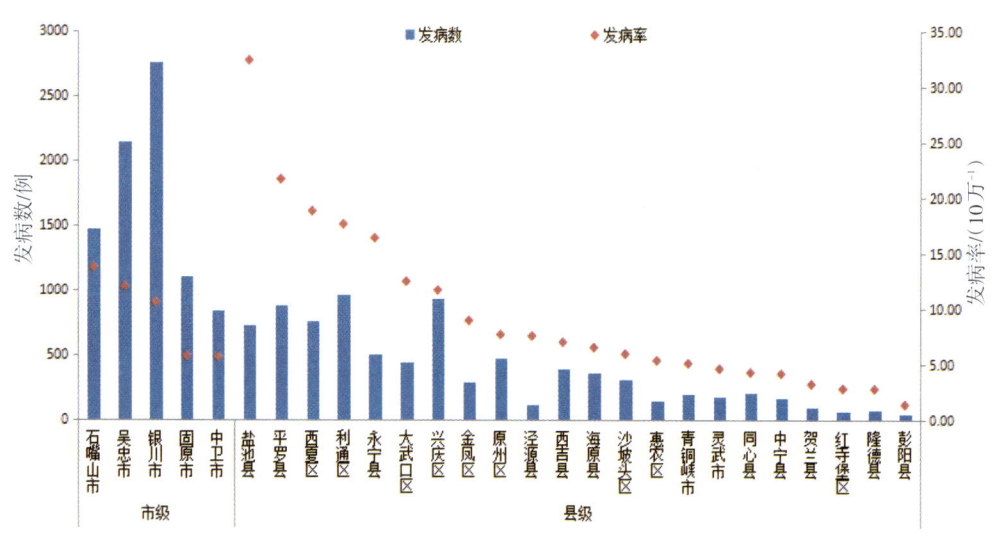

图1-73　2004~2017年宁夏风疹报告发病地区分布

/ 47 /

（2）时间分布 风疹发病高峰大多在每年4月~5月，2016年仅有6个月有病例报告，2017年仅有3个月有病例报告，且报告病例数甚少，流行趋势不明显（见图1-74、图1-75）。

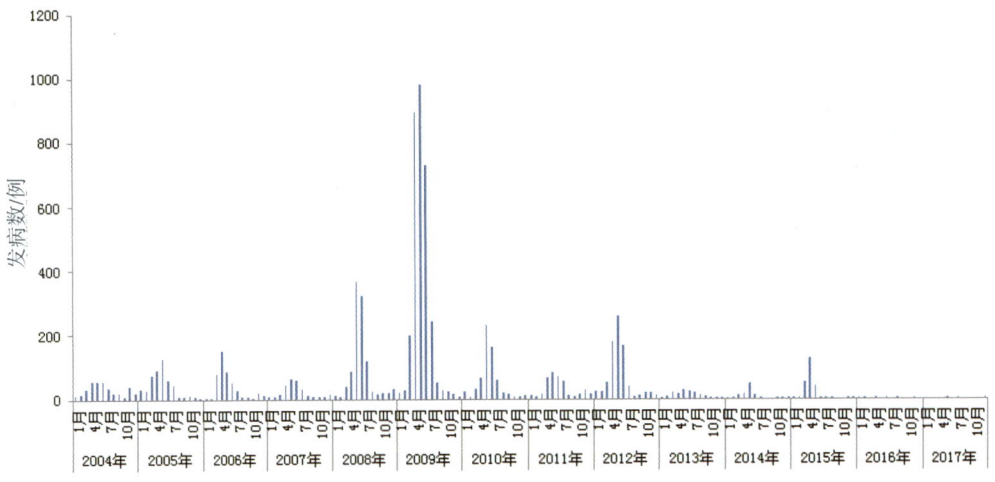

图1-74 2004~2017年宁夏风疹报告时间分布

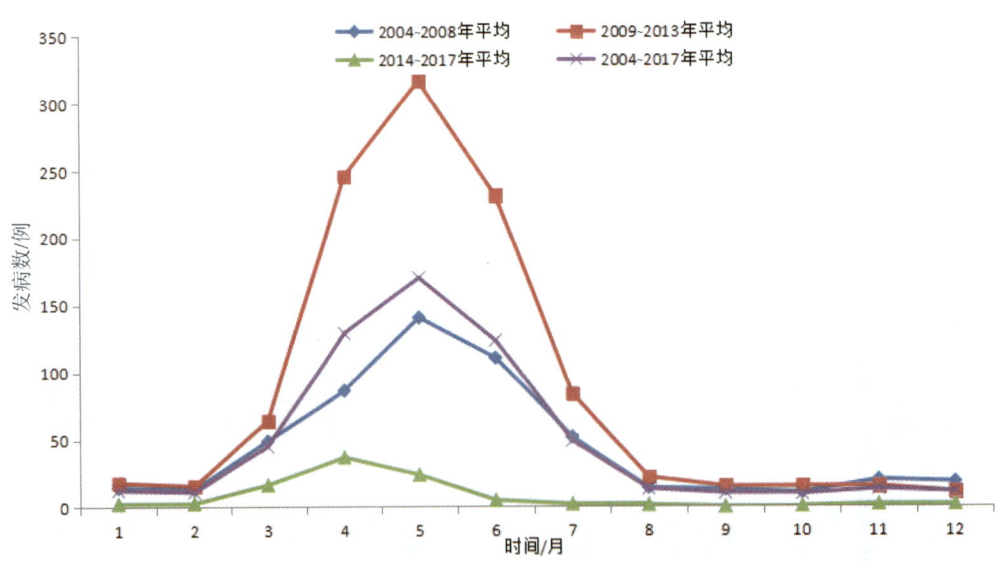

图1-75 2004~2017年宁夏风疹报告月分布

（3）人群分布

①性别、年龄分布 2004~2017年，男性报告4 579例，年均报告发病率为10.18/10万；女性报告3 754例，年均报告发病率为8.74/10万，男女性别比为1.22∶1。风疹主要多发于14岁及以下年龄组，以5~9岁学龄儿童为高发人群。男性、女性报

告发病率峰值均出现在5~9岁年龄组,年均报告发病率分别为48.77/10万、47.12/10万,0~4岁年龄组人群男性、女性报告发病率差值较大(见图1-76)。

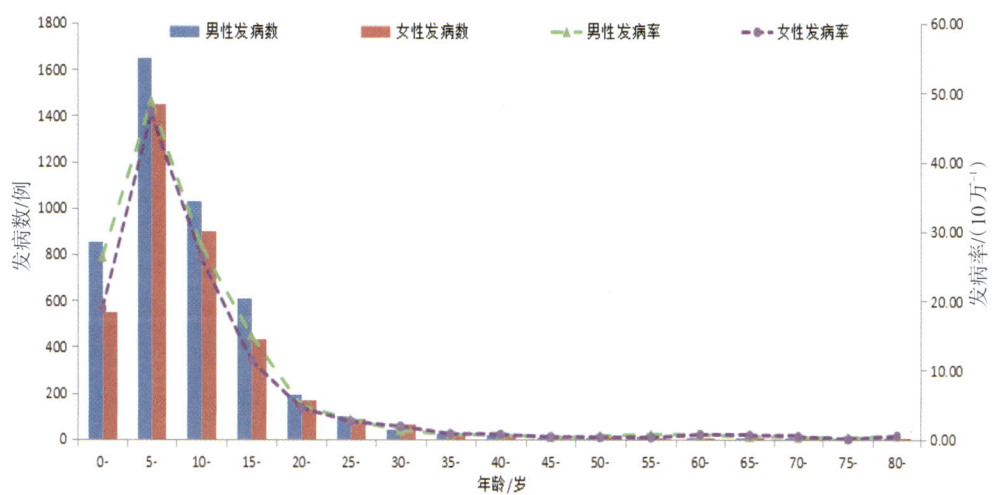

图1-76 2004~2017年宁夏风疹报告发病年龄分布

②职业分布 风疹发病以学生为主,报告病例数为5 117例,占风疹报告病例总数的61.41%,其次为幼托儿童占14.44%,散居儿童占14.29%,农民占3.79%(见图1-77)。

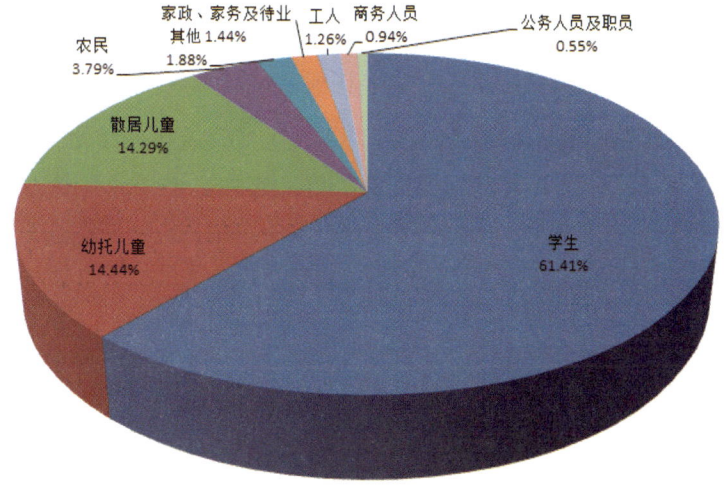

图1-77 2004~2017年宁夏风疹报告发病职业分布

4.麻风病

麻风病是由麻风分枝杆菌引起的一种慢性感染病。主要侵犯皮肤、外周神经、上呼吸道、眼前房及睾丸,机体免疫功能低下者可累及深部组织和内脏器官。麻风一般不会引起死亡,但可导致患者肢体残疾或畸形。多菌型麻风患者是主要传染源,目前认为其主要通过长期皮肤密切接触或经呼吸道飞沫传播。麻风可累及各种族和各年龄组人群。人对麻风杆菌有不同程度的自然获得性免疫,儿童及少数对麻风杆菌免疫力低下的人,易受感染。儿童以结核样型麻风为主,成人中瘤型麻风多见于男性。

2004~2017年,宁夏无麻风病病例报告。

二、肠道传染病

肠道传染病是指病原体经口侵入肠道并能由粪便排出病原体的传染病。我国法定传染病中肠道传染病包括霍乱、肝炎(甲肝、戊肝、肝炎(未分型))、脊髓灰质炎、痢疾(细菌性痢疾、阿米巴性痢疾)、伤寒+副伤寒、其他感染性腹泻病、手足口病和急性出血性结膜炎。

(一)疫情概况

2004~2017年全区共报告肠道传染病6种235 049例,年均报告发病率为267.42/10万,死亡22人,年均报告死亡率为0.03/10万,肠道传染病发病情况见图1-78。2004~2017年,肠道传染病中霍乱和脊髓灰质炎无病例报告;肝炎(甲肝、戊肝、肝炎(未分型))报告11 204例,年均报告发病率为12.75/10万;痢疾(细菌性痢疾、阿米巴性痢疾)报告51 319例,年均报告发病率为58.39/10万;伤寒+副伤寒报告220例,年均报告发病率为0.25/10万;其他感染性腹泻病报告109 170例,年均报告发病率为124.20/10万;手足口病自2008年5月纳入丙类法定传染病进行网络直报,至2017年年底共报告61 496例,年均报告发病率为95.87/10万;急性出血性结膜炎共报告病例1 640例,年均报告发病率为1.87/10万。

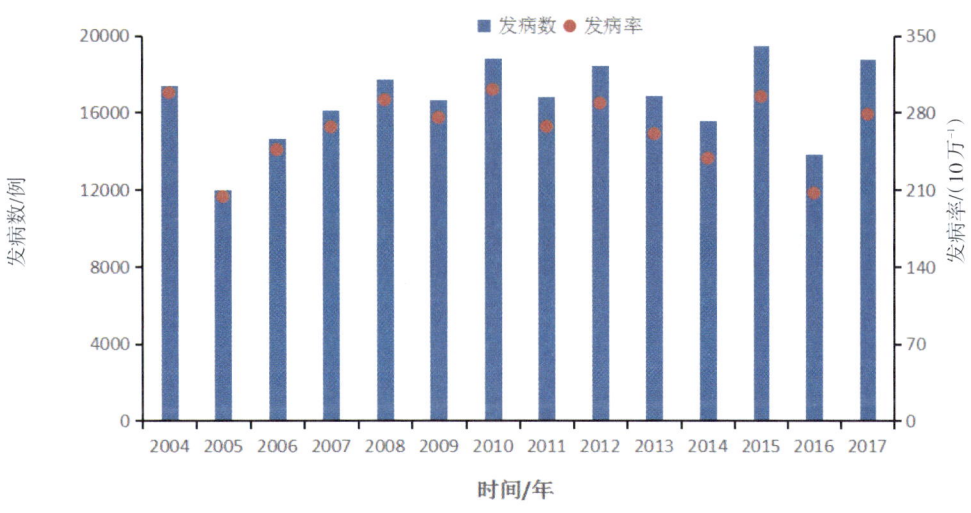

图1-78 2004~2017年宁夏肠道传染病发病情况分布

表1-4 2004~2017年宁夏肠道传染病报告发病率顺位

位次	2004年	2005年	2006年	2007年	2008年	2009年	2010年	2011年	2012年	2013年	2014年	2015年	2016年	2017年
1	痢疾	痢疾	痢疾	其他感染性腹泻病	其他感染性腹泻病	其他感染性腹泻病	手足口病	其他感染性腹泻病	其他感染性腹泻病	其他感染性腹泻病	其他感染性腹泻病	手足口病	其他感染性腹泻病	其他感染性腹泻病
2	其他感染性腹泻病	其他感染性腹泻病	其他感染性腹泻病	痢疾	痢疾	手足口病	其他感染性腹泻病	手足口病	手足口病	手足口病	手足口病	其他感染性腹泻病	手足口病	手足口病
3	肝炎	肝炎	肝炎	肝炎	手足口病	痢疾	痢疾	痢疾	痢疾	痢疾	痢疾	痢疾	痢疾	痢疾
4	急性出血性结膜炎	急性出血性结膜炎	急性出血性结膜炎	急性出血性结膜炎	肝炎	肝炎	肝炎	肝炎	肝炎	肝炎	肝炎	肝炎	肝炎	肝炎
5	伤寒+副伤寒	伤寒+副伤寒	伤寒+副伤寒	伤寒+副伤寒	急性出血性结膜炎	急性出血性结膜炎	急性出血性结膜炎	急性出血性结膜炎	急性出血性结膜炎	急性出血性结膜炎	急性出血性结膜炎	急性出血性结膜炎	急性出血性结膜炎	急性出血性结膜炎
6	—	—	—	—	伤寒+副伤寒	伤寒+副伤寒	伤寒+副伤寒	伤寒+副伤寒	伤寒+副伤寒	伤寒+副伤寒	伤寒+副伤寒	伤寒+副伤寒	伤寒+副伤寒	伤寒+副伤寒

1. 地区分布

2004~2017年,全区22个市、县(市、区)均有肠道传染病病例报告,共报告病例235 049例,死亡病例24例。肠道传染病报告发病率居前五位的县(市、区)依次为金凤区(616.31/10万)、兴庆区(553.30/10万)、西夏区(475.72/10万)、沙坡头区(368.30/10万)和永宁县(364.88/10万)。报告发病率居后五位的县(市、区)依次为同心县(80.48/10万)、平罗县(119.00/10万)、海原县(132.69/10万)、青铜峡市(147.69/10万)和原州区(152.24/10万)(见图1-79)。

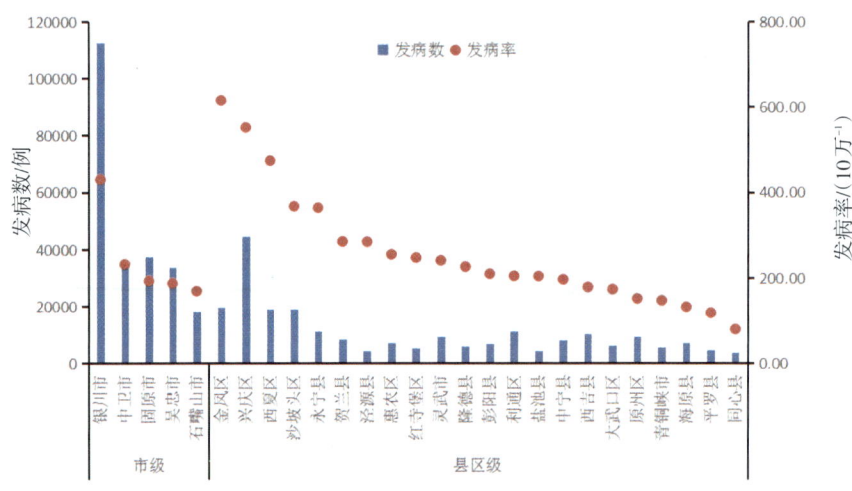

图1-79 2004~2017年宁夏肠道传染病地区分布

2. 时间分布

2004~2017年肠道传染病中病例数报告数较多的病种为其他感染性腹泻病、手足口病和痢疾。肠道传染病发病较平稳(见图1-80、图1-81)。

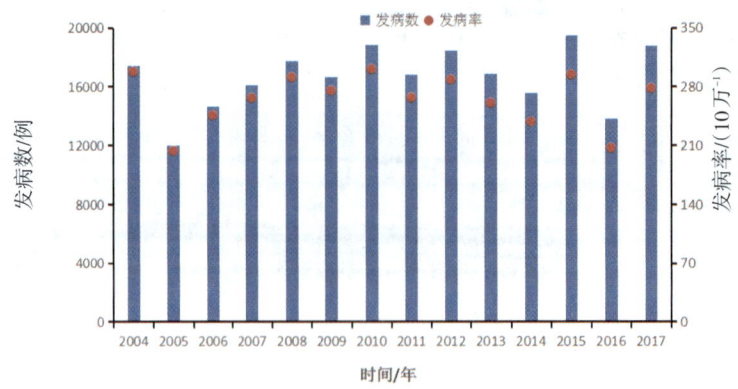

图1-80 2004~2017年宁夏肠道传染病发病时间分布

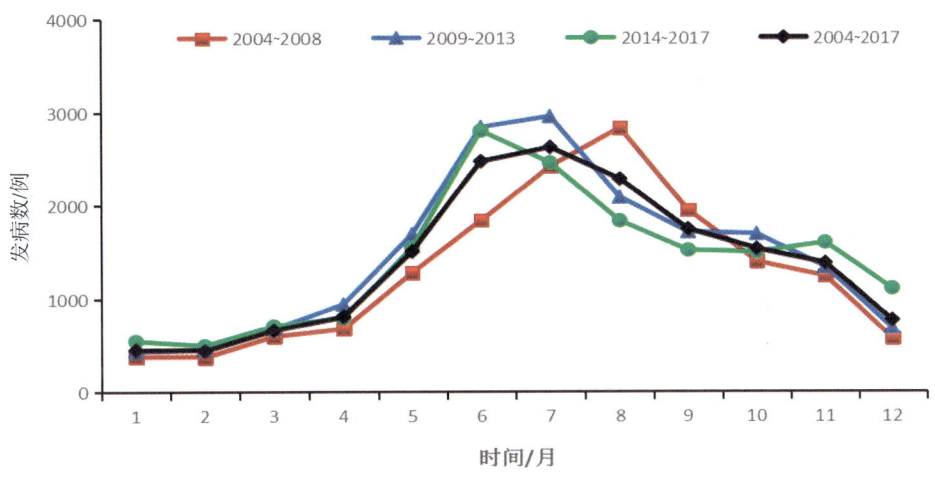

图1-81 2004~2017年宁夏肠道传染病发病月分布

3. 人群分布

(1) 年龄、性别分布 各年龄组均有病例报告,男性140 652例,女性94 397例,男女性别比为1.49:1。肠道传染病发病以0~4岁组儿童为主,发病率为2192.69/10万(见图1-82)。

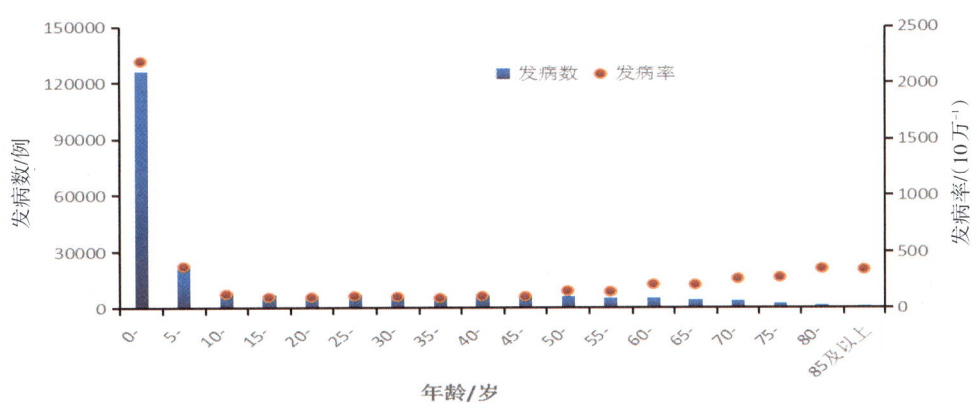

图1-82 2004~2017年宁夏肠道传染病发病年龄分布

(2)职业分布 职业分布居前三位的分别是散居儿童、幼托儿童和学生,分别占肠道传染病报告病例总数的47.33%、17.21%和10.68%。(见图1-83)。

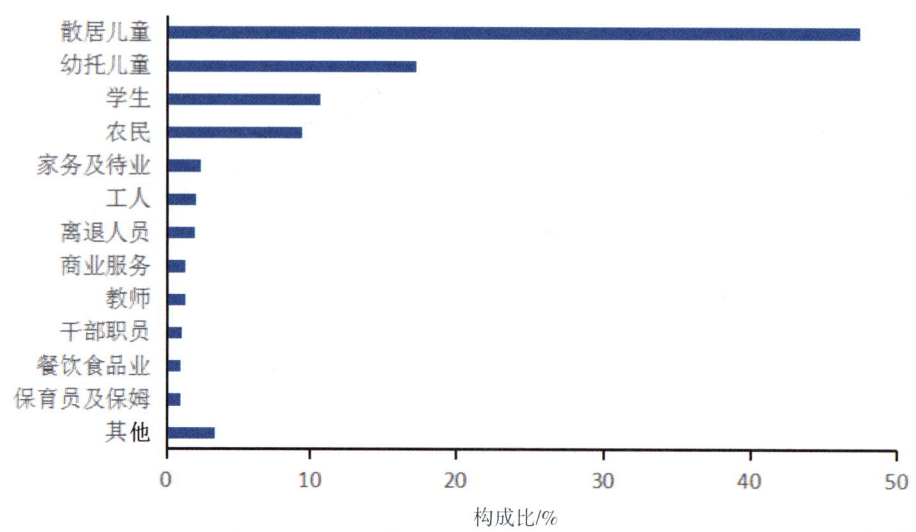

图1-83 2004~2017年宁夏肠道传染病发病职业分布

(二)甲类传染病

霍乱

霍乱是由霍乱弧菌引起的急性肠道传染病,其主要临床表现为腹泻、呕吐以及由此引起的体液丢失、脱水、周围循环衰竭、电解质紊乱等低钾综合征等,如不及时抢救,患者常可因低血容量休克、代谢性酸中毒或肾衰竭等而死亡,病死率高。虽然霍乱弧菌包括200多个血清群,目前仍以其中的产毒O1群和O139群引起流行。

2004~2017年,全区无霍乱病例报告。

(三)乙类传染病(4种)

1.脊髓灰质炎

脊髓灰质炎(简称脊灰)又称"小儿麻痹症",是由脊灰病毒引起的一种急性传染病。脊灰病毒由口进入胃肠道,潜伏期3~35天,一般7~14天。主要经粪-口途径传播,在发病的早期咽部排毒可经飞沫传播。病人、隐性感染者和病毒携带者均为脊灰病毒的传染源。人群对脊灰病毒普遍易感。人感染或者接种疫苗后能产生持久免疫力。

2004~2017年,全区无脊髓灰质炎病例报告。

2.病毒性肝炎(甲肝、戊肝、肝炎(未分型))

病毒性肝炎是由多种肝炎病毒引起的常见传染病,具有传染性强、传播途径复杂等特点。临床上主要表现为乏力、食欲减退、恶心、呕吐、肝大及肝功能损害,部分病人可有黄疸和发热,少数患者出现荨麻疹、关节痛或者上呼吸道感染症状。病毒性肝炎分甲型、乙型、丙型、丁型和戊型肝炎五种。其中甲肝、戊肝、肝炎(未分型)为肠道传染病。

2004~2017年共报告病毒性肝炎(甲肝、戊肝、肝炎(未分型))病例11 204例,年均报告发病率为12.59/10万;2004~2006年呈现下降趋势,2007年明显升高,达到历史最高峰(2 739例,45.35/10万),后持续下降,至2010年以后维持在较低的流行水平。2004~2017年共报告1例死亡病例(甲肝)(见图1-84)。

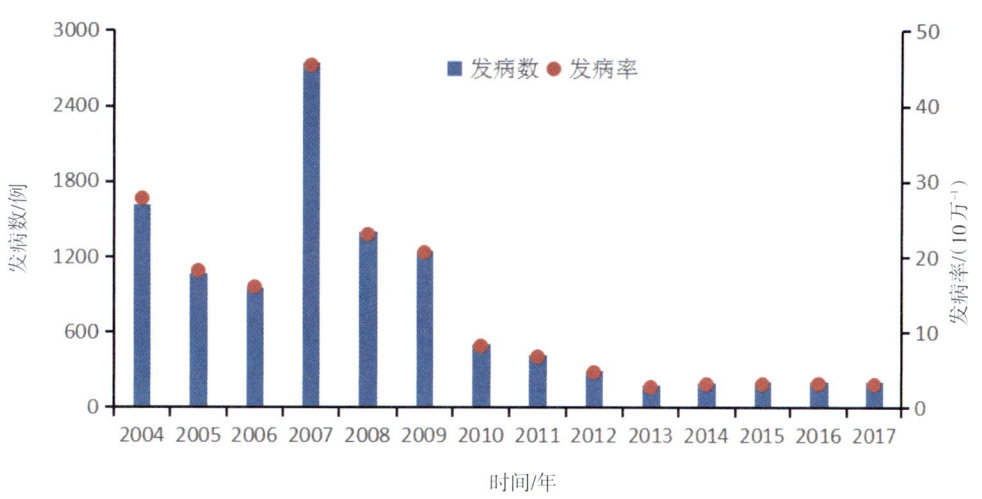

图1-84 2004~2017年宁夏病毒性肝炎发病情况

(1)地区分布 2004~2017年,全区病毒性肝炎(甲肝、戊肝、肝炎(未分型))病例分布呈现南部高北部低,以固原市发病数和发病率最高,其中2007年固原市海原县报告550例病例,为历史最高值。病毒性肝炎报告发病率居前五位的县(市、区)依次为泾源县(35.33/10万)、西吉县(30.36/10万)、彭阳县(26.92/10万)、海原县(25.64/10万)和盐池县(25.64/10万)(见图1-85)。

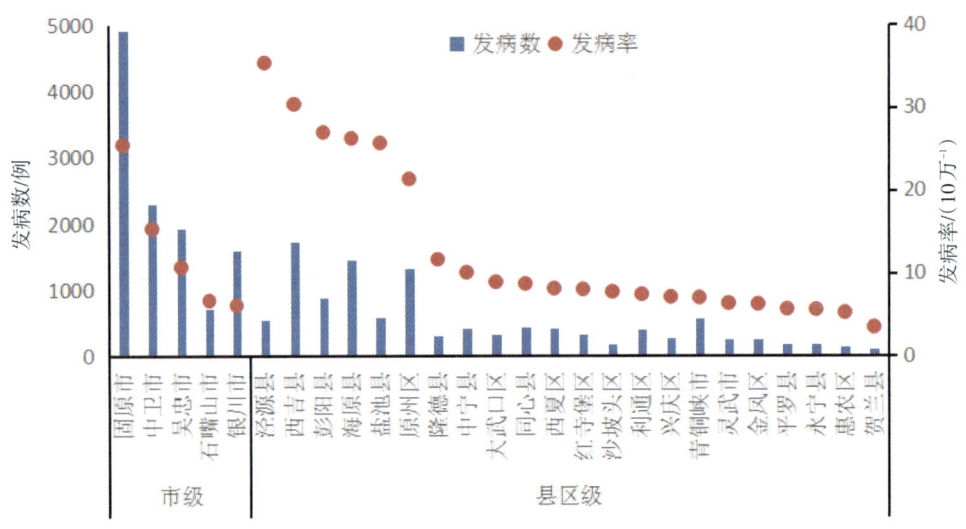

图1-85 2004~2017年宁夏病毒性肝炎发病地区分布

(2)时间分布 2004~2017年每年各月均有病例报告,且无明显的季节性(见图1-86、图1-87)。

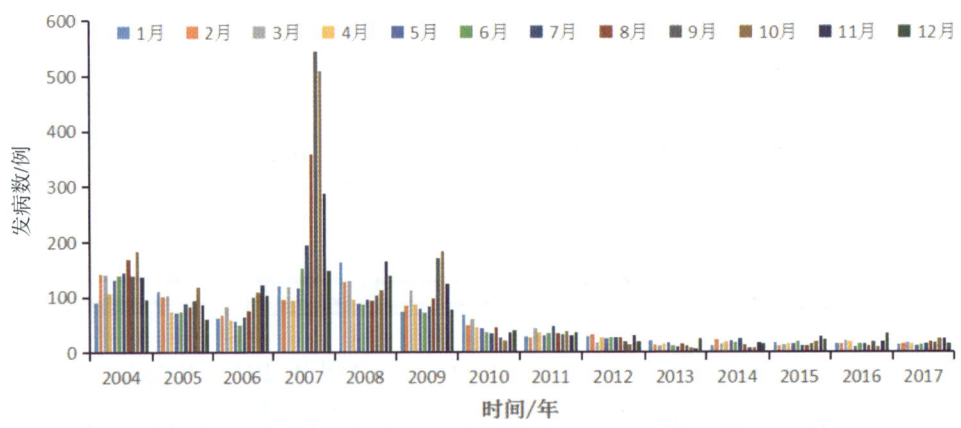

图1-86 2004~2017年宁夏病毒性肝炎发病时间分布

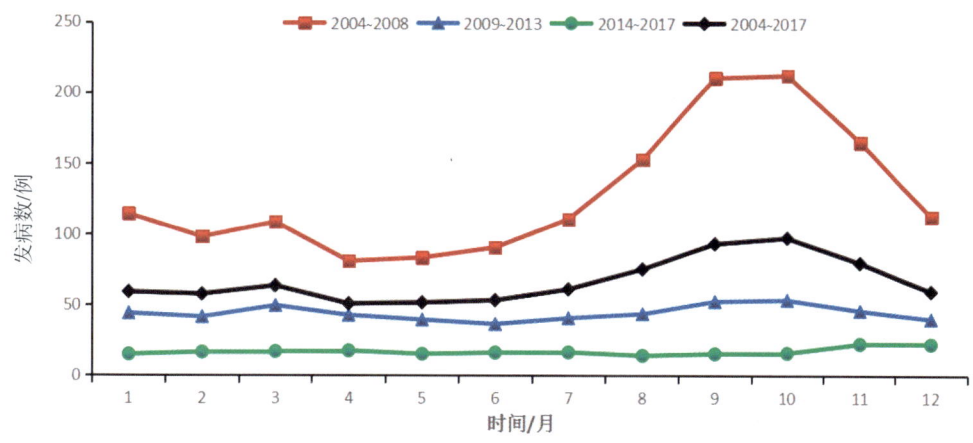

图1-87 2004~2017年宁夏病毒性肝炎发病月分布

(3)人群分布

①年龄、性别分布 各年龄组均有病例报告,男性6 719例,女性4 485例,男女性别比为1.50∶1。肝炎(甲肝、戊肝、肝炎(未分型))发病以2~14岁儿童为主,占报告病例总数的45.00%,以5~9岁年龄组发病率最高(37.80/10万)(见图1-88)。

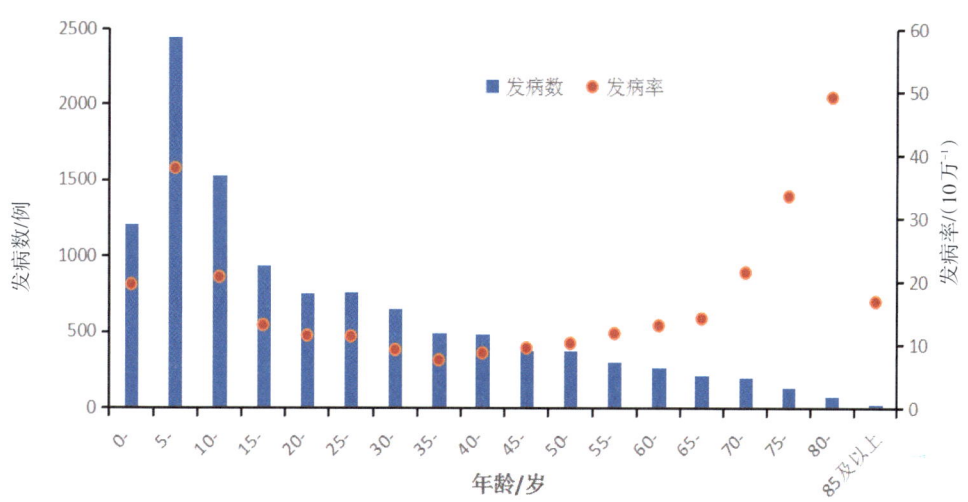

图1-88 2004~2017年宁夏病毒性肝炎发病年龄分布

②职业分布 职业分布居前三位的分别是学生、农民和散居儿童,分别占肝炎报告病例总数的33.82%、30.12%和16.16%(见图1-89)

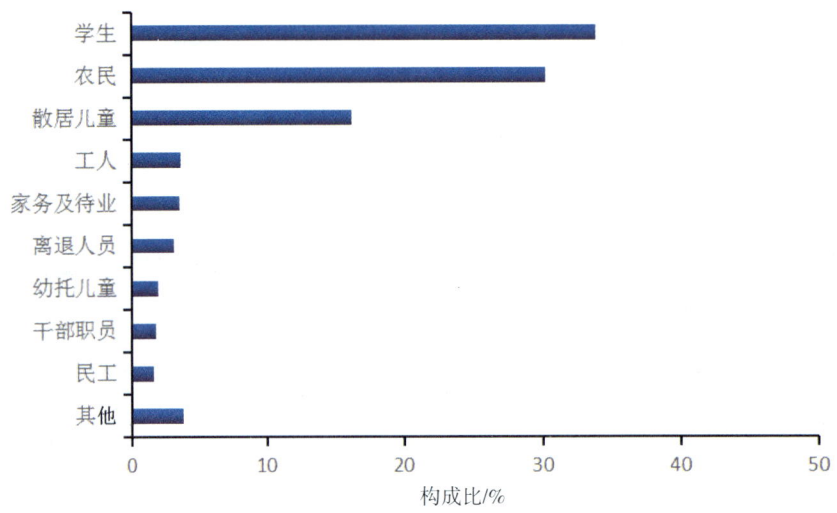

图1-89 2004~2017年宁夏病毒性肝炎发病职业分布

3. 痢疾

痢疾包括细菌性痢疾和阿米巴痢疾,其中以细菌性痢疾为主。细菌性痢疾,简称菌痢,是志贺菌属(痢疾杆菌)引起的肠道传染病。志贺菌经消化道感染人体后,引起结肠黏膜的炎症和溃疡,并释放毒素入血。临床表现主要有发热、腹痛、腹泻、里急后重、黏液脓血便,同时伴有全身毒血症症状,严重者可引发感染性休克和(或)中毒性脑病。菌痢常年散发,夏秋多见,是我国的常见病、多发病。儿童和青壮年是高发人群。

2004~2017年全区累计报告痢疾51 319例,年平均发病率为58.37/10万,报告7例死亡病例。2004~2017年痢疾发病数呈下降趋势,至2010年发病数开始维持在相对较低的流行水平。各年度病例数和发病率见图1-90。

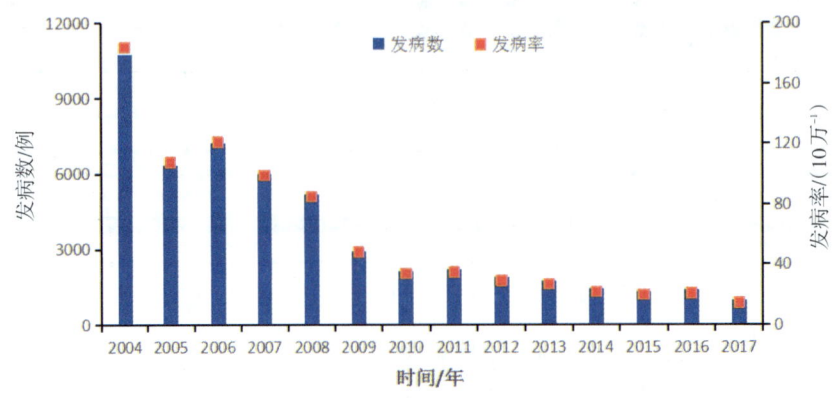

图1-90 2004~2017年宁夏痢疾发病情况

第一章 法定传染病流行概况

(1)地区分布 全区5市中,银川市报告发病数最多(16 964例),固原市报告发病率最高(72.76/10万);全区22个县(市、区)均有病例报告,报告发病率居前五位的县(市、区)依次为惠农区(103.65/10万)、泾源县(102.12/10万)、沙坡头区(98.88/10万)、彭阳县(91.57/10万)和西吉县(82.85/10万)。报告发病率居后五位的县(市、区)依次是同心县(17.84/10万),青铜峡市(24.36/10万)、红寺堡区(25.20/10万)、利通区(28.35/10万)和盐池县(38.13/10万)(见图1-91)。

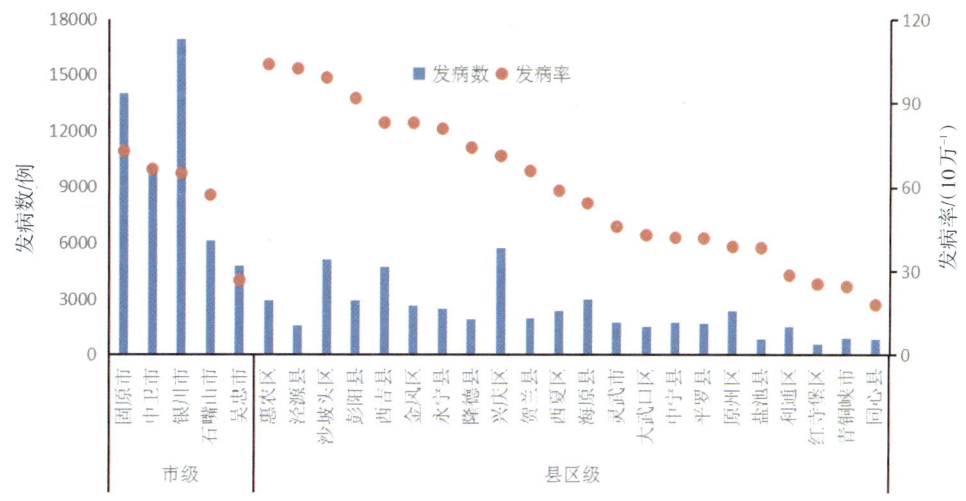

图1-91 2004~2017年宁夏痢疾发病地区分布

(2)时间分布 2004~2017年每年各月病例分布呈现一定的周期性,7~9月的盛夏季节高发,冬春季发病数明显下降(见图1-92、图1-93)。

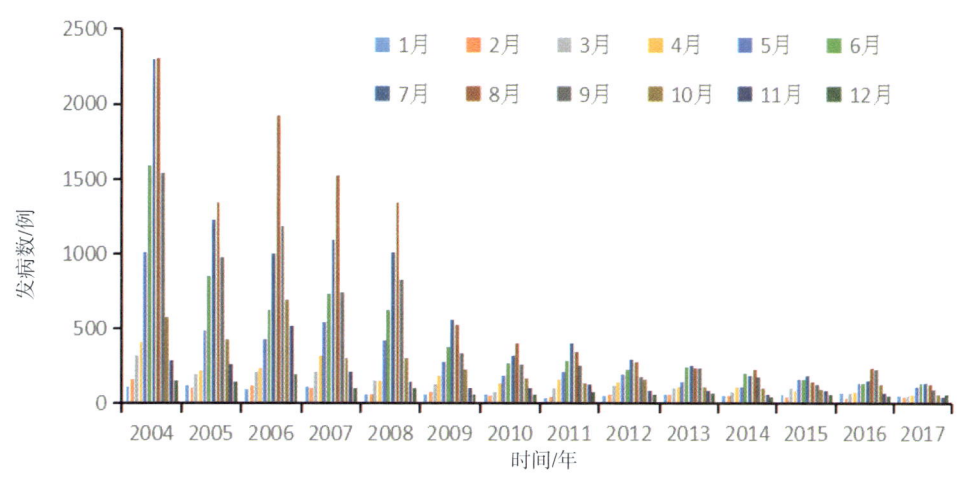

图1-92 2004~2017年宁夏痢疾发病时间分布

/ 59 /

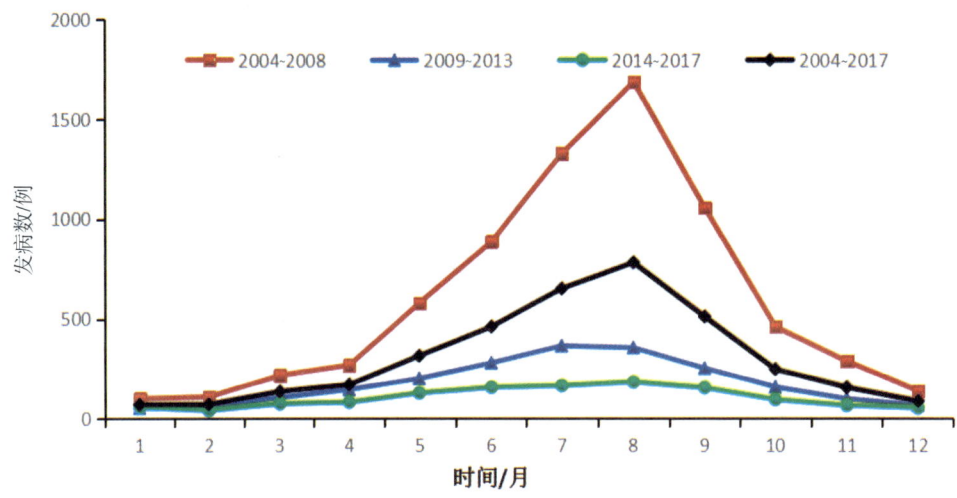

图1-93 2004~2017年宁夏痢疾发病月分布

(3)人群分布

①年龄、性别分布 各年龄组均有病例报告,男性30 390例,女性20 929例,男女性别比为1.45∶1。痢疾发病以0~4岁儿童为主,占报告病例总数的29.04%,尤以0岁年龄组发病率最高(240.79/10万)(见图1-94)。

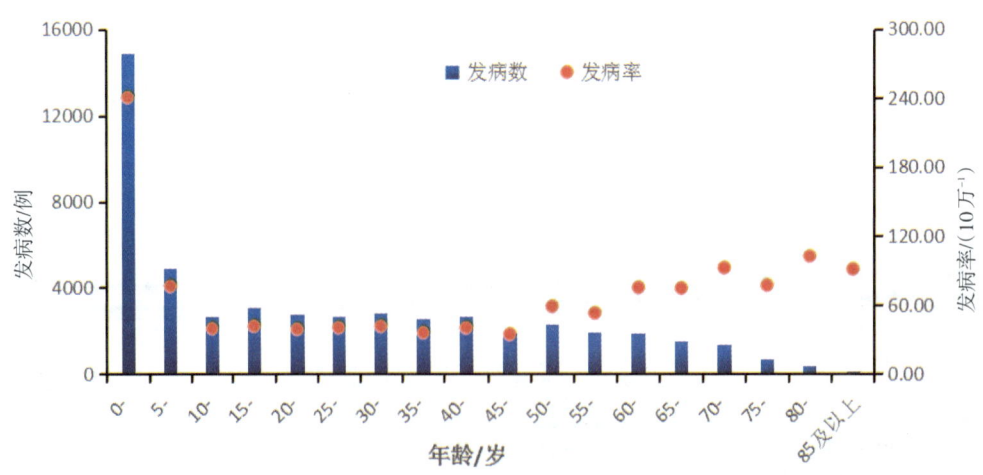

图1-94 2004-2017年宁夏痢疾发病年龄分布

②职业分布 职业分布居前三位的分别是农民,占痢疾报告病例总数的31.18%;其次是散居儿童,占29.12%;学生占15.32%(见图1-95)。

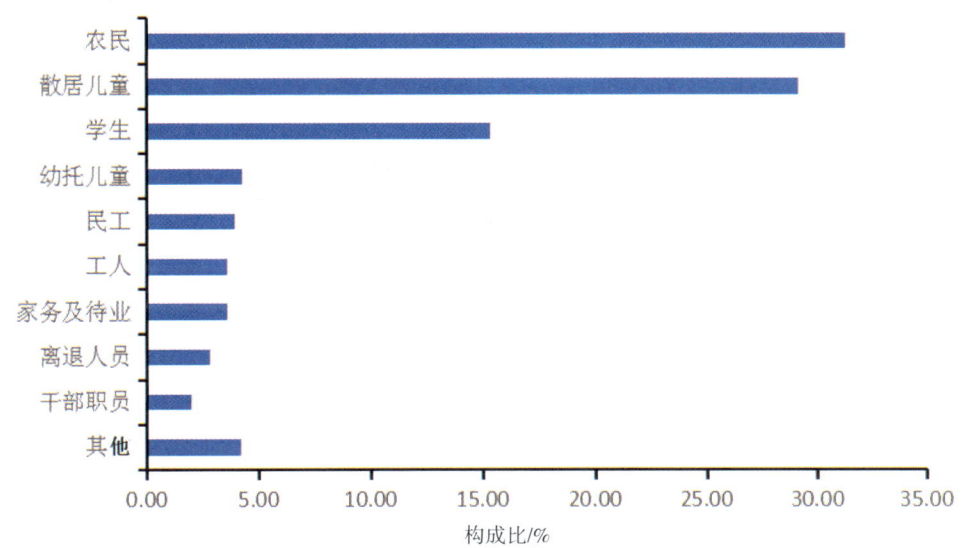

图1-95 2004~2017年宁夏痢疾发病职业分布

4.伤寒+副伤寒

伤寒+副伤寒是由伤寒杆菌引起的急性肠道传染病。伤寒是一种古老的传染病,但在目前的传染病防治中,仍占有重要的地位。我国的中医学书刊中所称的"伤寒",指许多热性疾病,在中医学属于"湿温"病范畴,与现代医学的伤寒与副伤寒,具有不同的含义。伤寒是一种全身性的疾病,并非只局限于肠道受损。伤寒的基本病理特征是持续的菌血症与毒血症,单核吞噬细胞系统的增生性反应,以回肠下段淋巴组织为主的增生、肿胀、坏死与溃疡形成等病变为显著。

2004~2017年全区累计报告伤寒(伤寒、副伤寒)220例,年平均发病率为0.25/10万,无死亡病例报告。其中2004年报告病例数、报告发病率最高(26例,0.45/10万),2004~2010年伤寒+副伤寒发病率整体呈现下降趋势,2011~2017年开始反弹出现上升趋势(见图1-96)。无死亡病例报告。

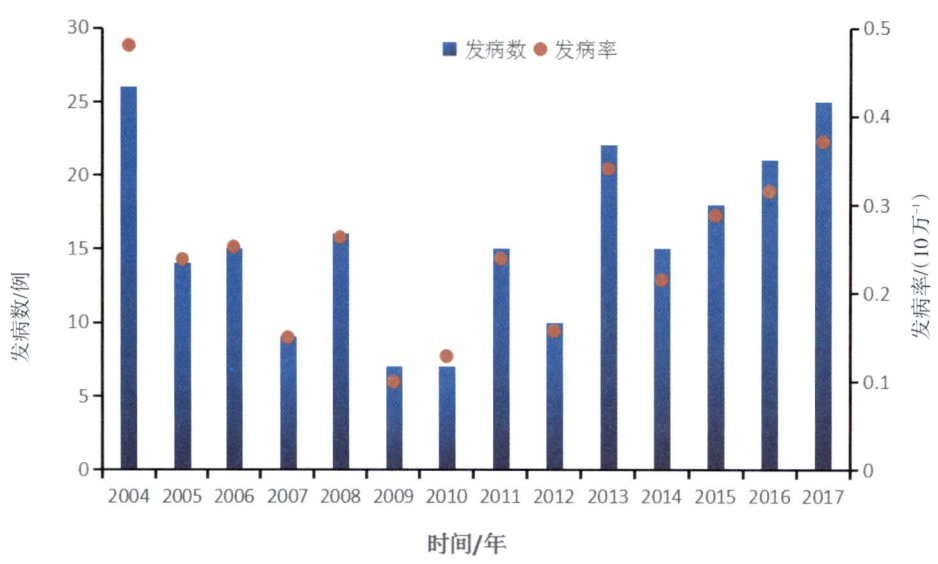

图1-96 2004~2017年宁夏伤寒+副伤寒发病情况

（1）地区分布　全区5市中，银川市报告发病数最多（76例），吴忠市报告发病率最高（0.41/10万）；全区22个县（市、区）均有病例报告，报告发病率居前五位的县（市、区）依次为盐池县（1.29/10万）、金凤区（0.59/10万）、西夏区（0.45/10万）、沙坡头区（0.40/10万）和青铜峡市（0.34/10万）。报告发病率居后五位的县（市、区）依次是泾源县（0.06/10万）、永宁县（0.07/10万）、西吉县（0.09/10万）、红寺堡区（0.09/10万）和利通区（0.11/10万）（见图1-97）。

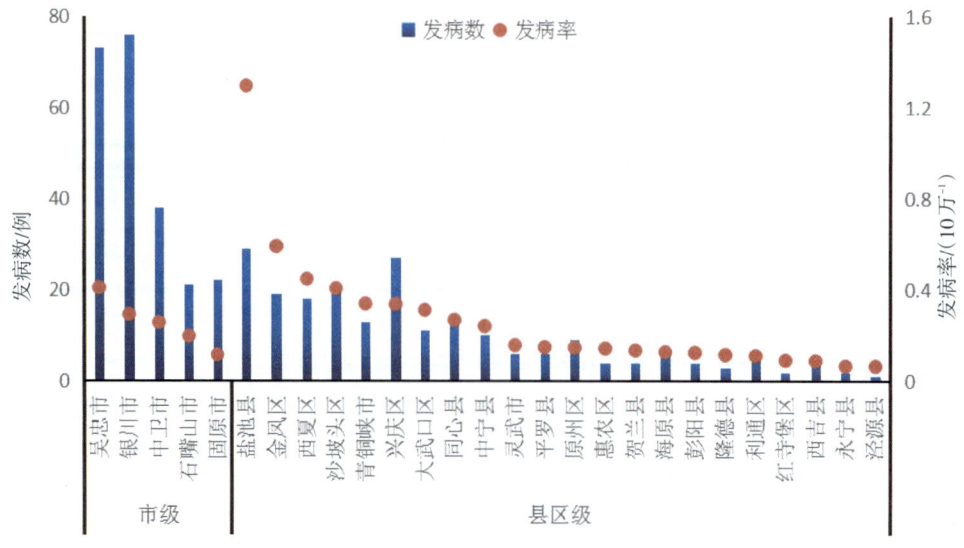

图1-97 2004~2017年宁夏伤寒+副伤寒发病地区分布

(2)时间分布 伤寒+副伤寒发病高峰大多在每年6~8月,2004年6月和7月报告病例数最多,为8例(见图1-98、图1-99)。

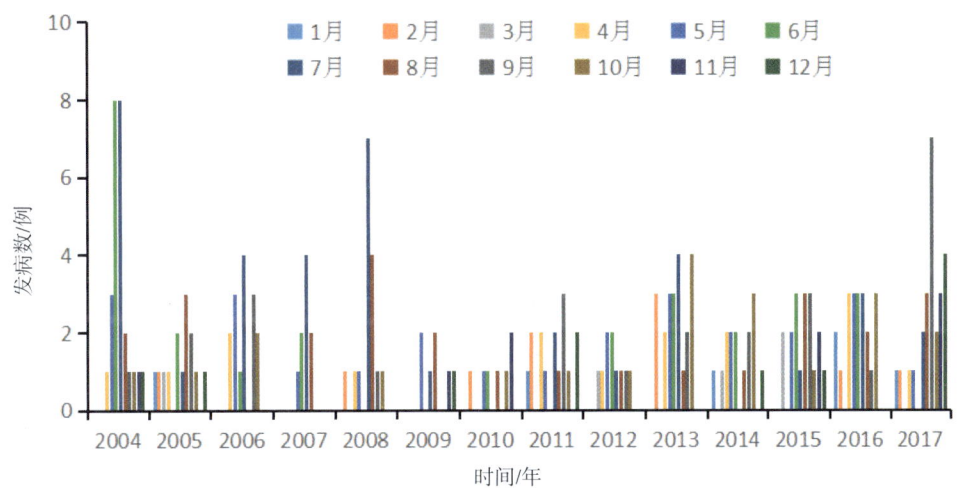

图1-98 2004~2017年宁夏伤寒+副伤寒发病时间分布

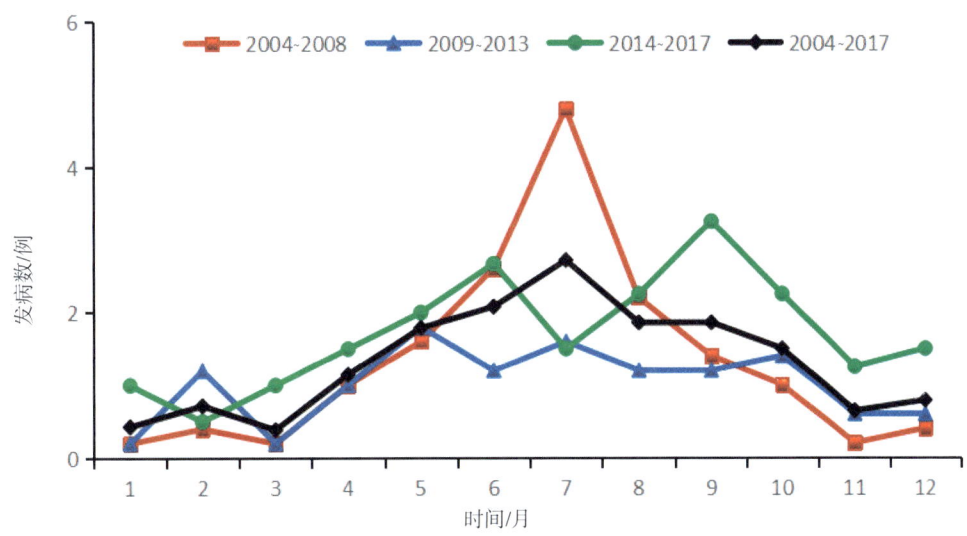

图1-99 2004~2017年宁夏伤寒+副伤寒发病月分布

(3)人群分布

①年龄、性别分布 各年龄组均有病例报告,男性129例,女性91例,男女性别比为1.42∶1。伤寒+副伤寒发病率呈现"U"形分布,小年龄组和高龄组发病率高而中间年龄发病率低,以0~4岁年龄组发病率最高(0.92/10万)(见图1-100)。

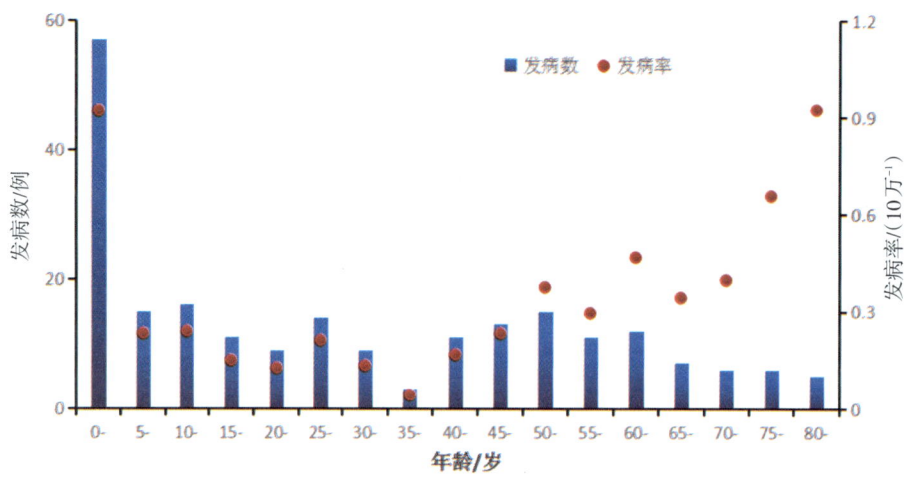

图 1-100 2004~2017年宁夏伤寒+副伤寒发病年龄分布

②职业分布 职业分布居前三位的分别是农民、散居儿童和学生,报告病例数分别占报告病例总数的25.91%、25.45%和14.55%(见图1-101)。

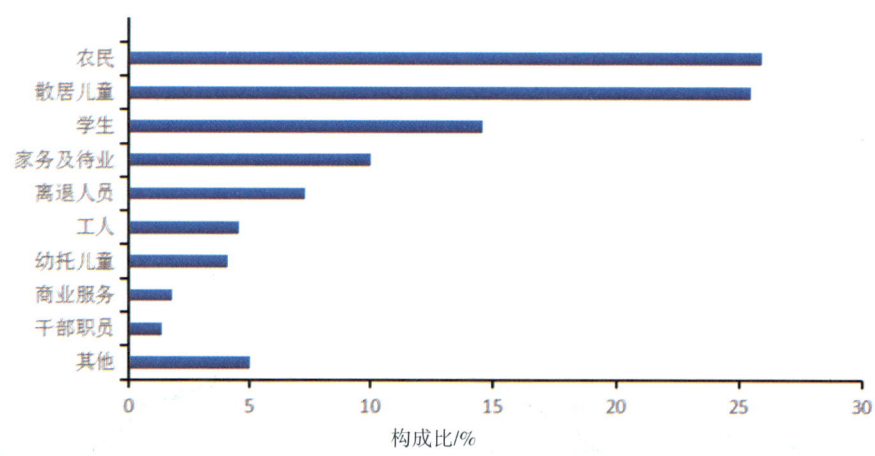

图 1-101 2004~2017年宁夏伤寒+副伤寒发病职业分布

(四)丙类传染病(3种)

1.其他感染性腹泻病

其他感染性腹泻病:感染性腹泻广义系指各种病原体肠道感染引起之腹泻,这里仅指除霍乱、细菌性和阿米巴性痢疾、伤寒和副伤寒以外的感染性腹泻,为《中华人民共和国传染病防治法》中规定的丙类传染病。这组疾病可由病毒、细菌、真菌、原虫等多种病原体引起,其流行面广,发病率高,是危害人民身体健康的重要疾病。

2004~2017年，全区共报告其他感染性腹泻病病例109 170例，年均报告发病率为124.17/10万；其中银川市报告病例数占全区报告病例总数的57.23%，兴庆区、金凤区和西夏区报告的病例数占银川市报告病例数的77.04%。2004~2008年其他感染性腹泻病发病率呈现上升趋势，至2008年报告发病率达到极值（149.25/10万），后经短暂下降后又出现上升（见图1-102）。2007年报告1例死亡病例。

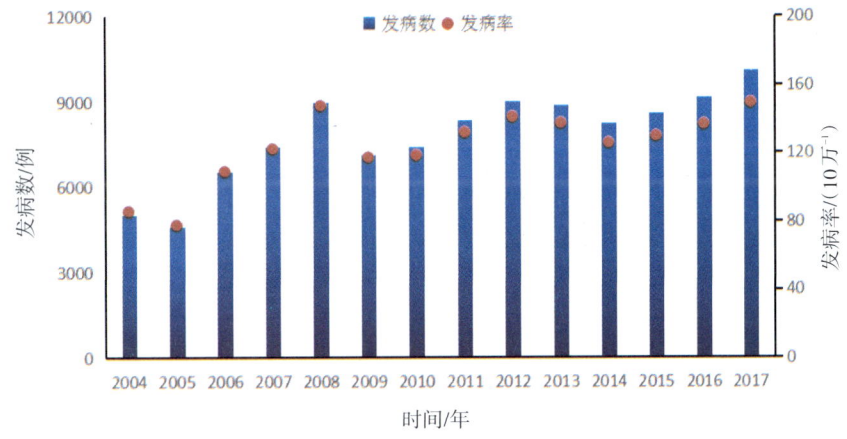

图1-102 2004~2017年宁夏其他感染性腹泻病发病情况

（1）地区分布 全区5市中，银川市报告发病数最多、发病率最高（62 473例、238.81/10万）；全区22个县（市、区）均有病例报告，报告发病率居前五位的县（市、区）依次为金凤区（345.83/10万）、兴庆区（313.95/10万）、西夏区（290.06/10万）、沙坡头区（196.73/10万）和永宁县（182.98/10万）。报告发病率居后五位的县（市、区）依次为海原县（23.37/10万）、同心县（30.62/10万）、平罗县（35.96/10万）、青铜峡市（39.57/10万）和大武口区（43.22/10万）（见图1-103）。

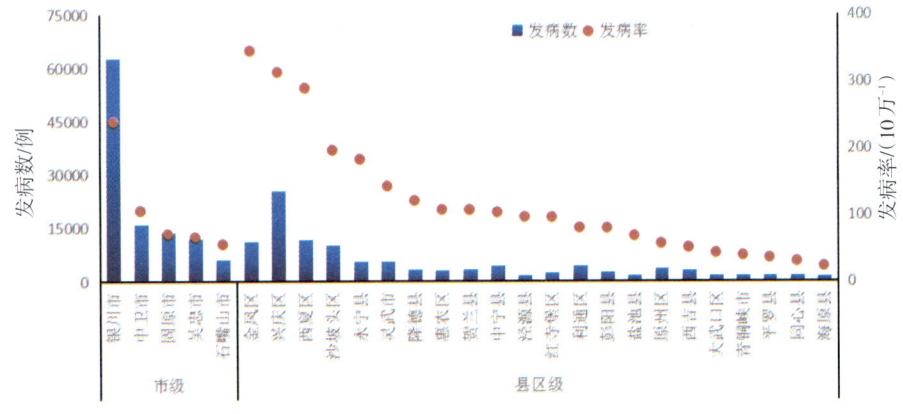

图1-103 2004~2017年宁夏其他感染性腹泻病发病地区分布

（2）时间分布　其他感染性腹泻病发病高峰多在每年6~8月，2017年12月报告病例数最多，为1 461例（见图1-104、1-105）。

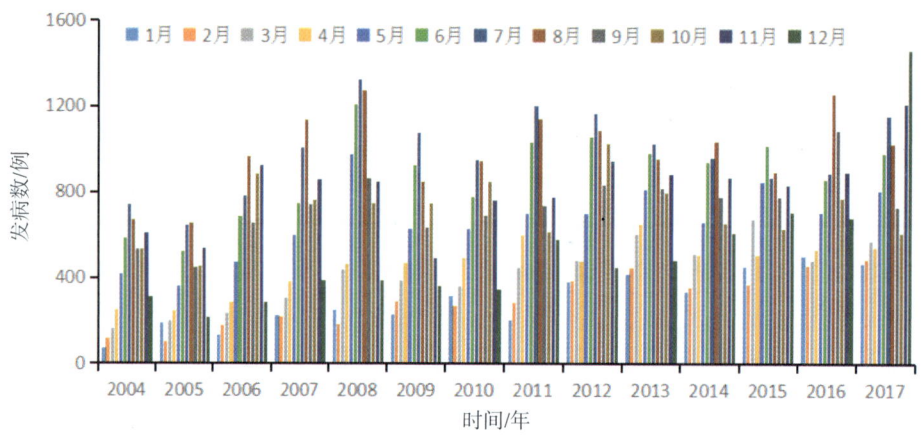

图1-104　2004~2017年宁夏其他感染性腹泻病发病时间分布

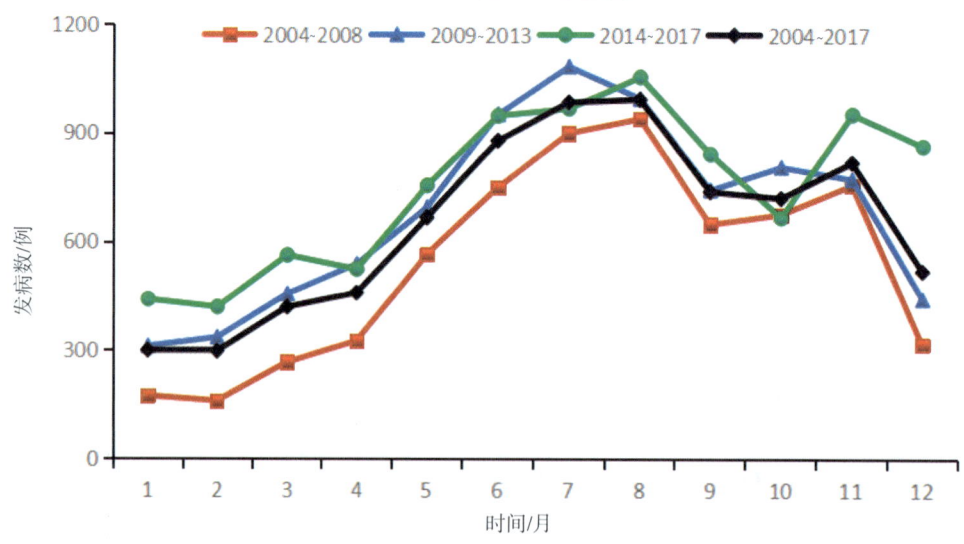

图1-105　2004~2017年宁夏其他感染性腹泻病发病月分布

（3）人群分布

①年龄、性别分布　各年龄组均有病例报告，男性65 367例，女性43 803例，男女性别比为1.49∶1。其他感染性腹泻病发病数和发病率呈现"L"型分布，以0~4岁组儿童为主，占报告病例总数的54.14%，尤以0岁年龄组发病率最高（2 886.30/10万）（见图1-106）。

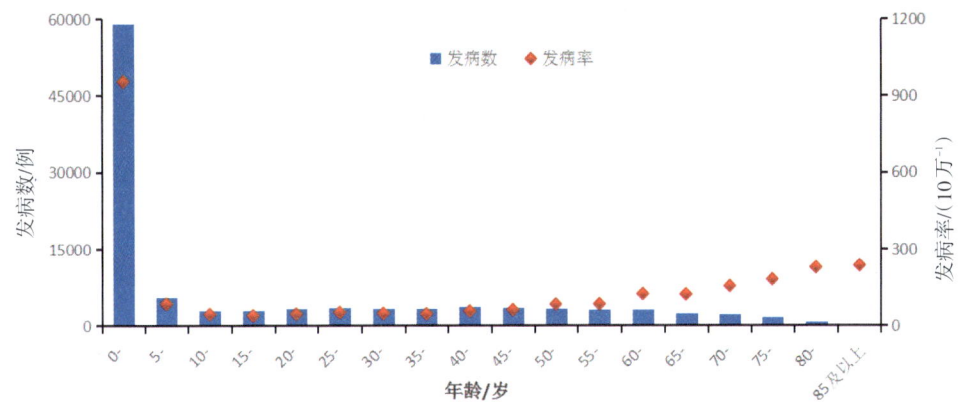

图 1-106 2004~2017 年宁夏其他感染性腹泻病发病年龄分布

②职业分布 职业分布居前三位的分别是散居儿童、农民和学生,分别占报告病例总数的 48.19%、20.27% 和 7.95%(见图 1-107)。

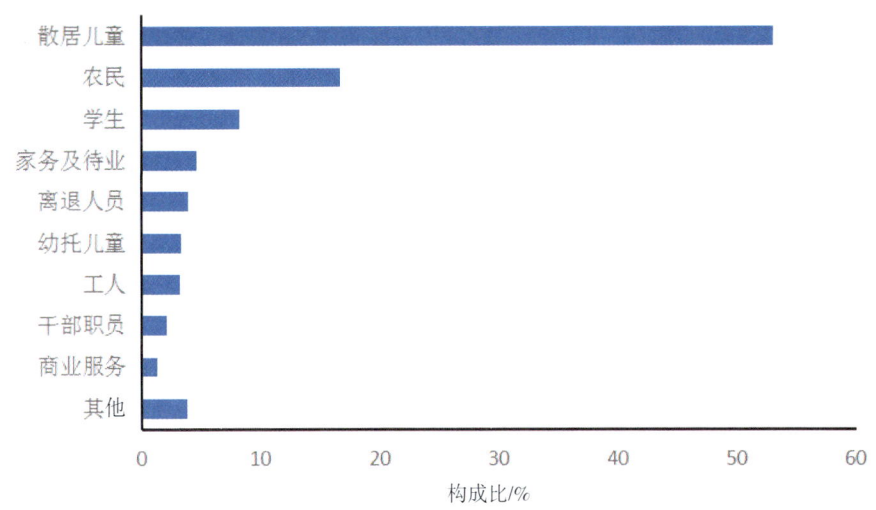

图 1-107 2004~2017 年宁夏其他感染性腹泻病发病职业分布

2.手足口病

手足口病是由肠道病毒引起的常见传染病,本病在临床上以手、足、口腔疱疹为主要特征,故通称为手足口病。大多数患者症状轻微,但少数患者可引起心肌炎、肺水肿、无菌性脑炎、脑膜炎等并发症,个别重症患儿病情进展快,易发生死亡。多发生于 5 岁以下的婴幼儿,所以常被称作"小儿手足口病"。

2008 年 5 月至 2017 年,全区共报告手足口病病例 61 496 例,年均报告发病率为95.84/10万;2008~2017年手足口病呈现周期性上升或下降,其周期为1~2年,2015年发病数和发病率达到历史极值(9 386例,141.88/10万)(见图1-108)。2008~2017年全区共报告手足口病重症病例196例,死亡13例,病死率为21.14/10万(见图1-109)。

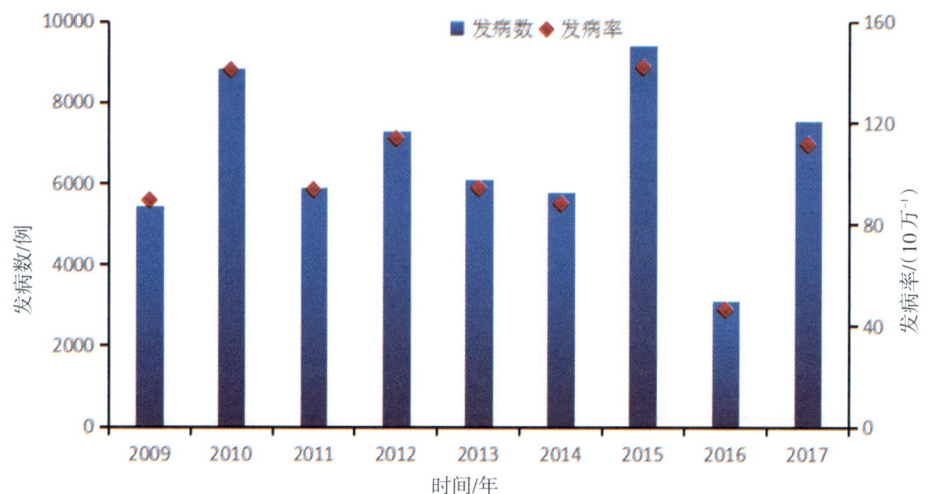

图1-108 2008~2017年宁夏手足口病发病情况

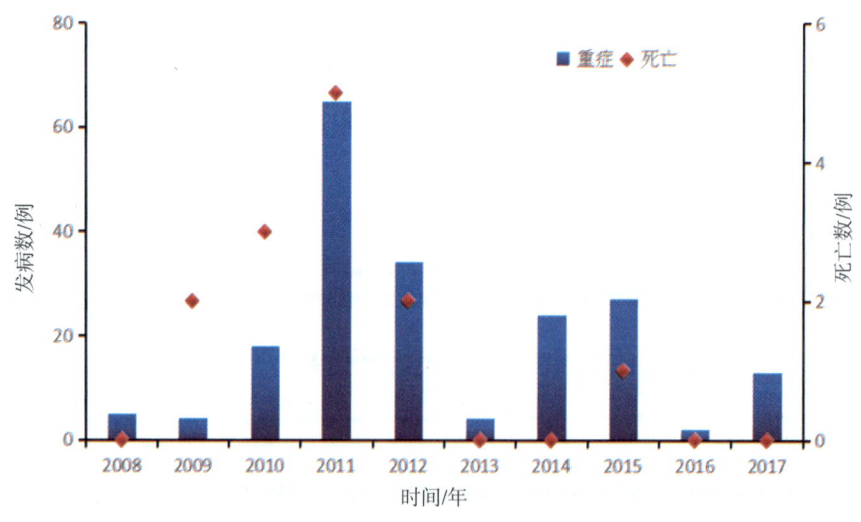

图1-109 2008~2017年宁夏手足口病重症和死亡病例分布

(1)地区分布 全区5市中,银川市报告发病数最多(28 062例),固原市报告发病率最低(23.75/10万);全区22个县(市、区)均有病例报告,报告发病率居前五位的县(市、区)依次为金凤区(181.48/10万)、兴庆区(161.00/10万)、红寺堡区(119.21/10万)、西夏区(118.60/10万)和贺兰县(109.35/10万)。报告发病率居后五位的县(市、区)是彭阳县(11.62/10万)、西吉县(15.04/10万)、隆德县(20.09/10万)、同心县(26.93/10万)和海原县(27.62/10万)(见图1-110)。

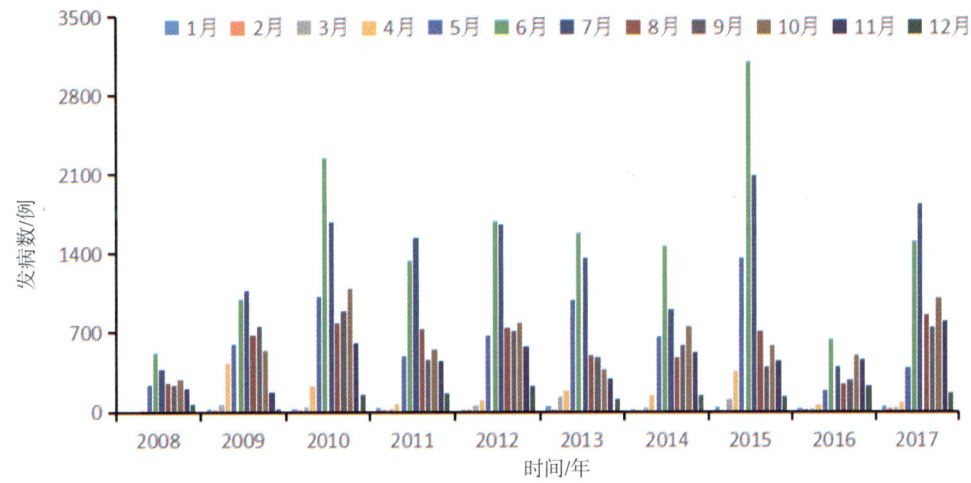

图1-110 2008~2017年宁夏手足口病发病地区分布

(2)时间分布 手足口病发病有2个高峰,第一个高峰在每年5~7月,次高峰在9~10月。2015年6月报告病例数最多,为3 104例(见图1-111、图1-112)。

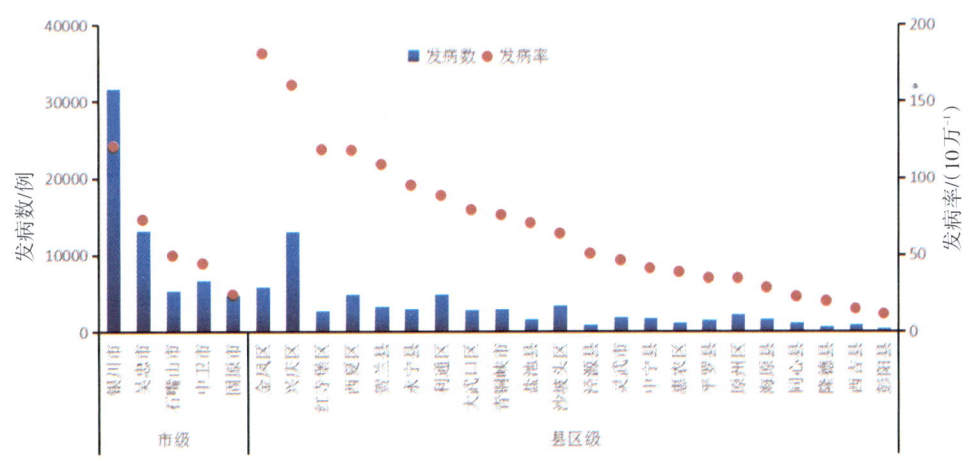

图1-111 2008~2017年宁夏手足口病发病时间分布

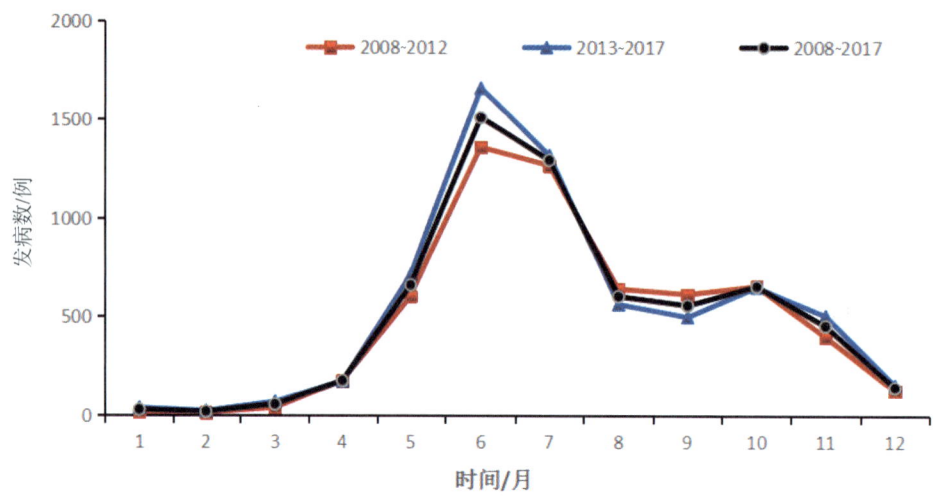

图1-112 2008~2017年宁夏手足口病发病月分布

(3) 人群分布

①年龄、性别分布 各年龄组均有病例报告,男性37 209例,女性24 287例,男女性别比为1.53:1。手足口病发病以0~4岁组儿童为主,占报告病例总数的82.55%,以1岁年龄组发病率最高(1 522.08/10万)(见图1-113)。

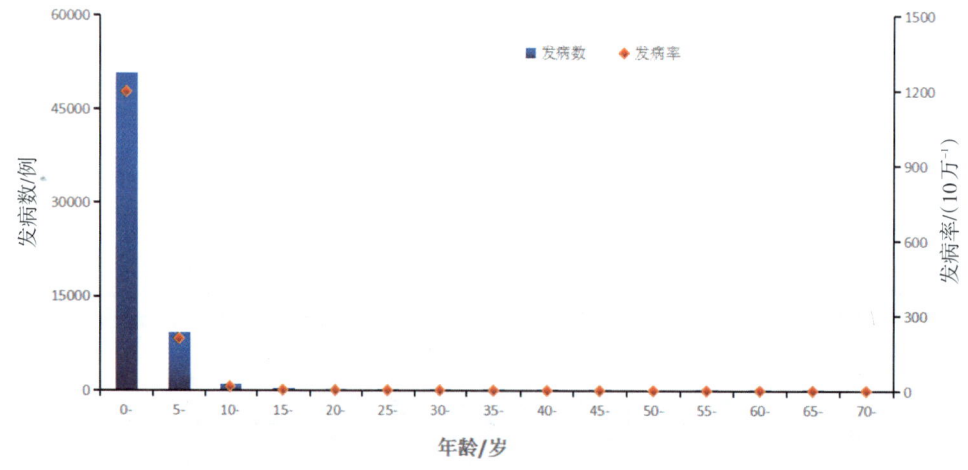

图1-113 2008~2017年宁夏手足口病发病年龄分布

②职业分布 职业分布居前三位的分别是散居儿童、幼托儿童和学生,分别占报告病例总数的59.79%、33.37%和6.33%,合占99.49%(见图1-114)。

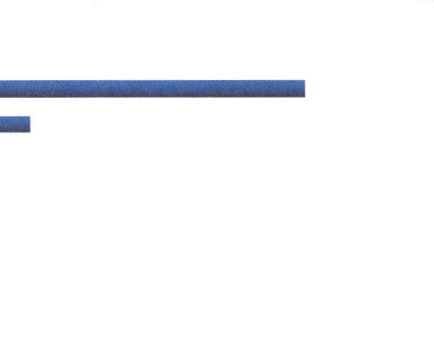

图1-114 2008~2017年宁夏手足口病发病职业分布

3. 急性出血性结膜炎

急性出血性结膜炎，又称流行性出血性结膜炎，是1969年新发现的一种眼病，系有肠道病毒70型所引起，具有潜伏期短、起病急骤、眼刺激症状重、传染性强、结膜高度充血，常见结膜下出血及角膜上皮点状剥脱，多发生于夏秋季节，主要通过水或直接接触传染。人类对本病普遍易感。

2004~2017年共报告病例1 640例，报告发病率在0.81/10万~3.13/10万之间波动，年均报告发病率为1.87/10万；2011年报告病例数、报告发病率最高（197例，3.13/10万）；2005年报告病例数、报告发病率最低（48例，0.81/10万），2004~2010年，急性出血性结膜炎发病率基本呈交替上升趋势，2011年发病率达到顶峰，此后出现逐年下降趋势，其中2015年较2014年略微上升（见图1-115）。

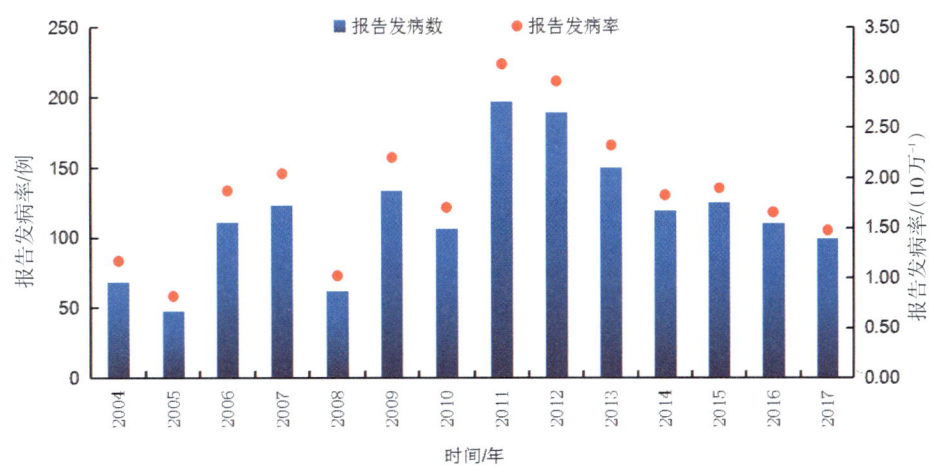

图1-115 2004~2017年宁夏急性出血性结膜炎发病情况

(1)地区分布 全区5市中,银川市报告发病数最多(629例),中卫市报告发病率最高(2.88/10万);全区22个县(市、区)均有病例报告,报告发病率居前五位的县(市、区)依次为灵武市(8.62/10万)、贺兰县(7.03/10万)、沙坡头区(4.86/10万)、中宁县(4.45/10万)和利通区(2.74/10万),报告发病率居后五位的县(市、区)是金凤区(0.17/10万)、惠农区(0.19/10万)、兴庆区(0.19/10万)、海原县(0.37/10万)和红寺堡区(0.39/10万)(见图1-116)。

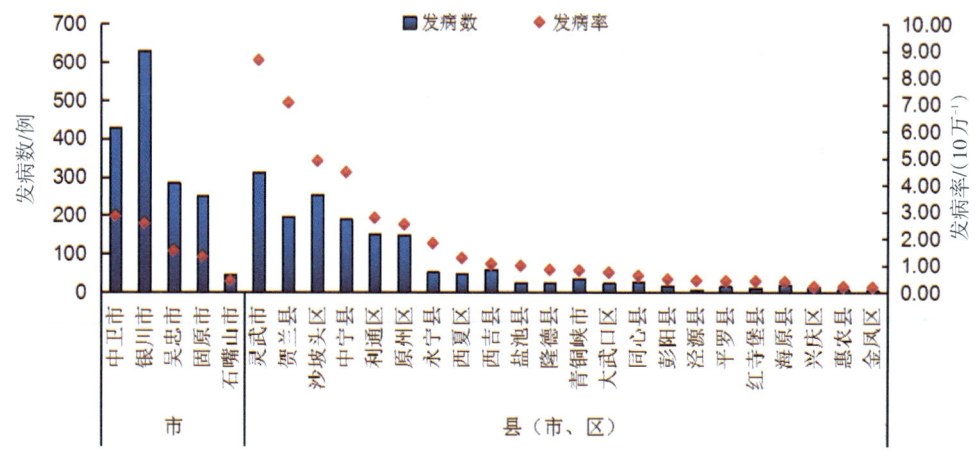

图1-116 2004~2017年宁夏急性出血性结膜炎发病地区分布

(2)时间分布 急性出血性结膜炎全年均有病例报告,其中4~7月份报告病例数最多,共报告病例724例,占总报告病例数的44.15%。全年中5月份报告病例所占比例最高(12.08%)(见图1-117、图1-118)。

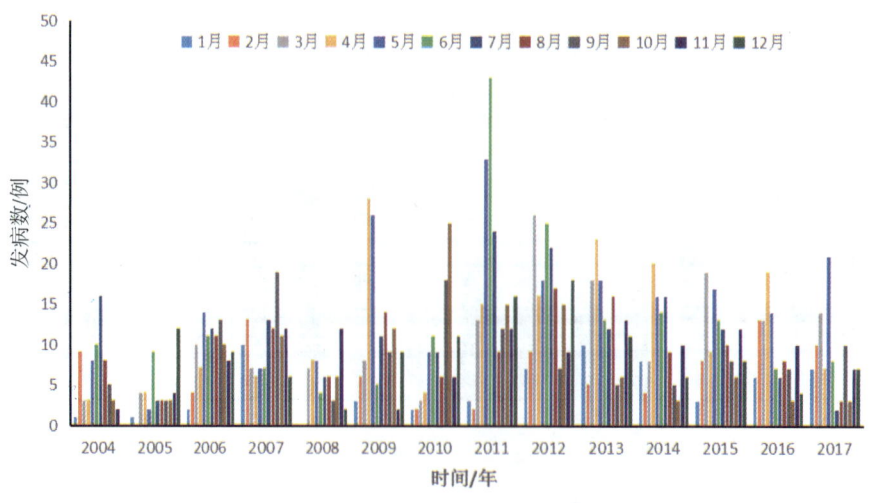

图1-117 2004~2017年宁夏急性出血性结膜炎发病时间分布

第一章 法定传染病流行概况

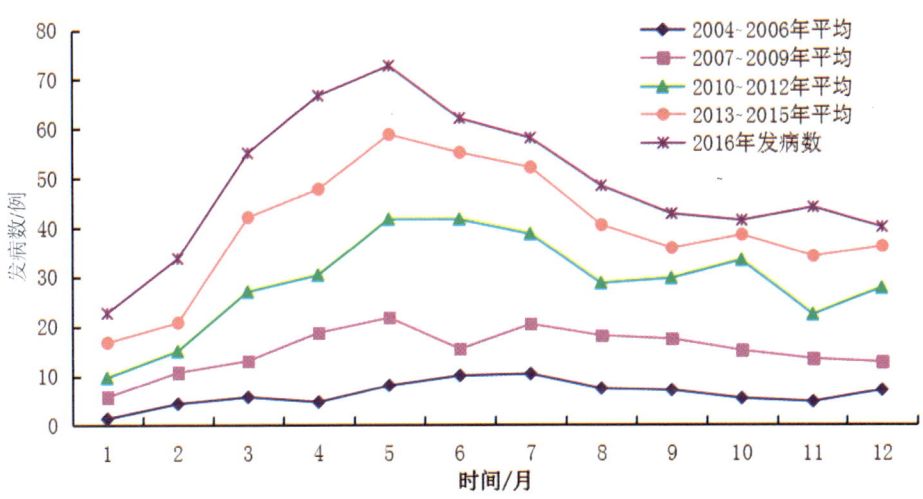

图1-118 2004~2017年宁夏急性出血性结膜炎发病月分布

(3) 人群分布

①性别、年龄分布 2004~2017年,男性报告994例,年均报告发病率为2.21/10万;女性报告646例,年均报告发病率为1.50/10万,男女性别比为1.54:1。以10岁以下和20~45岁人群发病较高,分别报告381例和725例,分别占总报告病例数的23.23%和44.21%。除了60~64岁组和75~79岁组外,其余各年龄组男性发病率均高于女性发病率(见图1-119)。

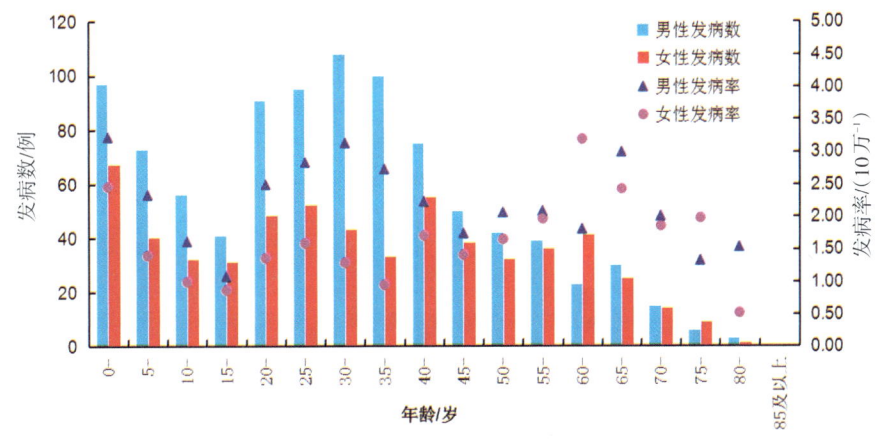

图1-119 2004~2017年宁夏急性出血性结膜炎发病年龄分布

②职业分布 急性出血性结膜炎发病以农民为主,共报告病例数787例,占报告病例总数的47.99%,其次是学生和散居儿童,分别报告208例(12.68%)和157例(9.57%)(见图1-120)

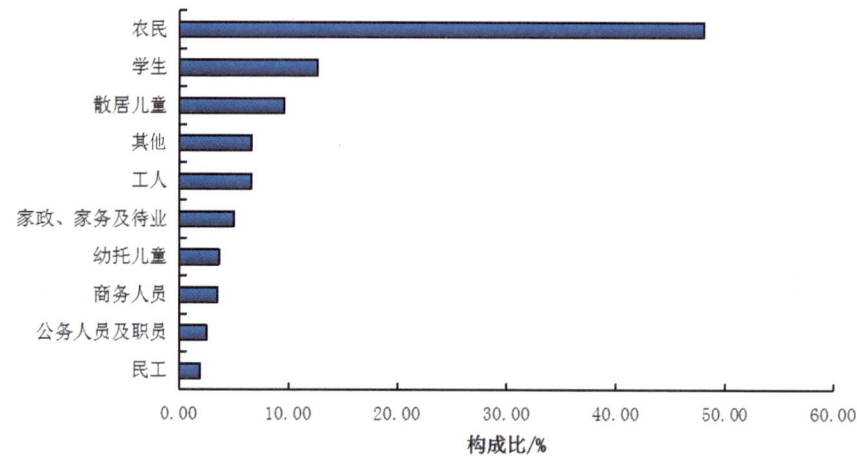

图1-120 2004~2017年宁夏急性出血性结膜炎发病职业分布

三、血源及性传播疾病

血源及性传播类疾病是指通过血液以及性接触传播的一类传染病,主要包括艾滋病、乙肝、丙肝、梅毒、淋病等。

(一)疫情概况

2004~2017年,全区共报告血源及性传播类传染病6种共135 050例,占甲、乙、丙类传染病报告发病数的25.85%;年均发病率为153.65/10万;死亡140例,年均死亡率为0.16/10万。2004~2017年,发病率最高的为2004年,为208.73/10万,之后报告发病率持续下降,至2011年发病率为145.83/10万,2012年报告发病率(163.16/10万)有所回升,2013年报告发病率呈现小幅度下降,2014年与2013年基本持平,2015年报告发病率继续呈现小幅度下降,且与2016年基本持平,2017年报告发病率有所上升,为116.15/10万(见图1-121)。

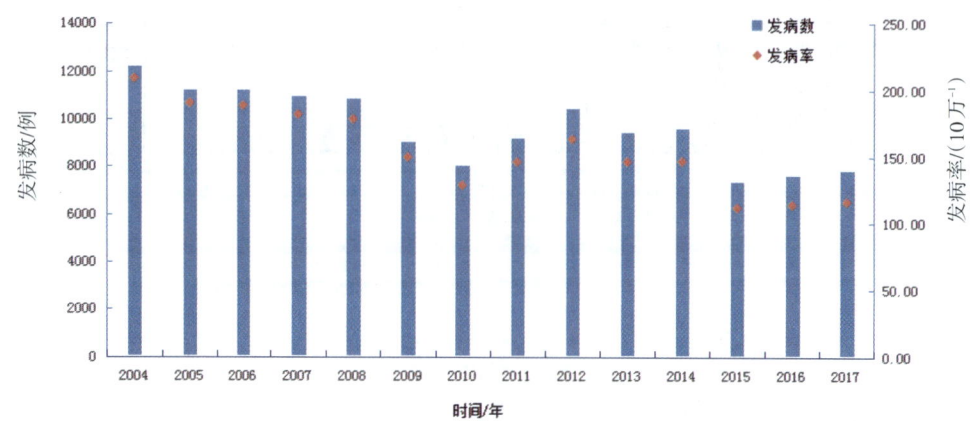

图1-121 2004~2017年宁夏血源及性传播传染病发病趋势

2004~2017年报告的血源及性传播传染病中,报告乙肝病例87 779例,年均发病率为99.87/10万,占报告病例总数的65.00%;报告梅毒28 509例,年均发病率为32.44/10万,占报告病例总数的21.11%;报告淋病11 585例,年均发病率为13.18/10万,占报告病例总数的8.58%;报告丙肝病例6 689例,年均发病率为7.61/10万,占报告病例总数的4.95%;报告艾滋病病例487例,年均发病率为0.55/10万,占0.36%;报告丁肝病例1例。

表1-5 2004~2017年血源及性传播传染病发病顺位

顺位	2004年	2005年	2006年	2007年	2008年	2009年	2010年	2011年	2012年	2013年	2014年	2015年	2016年	2017年
1	乙肝	乙肝	乙肝	乙肝	乙肝	乙肝	乙肝	乙肝	乙肝	乙肝	乙肝	梅毒	梅毒	梅毒
2	淋病	淋病	淋病	淋病	淋病	梅毒	梅毒	梅毒	梅毒	梅毒	梅毒	乙肝	乙肝	乙肝
3	梅毒	梅毒	梅毒	梅毒	梅毒	淋病	淋病	丙肝	丙肝	丙肝	丙肝	丙肝	丙肝	丙肝
4	丙肝	丙肝	丙肝	丙肝	丙肝	丙肝	丙肝	淋病	淋病	淋病	淋病	淋病	淋病	淋病
5	艾滋病/丁肝	艾滋病	艾滋病	艾滋病	艾滋病	艾滋病	艾滋病	艾滋病	艾滋病	艾滋病	艾滋病	艾滋病	艾滋病	艾滋病
6	—	丁肝	丁肝	丁肝	丁肝	丁肝	丁肝	丁肝	丁肝	丁肝	丁肝	丁肝	丁肝	—

1. 地区分布

全区5市22个县(市、区)均有发病,五市中以银川市报告发病数最多(48 717例),占报告病例总数的36.07%;其次为吴忠市(29 353例),占21.73%。22个县(市、区)均有病例报告,年均发病率波动在72.23/10万~253.45/10万。报告发病率较高的五个县(市、区)依次为为利通区(253.45/10万)、兴庆区(226.03/10万)、沙坡头区(201.50/10万)、金凤区(193.37/10万)和大武口区(186.81/10万);报告发病率较低的五个县(市、区)分别为隆德县(72.23/10万)、彭阳县(78.69/10万)、西吉县(82.64/10万)、泾源县(93.11/10万)和海原县(95.28/10万)(见图1-122)。

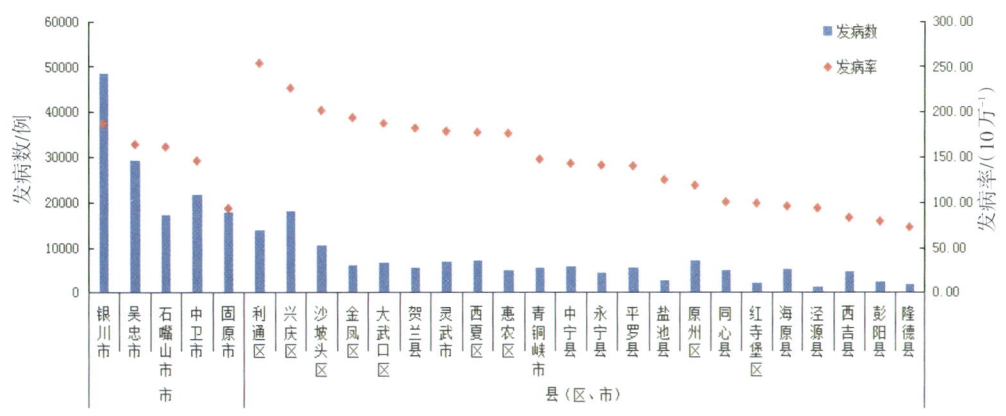

图1-122 2004~2017年宁夏血源及性传播传染病地区分布

2.时间分布

2004~2017年每年各月份均有发病,3月份有月度高发的趋势,但是整体看无明显的季节发病趋势(见图1-123)。

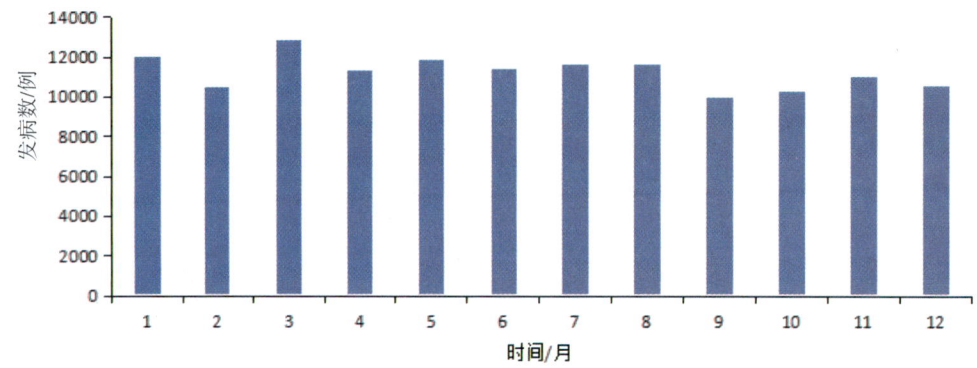

图1-123 2004~2017年宁夏血源及性传播传染病发病月分布

3.人群分布

(1)年龄及性别分布 2004~2017年,共报告血源及性传播传染病135 050例,其中男性78 958例,年均发病率为175.55/10万;女性56 092例,年均发病率为130.62/10万;男女性别比为1.4∶1。发病年龄以20~59岁为主,占报告病例总数的75.91%;各年龄组中,85岁以上年龄组发病率最高,达到308.03/10万,其次为80~85岁年龄组,发病率为313.11/10万(见图1-124)。

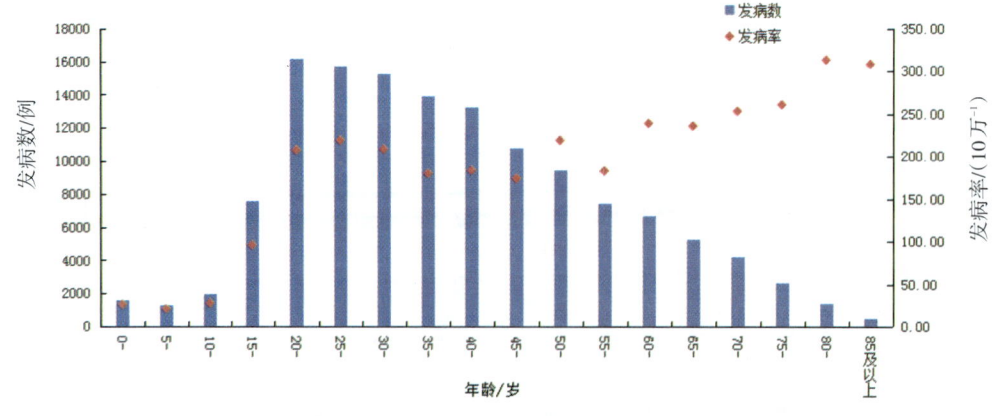

图1-124 2004~2017年宁夏血源及性传播传染病年龄分布

(2)职业分布 发病人群以农民为主,占报告病例总数的44.45%,其次为家务及待业人群,占14.68%(见图1-125)。

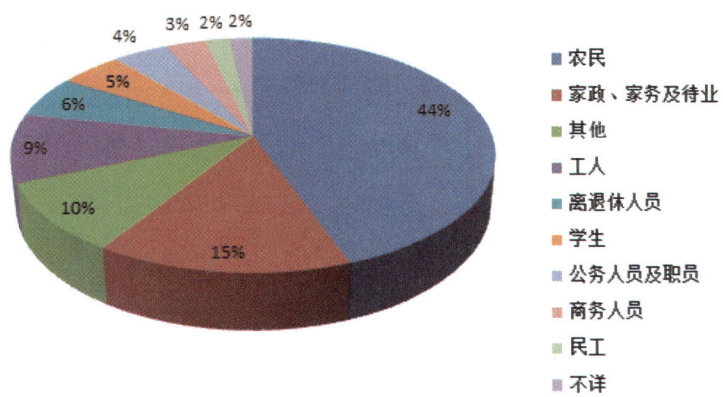

图1-125 2004~2017年宁夏血源及性传播传染病发病职业分布

(二)甲类传染病(无)

血源及性传播传染病中无甲类传染病病种。

(三)乙类传染病(6种)

1. 乙肝

乙肝是由乙肝病毒(HBV)引起的、以肝脏炎性病变为主,并可引起多器官损害的一种传染性疾病,主要通过血液、母婴、性关系以及日常生活接触传播,可以发展为慢性肝病、肝硬化和肝癌。

2004~2017年,全区共报告乙肝病例87 779例,年均发病率为99.87/10万;报告死亡病例14例,年均死亡率为0.02/10万。病死率为0.016%。2004~2010年乙肝疫情呈现逐年下降的趋势,2011~2012年有短期的升高,之后疫情继续回落,2015~2017年,乙肝报告发病率基本持平(见图1-126)。

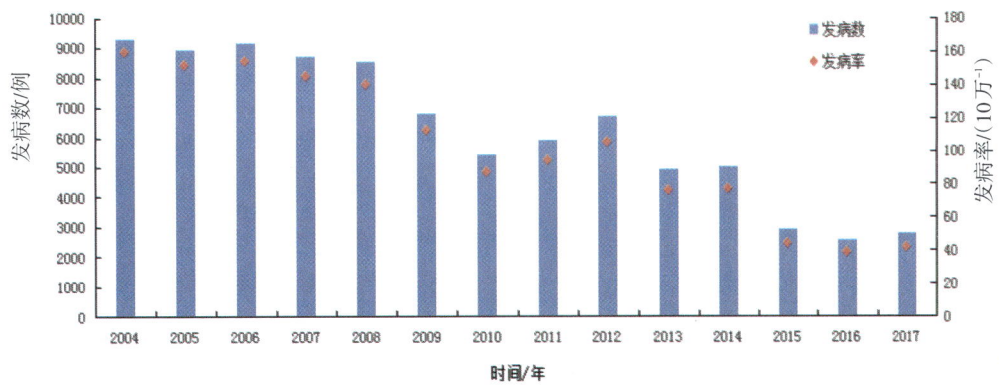

图1-126 2004~2017年宁夏乙肝发病趋势

(1) 地区分布 2004~2017年,全区共报告病例87 779例,其中银川市(28 237例)报告病例数最多,占报告病例总数的32.17%,其次为吴忠市(21 210例),占24.16%。22个县(市、区)均有病例报告,报告发病率在53.13/10万~190.85/10万之间波动,报告发病率居前五位的县(市、区)依次为利通区(190.85/10万)、灵武市(127.85/10万)、兴庆区(122.63/10万)、贺兰县(119.92/10万)和惠农区(117.27/10万);报告发病率较低的县(市、区)依次为彭阳县(53.13/10万)、盐池县(60.92/10万)、隆德县(61.35/10万)、西吉县(72.04/10万)和原州区(72.17/10万)(见图1-127)。

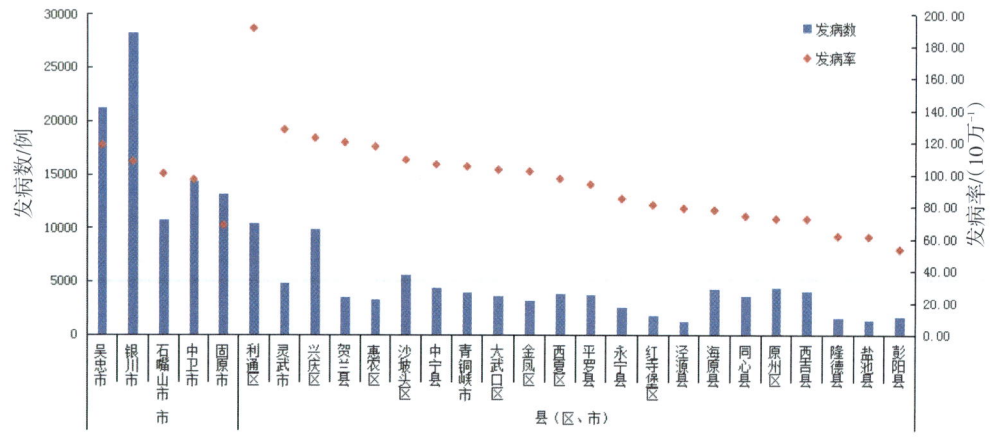

图1-127 2004~2017年宁夏乙肝发病地区分布

(2) 时间分布 全年12个月均有病例报告,但无明显的季节性分布(见图1-128)。

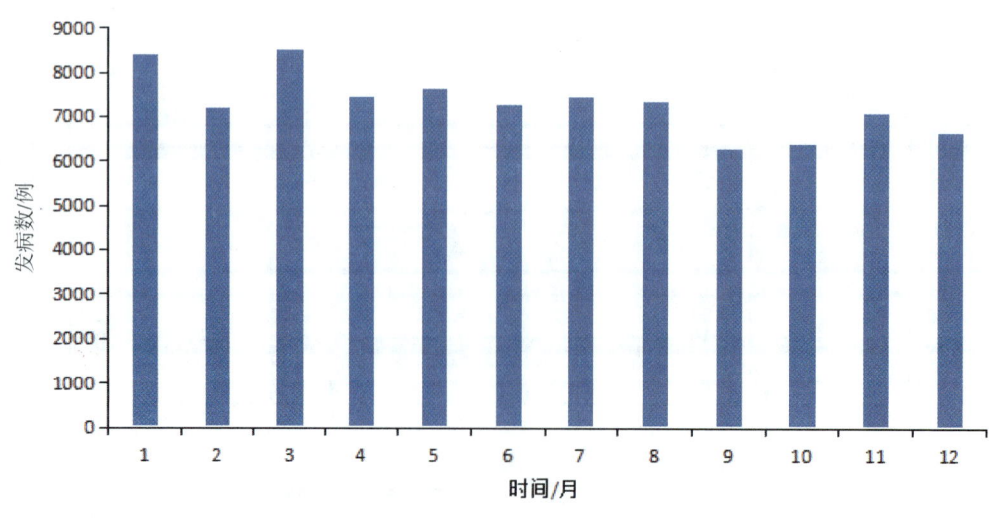

图1-128 2004~2017年宁夏乙肝发病月分布

(3)人群分布

①性别及年龄分布 2004~2017年全区共报告乙肝87 779例,其中男性52 687例,年均发病率为117.14/10万;女性35 092例,年均发病率为81.72/10万;男女性别比为1.50∶1。发病人群主要集中在15~49岁年龄组,占报告病例总数的71.12%;发病率较高的为50~54岁年龄组,发病率为151.37/10万,其次为20~24岁年龄组,发病率为143.38/10万(见图1-129)。

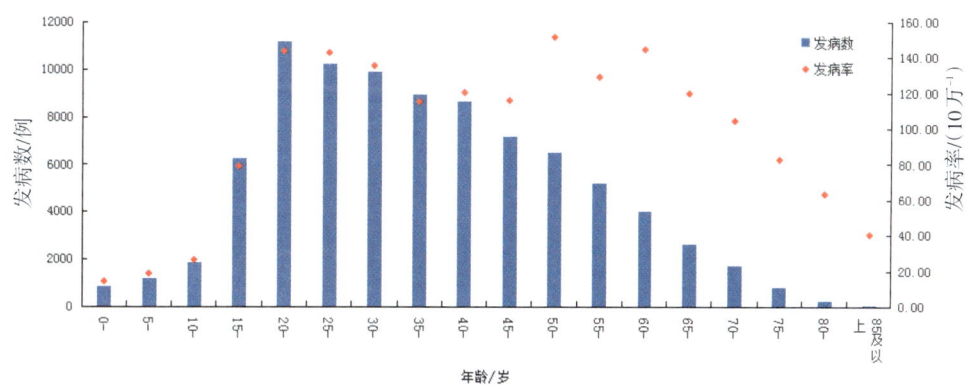

图1-129 2004~2017年宁夏乙肝发病年龄分布

②职业分布 发病人群以农民为主,共报告43 603例,占报告病例总数的49.67%;其次为家务及待业人群,报告8 929例,占10.17%;工人报告8 723例,占9.94%(见图1-130)。

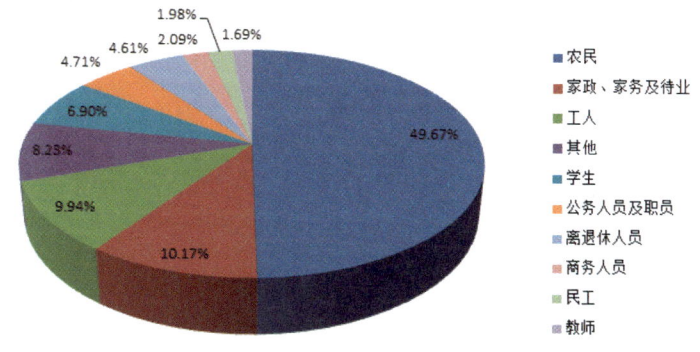

图1-130 2004~2017年宁夏乙肝发病职业分布

2.丙肝

丙肝是一种由丙型肝炎病毒(HCV)感染引起的病毒性肝炎,可导致肝脏的慢性炎症坏死和纤维化,部分患者可发展为肝硬化甚至肝细胞癌。主要通过输血或血制品传播,注射、针刺、器官移植、骨髓移植等亦可传播,同时还可通过性传播、母婴传播等方式感染。

2004~2017年,全区累计报告丙肝病例6 689例,年均发病率为7.61/10万。报告死亡病例1例,病死率为0.015%。2004~2012年,全区丙肝发病率呈现快速增长的趋势,2013年报告发病率有所回落,之后小幅度上升,2015~2017年基本持平(见图1-131)。

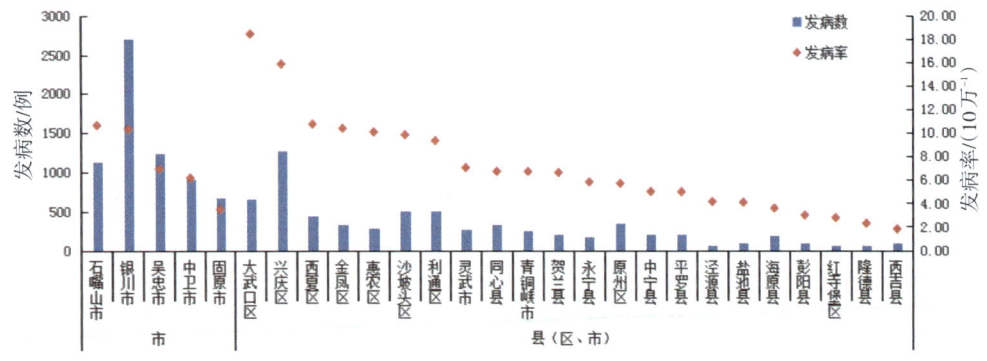

图1-131 2004~2017年宁夏丙肝发病趋势

(1)地区分布 2004~2017年,全区共报告丙肝病例6 689例,其中银川市(2 703例)报告病例数最多,占报告病例总数的40.41%,其次为吴忠市(1 246例),占18.63%。22个县(市、区)均有病例报告,报告发病率波动在1.81/10万~18.41/10万之间;报告发病率居前五位的县(市、区)依次为大武口区(18.41/10万)、兴庆区(15.87/10万)、西夏区(10.73/10万)、金凤区(10.37/10万)和惠农区(10.06/10万);报告发病率较低的县(市、区)依次为西吉县(1.81/10万)、隆德县(2.28/10万)、红寺堡区(2.76/10万)、彭阳县(2.97/10万)和海原县(3.57/10万)(见图1-132)。

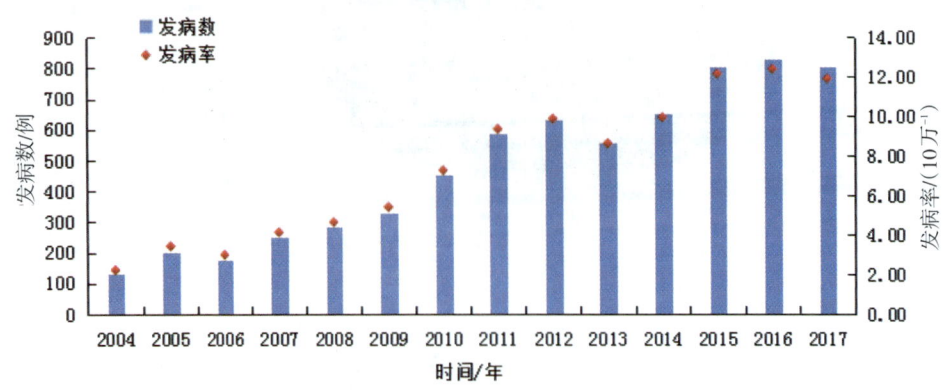

图1-132 2004~2017年宁夏丙肝发病地区分布

(2) 时间分布 丙肝全年均可发病,无明显的季节性发病趋势(见图1-133)。

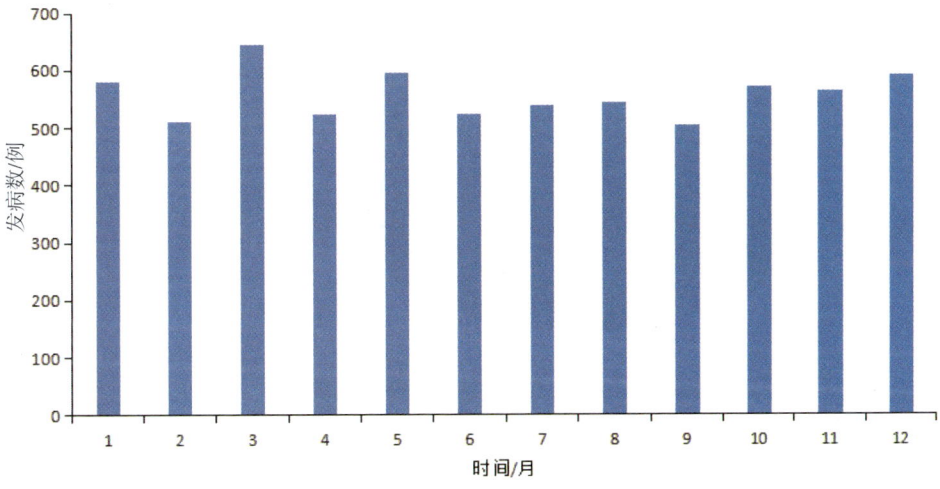

图1-133 2004~2017年宁夏丙肝发病月分布

(3) 人群分布

①年龄及性别分布 2004~2017年全区共报告病例6 689例,其中男性3 895例,年均发病率为8.66/10万;女性2 794例,年均发病率为6.51/10万;男女性别比为1.39∶1,且男性发病率高于女性。年龄方面,以80~84岁年龄组发病率最高,为31.63/10万;其次为75~79岁年龄组,为25.31/10万;报告发病率最低的为5~9岁年龄组,为0.26/10万(见图1-134)。

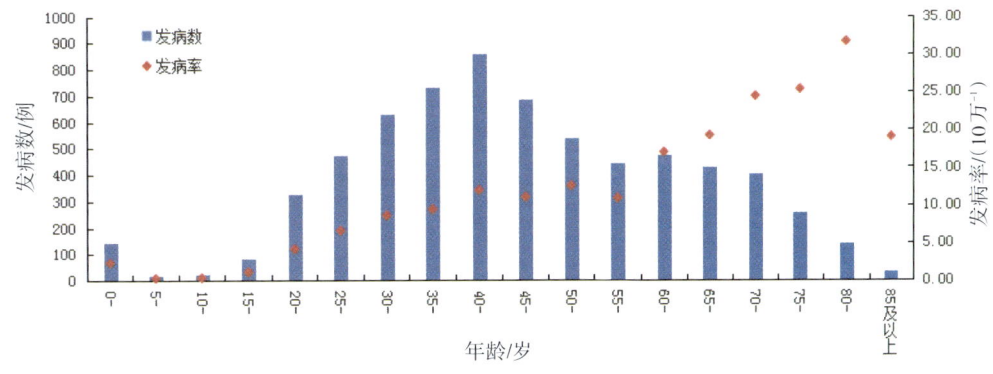

图1-134 2004~2017年宁夏丙肝发病年龄分布

②职业分布 2004~2017年全区丙肝发病前五位的职业依次为农民(33.58%,2 246例)、家政家务及待业(21.17%,1 416例)、离退休人员(12.10%,809例)、其他(12.09%,809例)和工人(7.79%,521例)(见图1-135)。

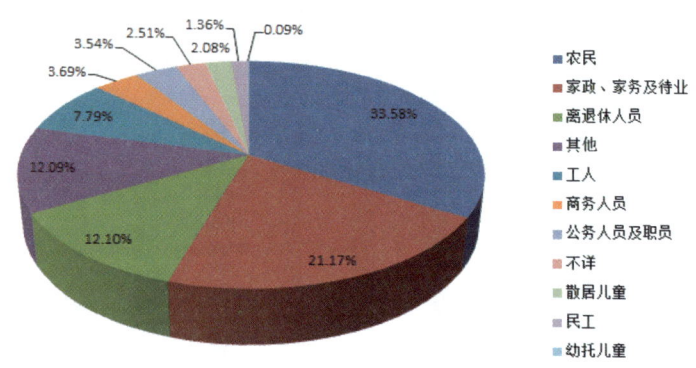

图 1-135 2004~2017年宁夏丙肝发病人群职业分布

3. 梅毒

梅毒是由梅毒螺旋体引起的一种全身慢性传染病,主要通过性接触传播。临床表现复杂,可侵犯全身各器官,造成多器官损害。早期主要侵犯皮肤黏膜,晚期可侵犯血管、中枢神经系统及全身各器官,亦可通过胎盘传染给胎儿。临床上可表现为Ⅰ期梅毒、Ⅱ期梅毒、Ⅲ期梅毒、隐性梅毒和胎传梅毒。

2004~2017年,全区共报告梅毒病例28 509例,年均发病率为32.44/10万;报告死亡病例4例,死亡率为0.005/10万。2004~2013年全区梅毒报告发病率呈现快速增长趋势,2014年起梅毒报告发病率增长缓慢,个别年份略有下降(见图1-136)。

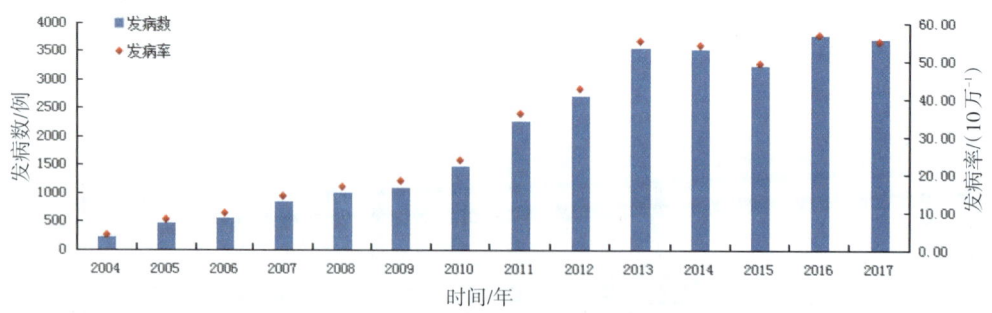

图 1-136 2004~2017年宁夏梅毒发病趋势

(1)地区分布 全区5市22个县(市、区)均有病例报告,共报告病例28 509例,其中银川市报告病例数最多,报告12 873例,占报告病例总数的45.15%;其次为吴忠市,报告5 070例,占17.78%。22个县(市、区),年均报告发病率在6.96/10万~67.26/10万之间波动,报告发病率居前五位的县(市、区)依次为兴庆区(67.26/10万)、金凤区(54.23/10万)、盐池县(51.15/10万)、贺兰县(45.64/10万)和大武口区

(44.01/10万);报告发病率较低的县(市、区)依次为隆德县(6.96/10万)、西吉县(7.01/10万)、泾源县(7.91/10万)、红寺堡区(9.14/10万)和海原县(10.84/10万)(见图1-137)。

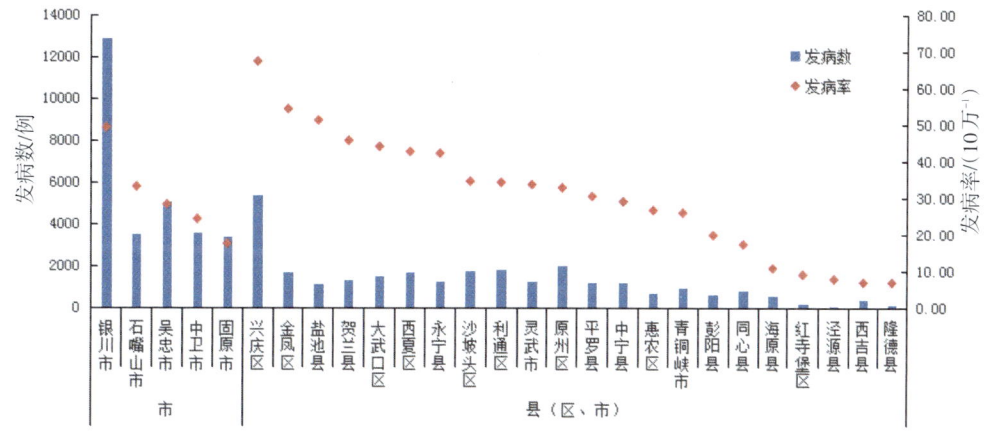

图1-137 2004~2017年宁夏梅毒发病地区分布

(2)时间分布 梅毒全年均可发病,没有明显的季节性趋势(见图1-138)。

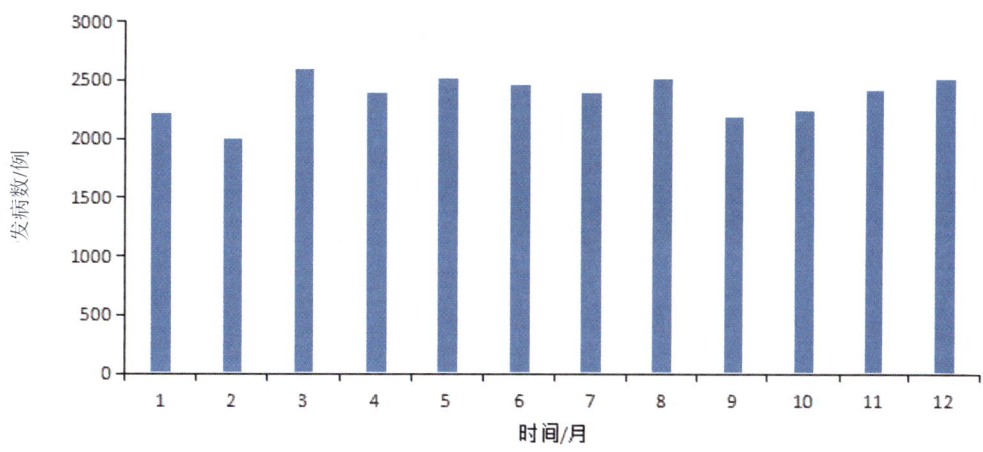

图1-138 2004~2017年宁夏梅毒发病月分布

(3)人群分布

①年龄及性别分布 2004~2017年,全区共报告梅毒病例28 509例,其中男性13 594例,年均发病率为30.22/10万,女性14 915例,年均发病率为34.73/10万,男女性别比为1∶1.1,女性发病率高于男性。发病人群主要集中在20~49岁年龄组,占报告病例总数的53.22%;报告发病率最高的为85岁及以上年龄组,发病率为246.30/10万,其次为80~84岁年龄组,为214.98/10万(见图1-139)。

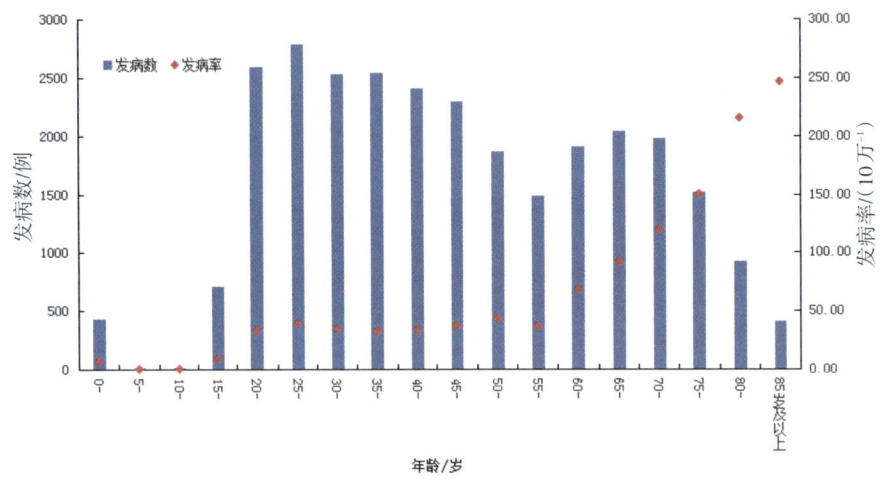

图1-139 2004~2017年宁夏梅毒发病年龄分布

②职业分布 发病人群以农民(10 778例)为主,占37.81%;其次为家政、家务及待业(7 530例),占26.41%;离退休人员(2 735例)占9.59%(见图1-140)。

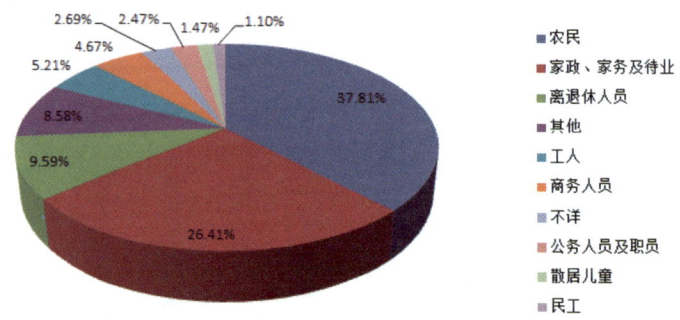

图1-140 2004~2017年宁夏梅毒发病职业分布

(4)型别构成 2004~2017年,共报告梅毒病例28 509例,以隐性梅毒居多,占66.15%,其次为Ⅰ期梅毒,占24.20%(见表1-6)。

表1-6 2004~2017年宁夏梅毒型别构成情况

年份	梅毒 发病数	Ⅰ期梅毒 发病数	构成比/%	Ⅱ期梅毒 发病数	构成比/%	Ⅲ期梅毒 发病数	构成比/%	胎传梅毒 发病数	构成比/%	隐性梅毒 发病数	构成比/%
2004	221	131	59.28	57	25.79	0	0.00	9	4.07	24	10.86
2005	465	168	36.13	75	16.13	11	2.37	7	1.51	204	43.87
2006	569	199	34.97	75	13.18	10	1.76	14	2.99	268	47.10
2007	848	340	40.09	87	10.26	10	1.18	23	2.71	388	45.75

续表

年份	梅毒 发病数	Ⅰ期梅毒 发病数	构成比/%	Ⅱ期梅毒 发病数	构成比/%	Ⅲ期梅毒 发病数	构成比/%	胎传梅毒 发病数	构成比/%	隐性梅毒 发病数	构成比/%
2008	1007	418	41.51	66	6.55	8	0.79	33	3.28	482	47.86
2009	1094	504	46.07	74	6.76	5	0.46	34	3.11	477	43.60
2010	1478	529	35.79	105	7.10	7	0.47	41	2.77	796	53.86
2011	2264	669	29.55	227	10.03	9	0.40	52	2.30	1307	57.73
2012	2716	824	30.34	276	10.16	13	0.48	43	1.58	1560	57.44
2013	3565	863	24.21	321	9.00	21	0.59	56	1.57	2304	64.63
2014	3531	810	22.94	274	7.76	9	0.25	28	0.79	2410	68.25
2015	3254	517	15.89	192	5.90	9	0.28	31	0.95	2505	76.98
2016	3787	547	14.44	216	5.70	14	0.37	24	0.63	2986	78.85
2017	3710	379	10.22	152	4.10	14	0.38	17	0.46	3148	84.85
合计	28509	6898	24.20	2197	7.71	140	0.49	415	1.46	18859	66.15

4. 淋病

淋病是指由淋病奈瑟球菌引起的泌尿生殖系统的化脓性感染,是常见的性传播疾病之一。临床表现以尿道炎、宫颈炎多见,典型症状是排尿困难、尿频、尿急、尿痛、排出黏液或脓性分泌物等,也可侵犯眼睛、咽部、直肠和盆腔等处以及血行播散性感染引起关节炎、败血症、心内膜炎或脑膜炎等。

2004~2017年,共报告淋病病例11 585例,年均发病率为13.18/10万。无死亡病例报告。2004~2012年,全区淋病发病率持续下降,2013~2016年基本持平,2017年有小幅度上升(见图1-141)。

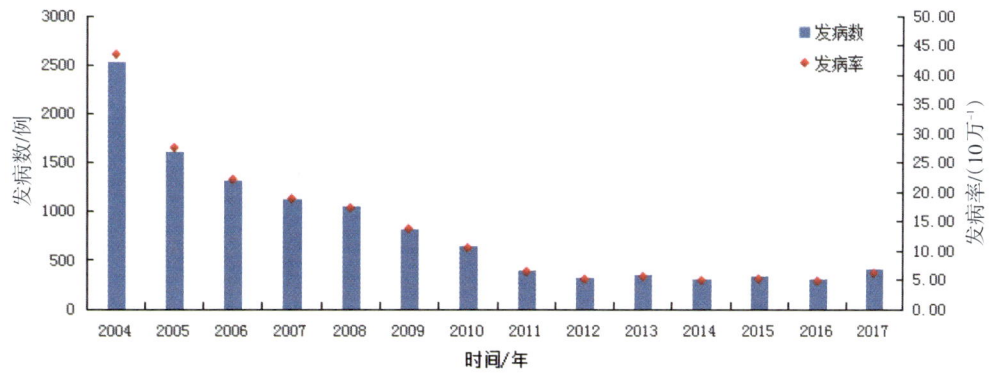

图1-141 2004~2017年宁夏淋病发病趋势

(1)地区分布 2004~2017年全区共报告淋病病例11 585例,其中银川市报告病例数最多,报告4 658例,占报告病例总数的40.21%;其次为中卫市,报告2 727例,占23.54%。22个县(市、区)均有病例报告,年均报告发病率在1.55/10万~47.71/10万之间波动,报告发病率居前五位的县(市、区)依次为沙坡头区(47.71/10万)、金凤区(25.83/10万)、西夏区(25.33/10万)、兴庆区(24.56/10万)和惠农区(21.01/10万);报告发病率较低的县(市、区)依次为西吉县(1.55/10万)、隆德县(1.56/10万)、同心县(1.62/10万)、泾源县(1.93/10万)和中宁县(2.01/10万)(见图1-142)。

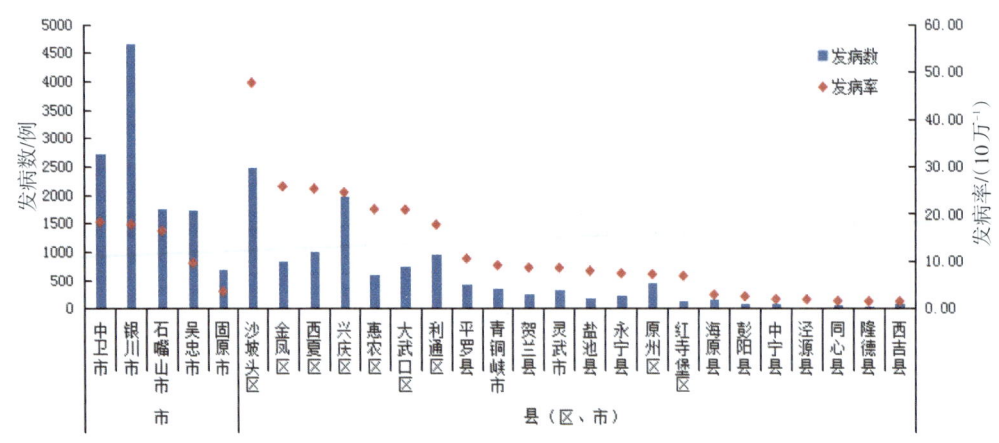

图1-142 2004-2017年宁夏淋病发病地区分布

(2)时间分布 淋病发病无明显的季节性趋势,全年12个月均可发病(见图1-143)。

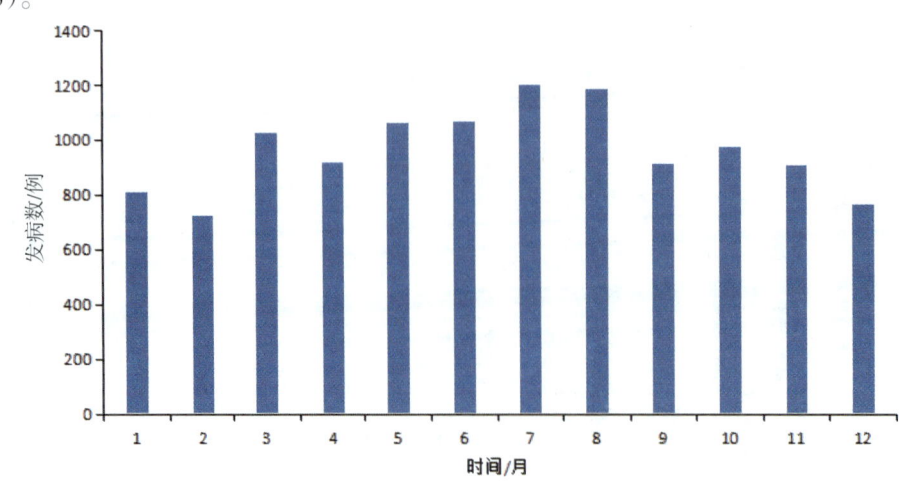

图1-143 2004~2017年宁夏淋病发病月分布

（3）人群分布

①年龄及性别分布　2004~2017年，全区共报告梅毒病例11 585例，其中男性8 365例，年均发病率为18.60/10万，女性3 220例，年均发病率为7.50/10万，男女性别比为2.6∶1，发病人数男性多于女性。发病人群主要集中在20~54岁年龄组，占报告病例总数的87.50%；报告发病率最高的为25~29岁年龄组，发病率为29.71/10万，其次为30~34岁年龄组，为28.60/10万（见图1-144）。

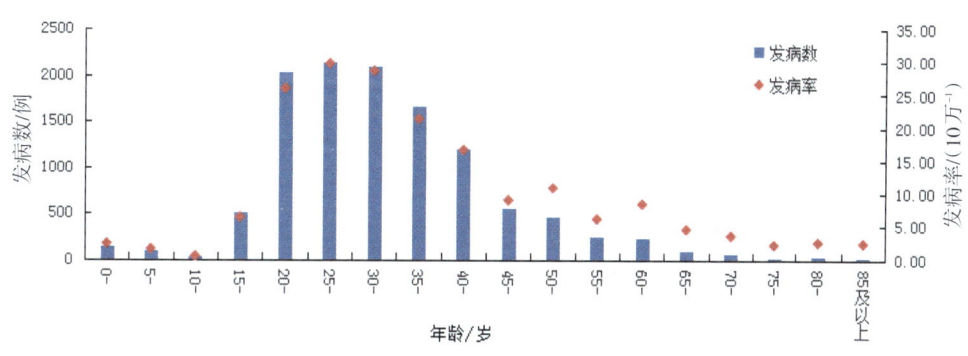

图1-144　2004~2017年宁夏淋病发病年龄分布

②职业分布　发病人群以农民为主，占27.98%；其次为工人，占16.33%；家政、家务及待业，占15.87%（见图1-145）。

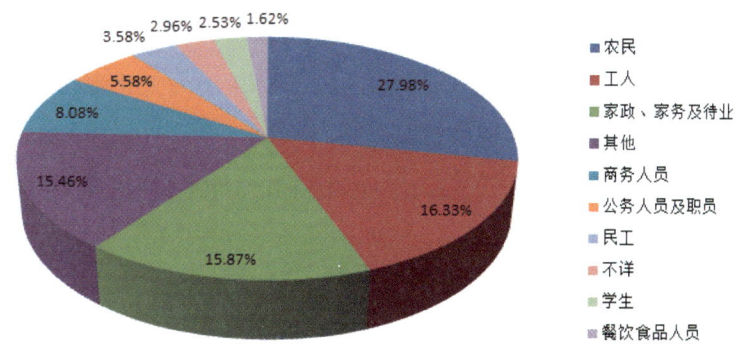

图1-145　2004~2017年宁夏淋病发病职业分布

5. 艾滋病

艾滋病是获得性免疫缺陷综合征（AIDS）的简称，是由人类免疫缺陷病毒（简称HIV）感染后引起的慢性传染病。本病主要经性接触、血液及母婴传播。HIV主要侵犯、破坏CD4+T淋巴细胞，导致机体免疫细胞功能受损乃至缺陷，最终并发各种严重机会性感染和肿瘤。本病具有传播迅速、发病缓慢、病死率高的特点。

2004~2017年,全区共报告艾滋病病例487例,年均发病率为0.55/10万;报告死亡病例121例,年均死亡率为0.14/10万,病死率为24.85%。2004~2011年,全区艾滋病呈现缓慢上升的趋势,2012年病例数激增,之后艾滋病发病率一直处于上升态势(见图1-146)。

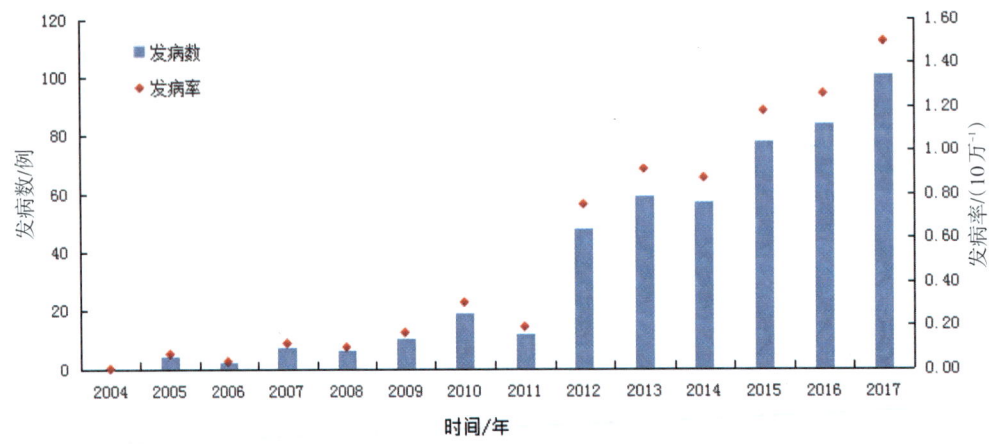

图1-146 2004~2017年宁夏艾滋病发病趋势

(1)地区分布 2004~2017年全区共报告病例487例,其中银川市报告病例数最多,报告245例,占报告病例总数的50.31%;其次为吴忠市,报告94例,占19.30%。22个县(市、区)均有病例报告,年均报告发病率在0.08/10万~1.29/10万之间波动,报告发病率居前五位的县(市、区)依次为兴庆区(1.29/10万)、金凤区(1.27/10万)、西夏区(0.92/10万)、大武口区(0.79/10万)和灵武市(0.78/10万);报告发病率较低的县(市、区)依次为隆德县(0.08/10万)、彭阳县(0.15/10万)、红寺堡区(0.18/10万)、西吉县(0.23/10万)和原州区(0.24/10万)(见图1-147)。

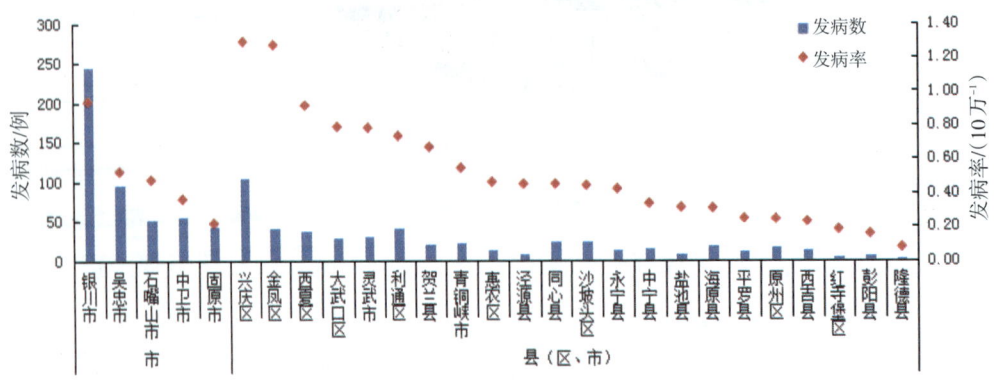

图1-147 2004~2017年宁夏艾滋病发病地区分布

(2)时间分布 全年12个月均有病例报告,无明显的季节性发病趋势(见图1-148)。

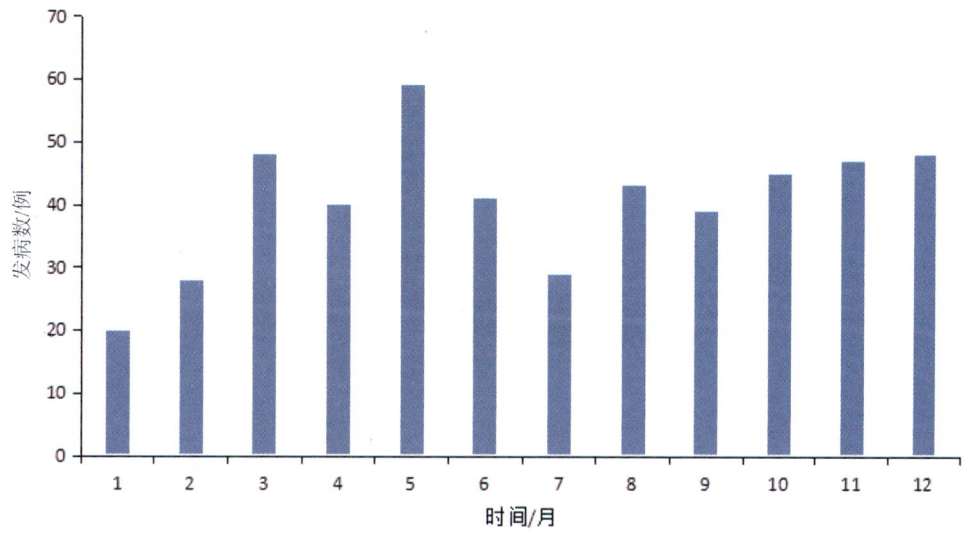

图1-148 2004~2017年宁夏艾滋病发病月分布

(3)人群分布

①年龄及性别分布 2004~2017年,全区共报告艾滋病病例487例,其中男性417例,年均发病率为0.93/10万;女性70例,年均发病率为0.16/10万;男女性别比为5.96:1,发病人数男性多于女性。发病人群主要集中在20~49岁年龄组,占报告病例总数的75.77%;报告发病率最高的为30~34岁年龄组,发病率为1.12/10万,其次为70~74岁年龄组,为1.02/10万(见图1-149)。

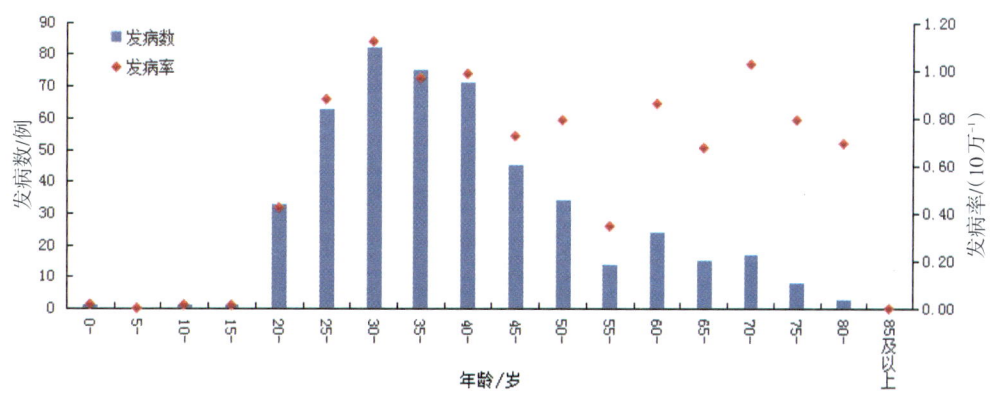

图1-149 2004~2017年宁夏艾滋病发病年龄分布

②职业分布 发病人群以农民为主,占32.03%;其次为家政、家务及待业,占21.97%(见图1-150)。

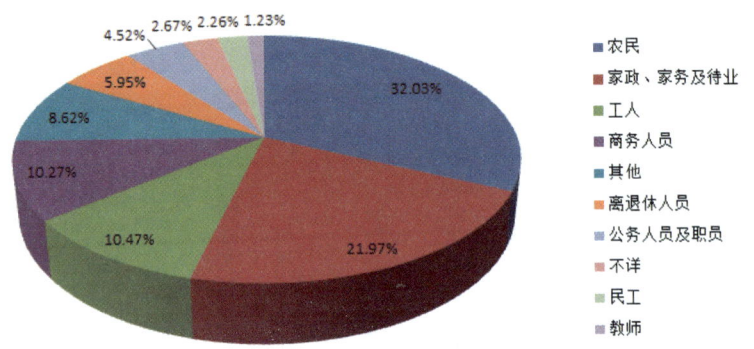

图1-150 2004~2017年宁夏艾滋病发病职业分布

6.丁肝

丁肝是由丁型肝炎病毒与乙型肝炎病毒等嗜肝DNA病毒共同引起的传染病。主要通过输血和血制品传播,与乙型肝炎的传播方式相似。HDV与HBV重叠感染后,可促使肝损害加重,并易发展为慢性活动性肝炎、肝硬化和重型肝炎。

2004~2017年间,全区仅2016年报告丁肝病例1例,报告病例的县(市、区)为兴庆区,患者52岁,无业。其余年份均无病例报告。

(四)丙类传染病(无)

血源及性传播传染病中无丙类传染病病种。

四、自然疫源及虫媒传染病

自然疫源及虫媒传染病是法定传染病中的一类传染病。此类传染病主要是指其病原体不依赖人类而存在,可通过吸血节肢动物等媒介感染野生兽类、啮齿类和鸟类等宿主动物,在自然界长期循环形成自然疫源地,人类介入该疫源地生物圈时可感染发病甚至引发流行的一类重要传染病。目前全区流行的主要病种为流行性出血热、狂犬病、炭疽、布病、乙脑、疟疾、包虫病和斑疹伤寒。其中炭疽主要以皮肤炭疽为主,疟疾均为输入性病例。

(一)疫情概况

2004~2017年,全区累计报告自然疫源及虫媒传染病共9种15 004例,死亡42例,年均发病率为17.07/10万,年均死亡率为0.05/10万。2004~2015年,自然疫源及虫媒传染病发病率呈现逐年上升趋势,2015年报告3 148例,发病率为47.59/10

万,2016~2017年,发病率持续下降。自然疫源及虫媒传染病占全区甲乙丙类传染病的比例为2.87%(见图1-151)。

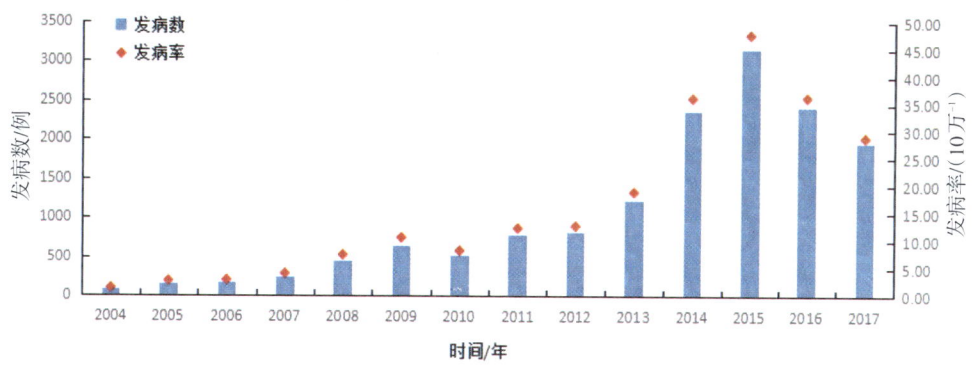

图1-151 2004~2017年宁夏自然疫源及虫媒传染病发病趋势

2004~2017年全区报告的自然疫源及虫媒传染病中,报告布病11 130例,死亡1例,年均发病率为12.67/10万,占报告病例总数的74.18%;报告包虫病3 664例,死亡1例,年均发病率为4.17/10万,占报告病例总数的24.42%;报告炭疽73例,年均发病率为0.08/10万,无死亡病例报告,占报告病例总数的0.49%;报告疟疾病例52例,死亡1例,年均发病率为0.06/10万,占报告病例总数的0.47%;报告狂犬病38例,病例均死亡,年均发病率为0.04/10万,占报告病例总数的0.25%;报告流行性出血热病例35例,死亡1例,年均发病率为0.04/10万,占报告病例总数的0.23%;报告乙脑病例10例,年均发病率为0.011/10万,占报告病例总数的0.07%,无死亡病例报告;报告斑疹伤寒1例,报告登革热病例1例。

表1-7 2004~2017年宁夏自然疫源及虫媒传染病发病顺位

顺位	2004年	2005年	2006年	2007年	2008年	2009年	2010年	2011年	2012年	2013年	2014年	2015年	2016年	2017年
1	包虫病	包虫病	包虫病	包虫病	包虫病	包虫病	包虫病	布病	布病	布病	布病	布病	布病	布病
2	出血热	布病	炭疽	布病	布病	布病	布病	包虫病	包虫病	包虫病	包虫病	包虫病	包虫病	包虫病
3	炭疽	炭疽	布病	出血热	炭疽	炭疽	乙脑	疟疾	狂犬病	狂犬病	狂犬病	狂犬病	疟疾	炭疽
4	布病	出血热	乙脑	疟疾	疟疾	—	出血热	狂犬病	炭疽	炭疽	炭疽	疟疾	炭疽	乙脑
5	—	疟疾	出血热	炭疽	出血热	—	疟疾	斑疹伤寒	出血热	出血热	疟疾	炭疽	出血热	疟疾

1. 地区分布

全区5市22个县(市、区)均有病例报告,共报告病例15 004例,其中吴忠市报告病例数最多,占报告病例总数的41.71%(6 258例);其次为中卫市,报告2 933例,占19.55%。22个县(市、区)报告发病率波动在2.17/10万~86.61/10万之间,报告发病率较高的五个县(市、区)依次为盐池县(86.61/10万)、红寺堡区(45.43/10万)、同心县(40.18/10万)、中宁县(26.09/10万)和原州区(24.51/10万);报告发病率较低的五个县(市、区)依次为隆德县(2.17/10万)、大武口区(2.22/10万)、惠农区(4.91/10万)、兴庆区(5.90/10万)和金凤区(7.26/10万)(见图1-152)。

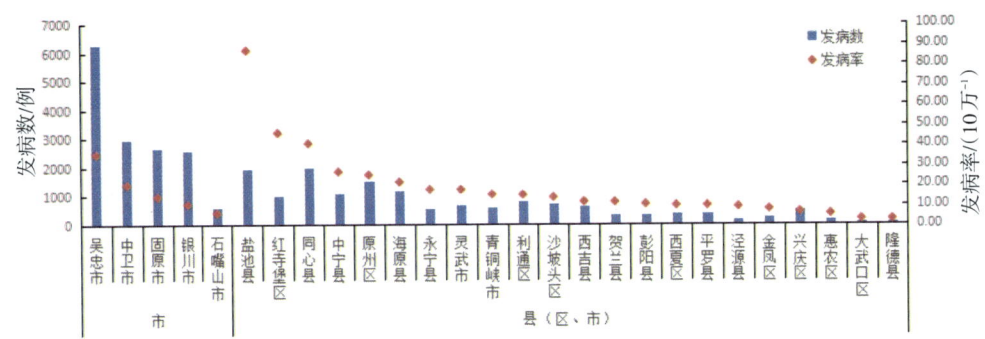

图1-152 2004~2017年宁夏自然疫源及虫媒传染病发病地区分布

2. 时间分布

自然疫源及虫媒传染病发病具有明显的季节性,每月均有发病,但是3~9月份为流行高峰,占报告病例总数的69.24%(见图1-153、图1-154)。

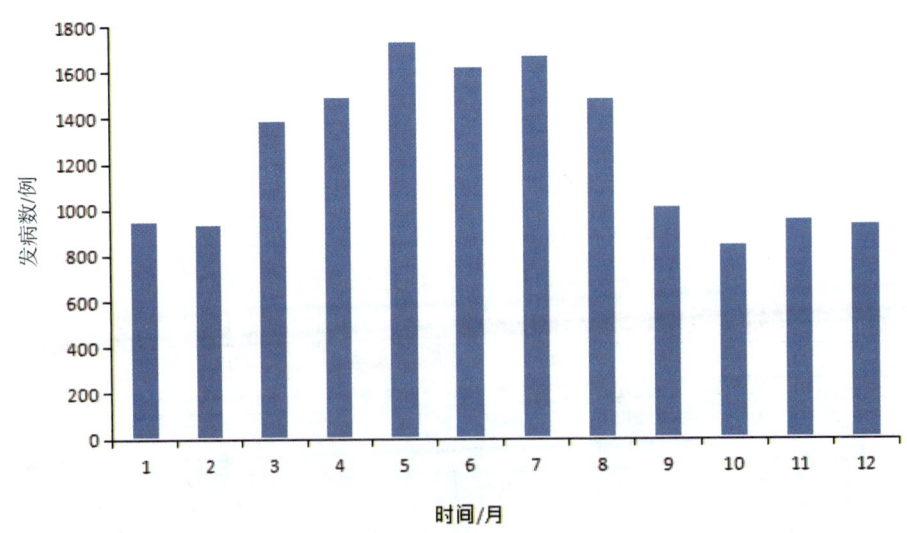

图1-153 2004~2017年宁夏自然疫源及虫媒传染病月分布

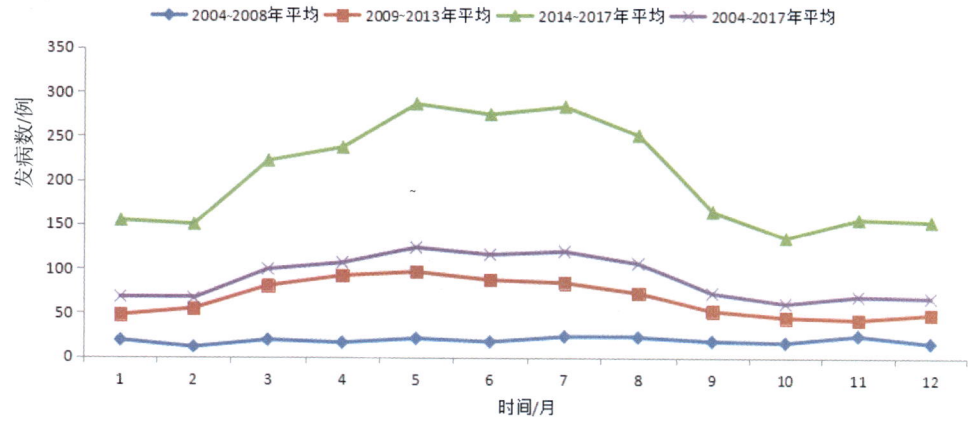

图1-154 2004~2017年宁夏自然疫源及虫媒传染病时间分布

3. 人群分布

(1) 年龄、性别分布 2004~2017年共报告自然疫源及虫媒传染病15 004例,其中男性9 996例,年均发病率为22.22/10万,女性5 008例,年均发病率为11.66/10万,男女性别比为2∶1,男性发病人数高于女性。发病年龄主要集中在30~59岁年龄组,占报告病例总数的70.95%。报告发病率较高的是60~64岁年龄组,发病率为46.75/10万,其次为50~54岁年龄组,发病率为41.72/10万(见图1-155)。

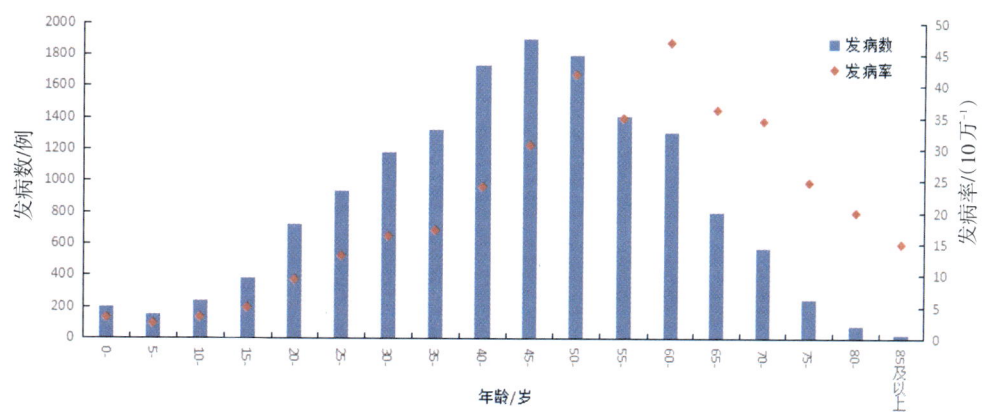

图1-155 2004~2017年宁夏自然疫源及虫媒传染病发病年龄分布

(2) 职业分布 发病人群主要为农民,报告12 080例,占报告病例总数的80.51%(见图1-156)。

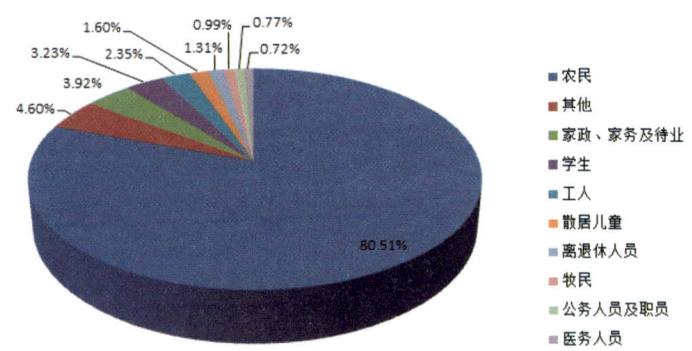

图1-156 2004~2017年宁夏自然疫源及虫媒传染病职业分布

(二)甲类传染病(无)

自然疫源及虫媒传染病中无甲类传染病病种。

(三)乙类传染病(8种)

1. 布病

布病是布鲁氏杆菌侵入机体引起的动物源性传染病,临床上以长期发热、多汗、乏力、关节疼痛、肝脾及淋巴结肿大为特点。患病的羊、牛、猪、犬等是布病的主要传染源,人类主要通过接触病死畜以及摄入受污染的动物制品而感染。我国多见于内蒙古、东北和西北等牧区。

2004~2017年,全区共报告布病11 130例,报告发病率在0.017/10万~43.66/10万之间,年均发病率为12.66/10万;报告死亡病例1例,年均死亡率为0.001/10万。2004年报告1例,报告发病率最低,为0.017/10万,2005年发病率为0.44/10万,2006年发病率有所降低(0.12/10万),2007年以来,疫情逐年攀升且居高不下,2015年报告2 888例,发病率最高,为43.66/10万,2016~2017年,发病率逐年下降(见图1-157)。

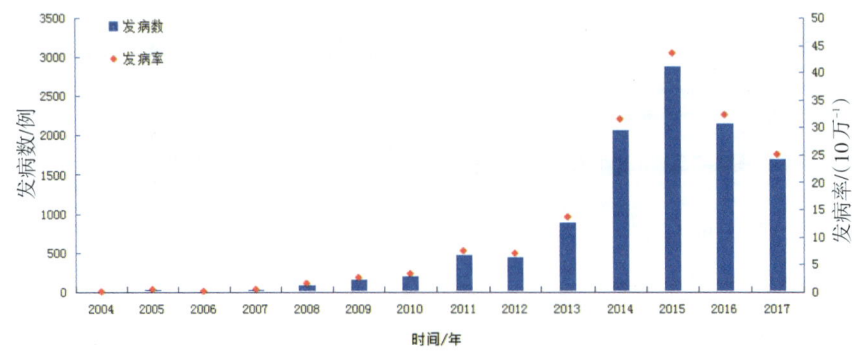

图1-157 2004~2017年宁夏布病发病趋势

(1)地区分布 2004~2017年全区5市22个县(市、区)均有病例报告,共报告病例11 130例,其中吴忠市报告病例数最多,报告5 291例,占报告病例总数的47.54%;其次为中卫市,报告1 838例,占16.51%。22个县(市、区)年均报告发病率在1.29/10万~79.61/10万之间波动,报告发病率居前五位的县(市、区)依次为盐池县(79.61/10万)、红寺堡区(42.40/10万)、同心县(29.92/10万)、中宁县(17.47/10万)和原州区(16.93/10万);报告发病率较低的县(市、区)依次为隆德县(1.29/10万)、大武口区(1.44/10万)、兴庆区(3.21/10万)、惠农区(4.20/10万)和西吉县(4.50/10万)(见图1-158)。

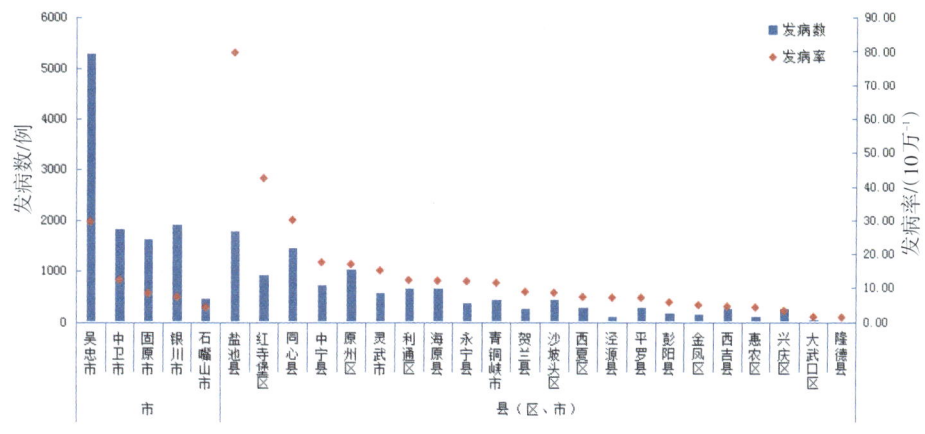

图1-158 2004~2017年宁夏布病发病地区分布

(2)时间分布 布病全年均可发病,发病高峰主要集中在4~8月份(见图1-159、图1-160)。

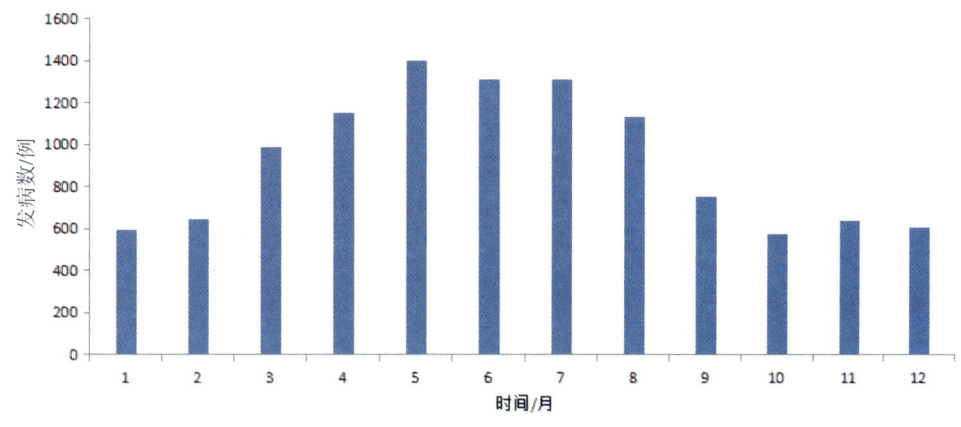

图1-159 2004~2017年宁夏布病发病月分布

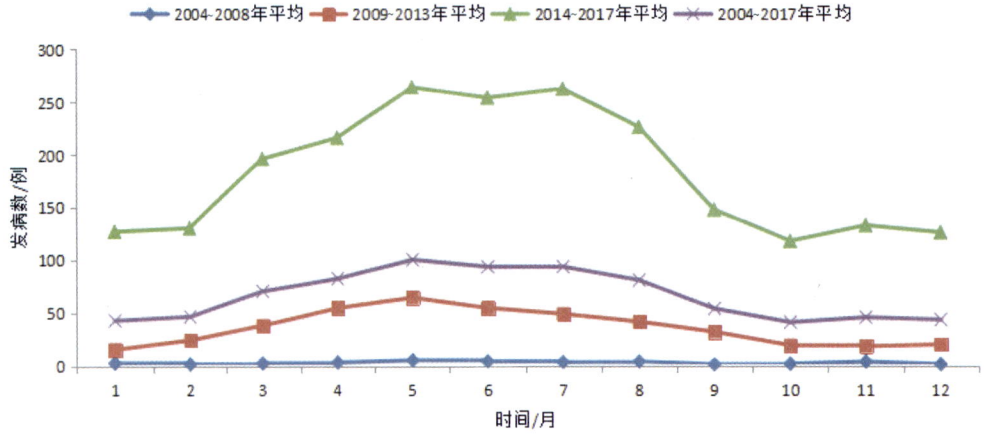

图1-160 2004~2017年宁夏布病发病时间分布

（3）人群分布

①年龄及性别分布 2004~2017年，全区共报告布病病例11 130例，其中男性8 103例，年均发病率为18.02/10万，女性3 027例，年均发病率为7.05/10万，男女性别比为2.68∶1，发病人数男性多于女性。发病人群主要集中在30~64岁年龄组，占报告病例总数的73.13%；报告发病率最高的为50~54岁年龄组，发病率为33.47/10万，其次为60~64岁年龄组，为32.93/10万（见图1-161）。

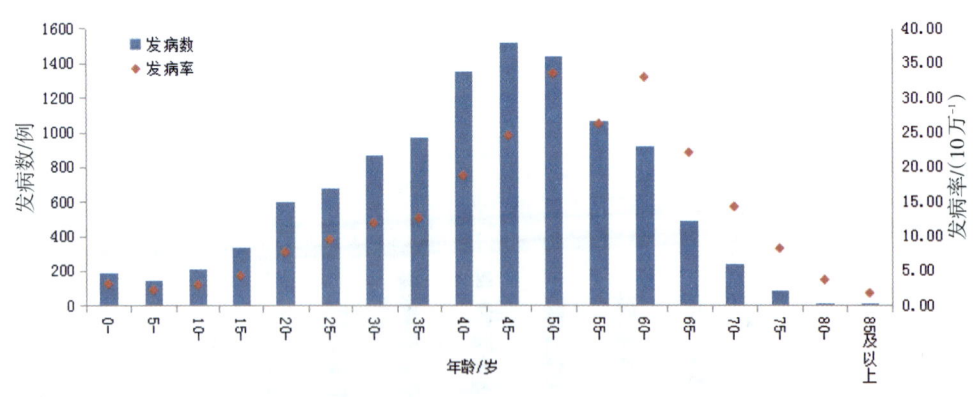

图1-161 2004~2017年宁夏布病发病年龄分布

②职业分布 发病人群以农民为主，占81.77%；其次为学生，占3.72%（见图1-162）。

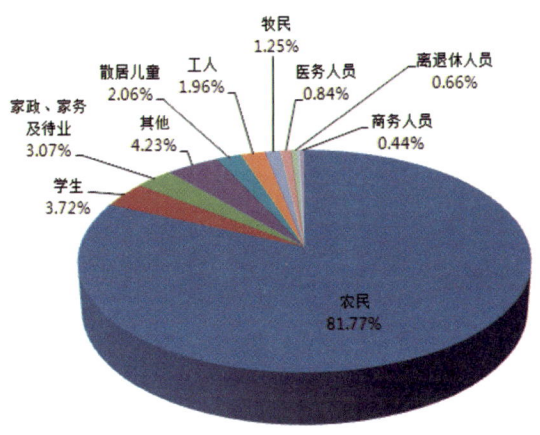

图1-162 2004~2017年宁夏布病发病职业分布

2. 流行性出血热

流行性出血热又称肾综合征出血热,是危害人类健康的重要传染病,是由流行性出血热病毒(汉坦病毒)引起的,以鼠类为主要传染源的自然疫源性疾病。以发热、出血、充血、低血压休克及肾脏损害为主要临床表现。宁夏固原市六盘山地区为流行性出血热自然疫源地,泾源县为国家级监测点,西吉县和原州区近年来也有病例报告,2015年原自治区卫生和计划生育委员会将上述三个县(区)纳入中央补助宁夏公共卫生专项疾病控制管理项目进行管理,要求开展宿主动物监测工作。

2004~2017年,全区共报告流行性出血热病例35例,年均发病率为0.04/10万;报告死亡病例1例,年均死亡率为0.001 1/10万。

2004~2008年,全区流行性出血热报告发病率逐年下降,2009年无病例报告,2010年报告1例,2011年无病例报告,2012~2014年报告发病率持平,2015年报告发病率有所下降,2016年有小幅度上升,2017年报告发病率与2012~2014年间持平(见图1-163)。

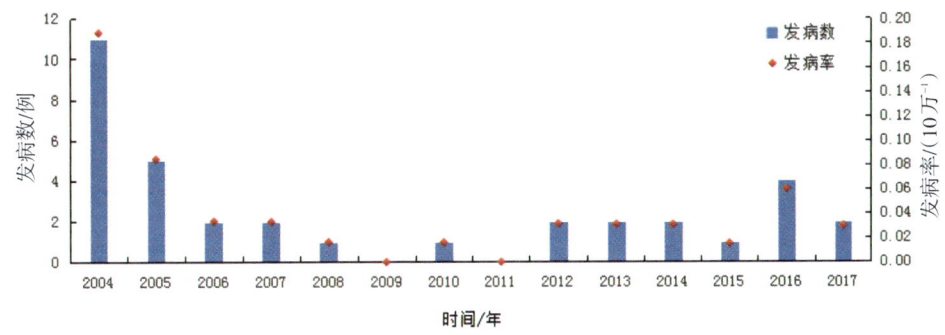

图1-163 2004~2017年宁夏流行性出血热发病趋势

(1)地区分布 全区8个县(市、区)有病例报告,共报告病例35例,其中不详县(市、区)报告3例。病例主要集中在固原市,共报告30例,分布在泾源县(11例)、隆德县(9例)、原州区(6例)、西吉县和彭阳县(各2例);银川市永宁县和中卫市海原县各报告1例(见图1-164)。

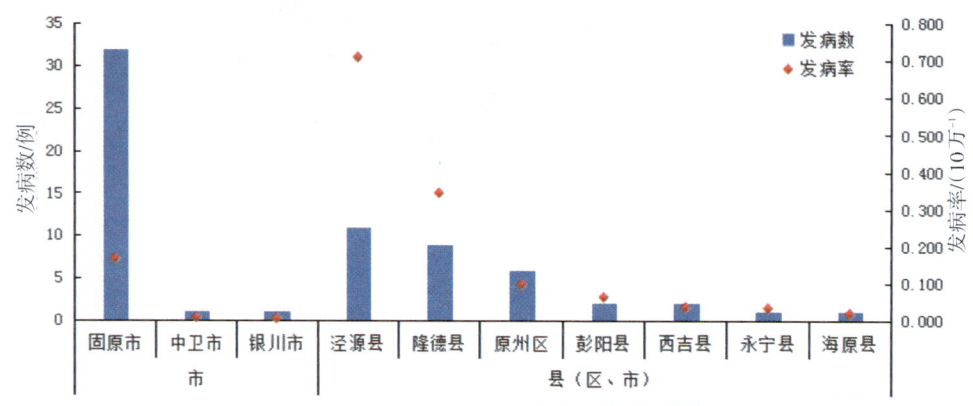

图1-164 2004~2017年宁夏流行性出血热发病地区分布

(2)时间分布 流行性出血热的发病有季节性高峰,发病主要集中在10~12月,这与鼠类的繁殖活动有关(见图1-165)。

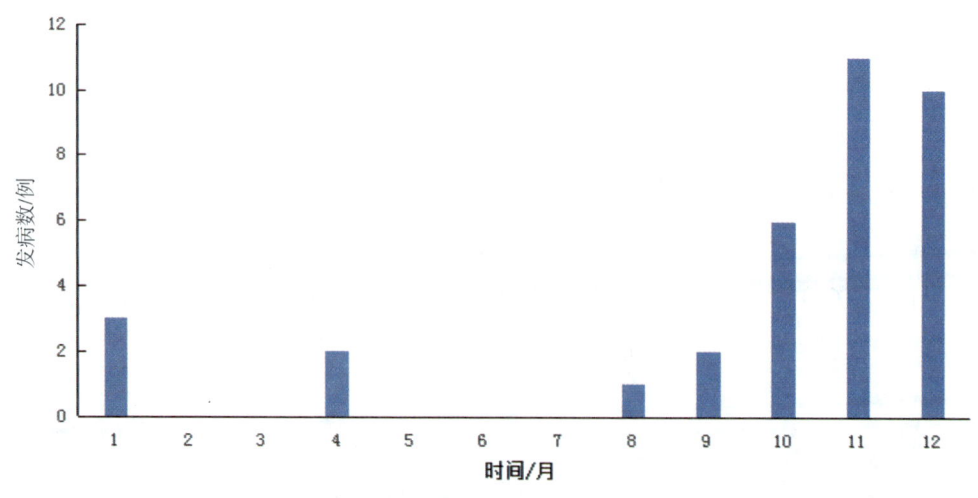

图1-165 2004~2017年宁夏流行性出血热发病月分布

(3)人群分布

①性别及年龄分布 2004~2017年,全区共报告流行性出血热病例35例,其中男性27例,年均发病率为0.06/10万,女性8例,年均发病率为0.019/10万,男女性

别比为3.37∶1,发病人数男性多于女性。发病人群主要集中在30~67岁年龄组,占报告病例总数的77.14%;75岁以上年龄组无病例报告。报告发病率最高为60~64岁年龄组,为0.18/10万,其次为45~49岁年龄组,为0.08/10万(见图1-166)。

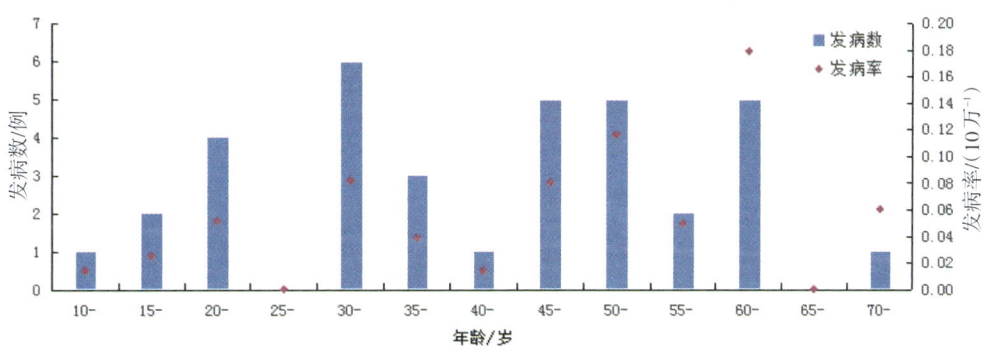

图1-166 2004~2017年宁夏流行性出血热发病年龄分布

②职业分布 发病人群以农民为主,占68.57%;其次为学生和民工,各占8.57%(见图1-167)。

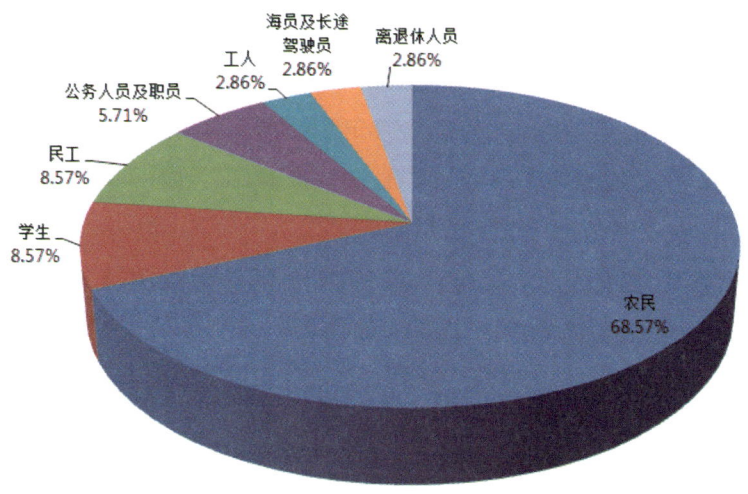

图1-167 2004~2017年宁夏流行性出血热发病职业分布

3. 炭疽

炭疽是由炭疽杆菌所致的人畜共患急性传染病,患病的草食动物是主要传染源,人类因接触牛、马、羊等病畜或病畜皮毛、排泄物,或吸入带芽孢的尘埃、食用受污染的食物而被感染。最常见为皮肤炭疽,表现为皮肤坏死和黑痂,吸入感染可致肺炭疽,误食感染可致肠炭疽,可以继发炭疽性脑膜炎、炭疽性败血症。病死率高，发病急骤，有高热寒战等中毒症状。潜伏期一般为1~5天，长的可达60天，人群普遍易感。

2004~2017年，全区共报告炭疽病例73例，其中确诊病例10例，临床诊断病例63例；年均发病率为0.08/10万，无死亡病例报告。报告的炭疽病例均为皮肤炭疽。目前全区报告的炭疽病例均为皮肤炭疽。

2005年炭疽报告发病率最高，达0.34/10万，之后逐渐下降，2007年降至0.033/10万后有小幅度上升，2010年、2011年无病例报告，2014年、2015年发病率持平，2016年报告7例，报告发病率为0.10/10万，2017年报告发病率与2016年持平（见图1-168）。

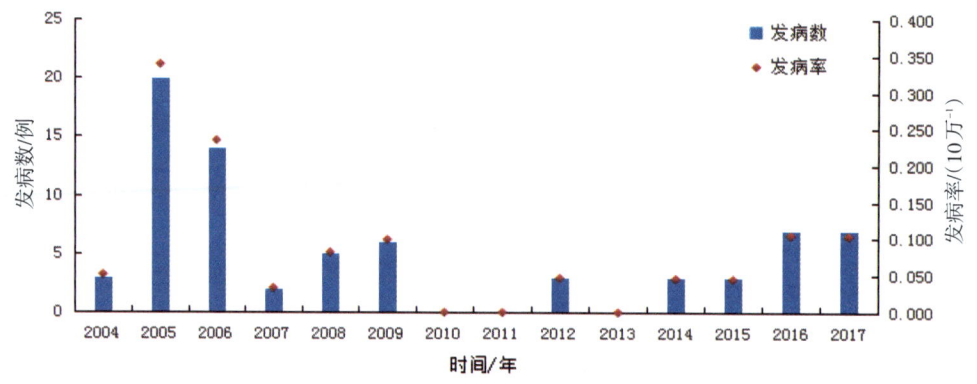

图1-168 2004~2017年宁夏皮肤炭疽发病趋势

（1）地区分布 全区13个县（市、区）有病例报告，报告发病率波动在0.02/10万~0.35/10万之间。报告发病率最高的县（市、区）为平罗县，报告病例14例，报告发病率为0.35/10万，其次为西吉县，报告病例12例，报告发病率为0.21/10万，海原县报告11例，报告发病率为0.20/10万（见图1-169）。

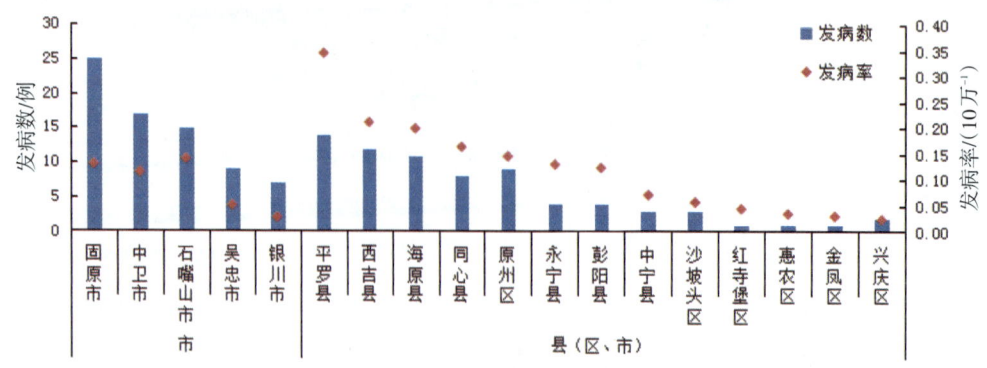

图1-169 2004~2017年宁夏皮肤炭疽发病地区分布

（2）时间分布　全区炭疽报告主要集中在7~9月份，8月份发病较集中（见图1-170）。

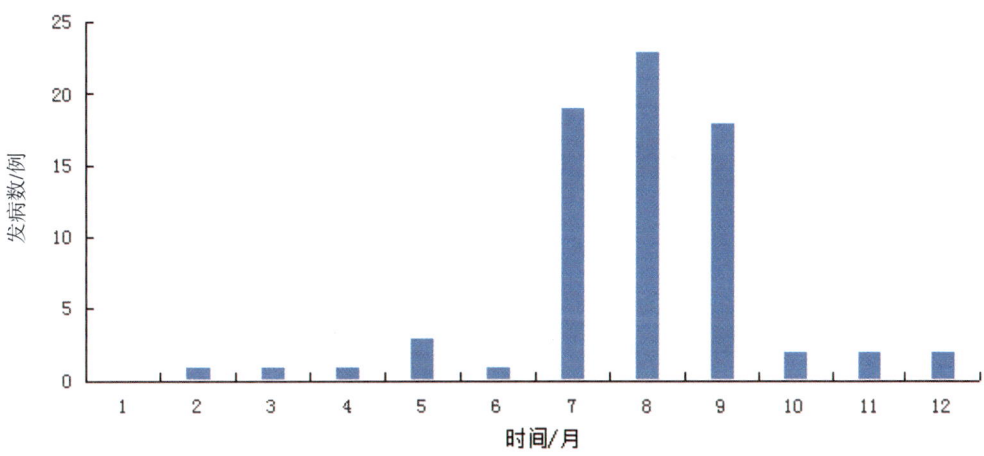

图1-170　2004~2017年宁夏皮肤炭疽发病月分布

（3）人群分布

①年龄及性别分布　2004~2017年共报告炭疽病例73例，其中男性58例，年均发病率为0.13/10万；女性15例，年均发病率为0.03/10万；男女性别比为3.87∶1，发病人数男性多于女性。发病主要人群为25~59岁年龄组，占报告病例总数的72.97%，75岁以上年龄组无病例报告；55~59岁年龄组报告发病率最高，为0.25/10万，其次为70~74岁年龄组，报告发病率为0.24/10万（见图1-171）。

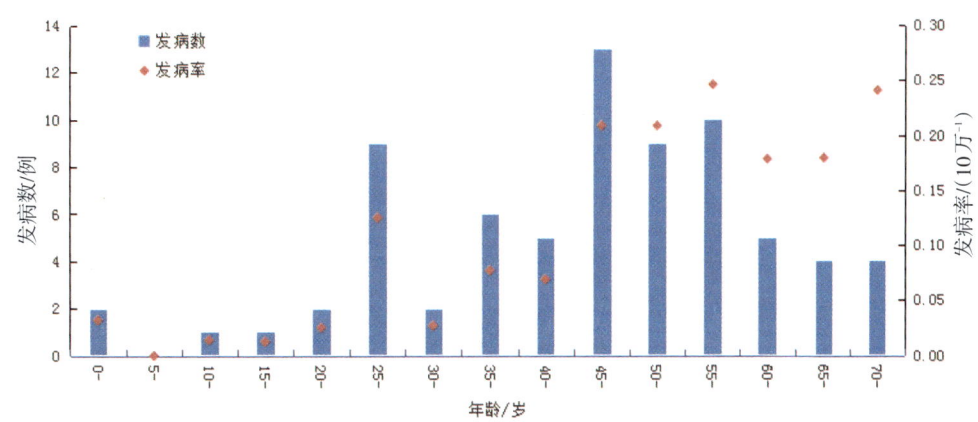

图1-171　2004~2017年宁夏皮肤炭疽发病年龄分布

②职业分布 发病人群以农民为主,共报告61例,占报告病例总数的83.56%,其次为工人,报告4例,占5.48%(见图1-172)。

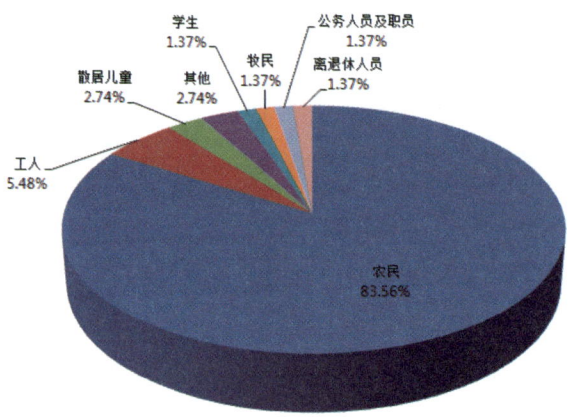

图1-172 2004~2017年宁夏皮肤炭疽发病人群职业分布

4. 狂犬病

狂犬病是由狂犬病病毒感染引起的一种动物源性传染病,狂犬病病毒主要通过破损的皮肤或黏膜侵入人体,临床大多表现为特异性恐风、恐水、咽肌痉挛、进行性瘫痪等。

2004~2017年期间,全区共报告狂犬病38例,均死亡,年均报告发病率为0.043/10万,病死率为100.00%。2004~2010年,全区无狂犬病病例报告;2011年起狂犬病报告发病率逐年增加,至2014年到达最高峰(14例,0.21/10万),之后报告发病率逐年下降(见图1-173)。

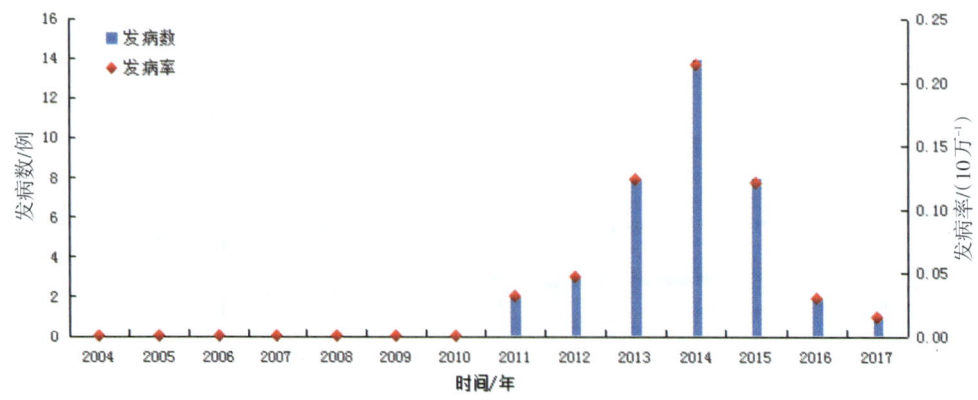

图1-173 2004~2017年宁夏狂犬病发病趋势

(1)地区分布 全区16个县(市、区)有病例报告,报告发病率波动在0.013/10万~0.18/10万之间,报告发病率较高的五个县(市、区)为红寺堡区(0.18/10万)、大武口区(0.085/10万)、西夏区(0.074/10万)、惠农区(0.071/10万)和永宁县(0.065/10万)(见图1-174)。

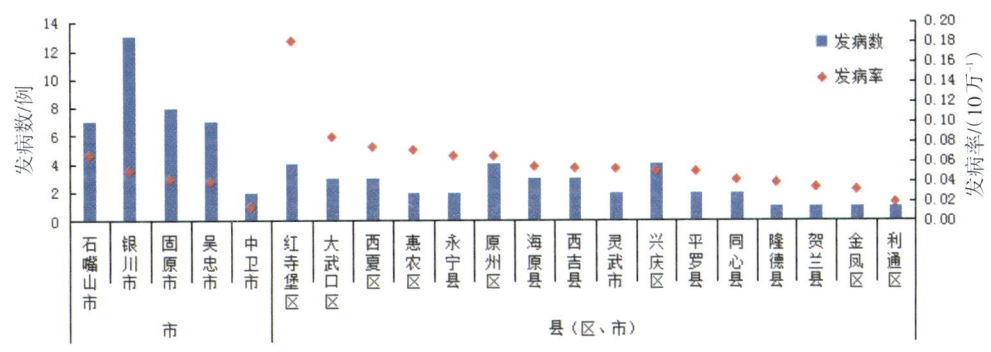

图1-174 2004~2017年宁夏狂犬病发病地区分布

(2)时间分布 狂犬病全年均可发病,病例主要集中在5~10月份,可能与夏季衣衫较薄,被犬咬伤的概率较大有关(见图1-175)。

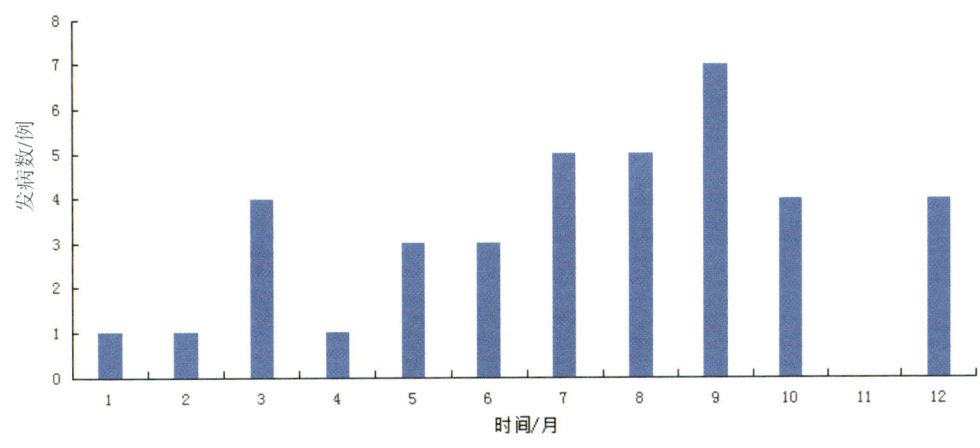

图1-175 2004~2017年宁夏狂犬病发病月分布

(3)人群分布

①年龄及性别分布 2004~2017年共报告狂犬病病例38例,其中男性26例,年均发病率为0.058/10万;女性12例,年均发病率为0.028/10万;男女性别比为2.2∶1,发病人数男性多于女性。发病主要人群为14岁及以下和30~54岁年龄组,分别报

告13例和17例,占报告病例总数的34.21%和44.74%(见图1-176)。

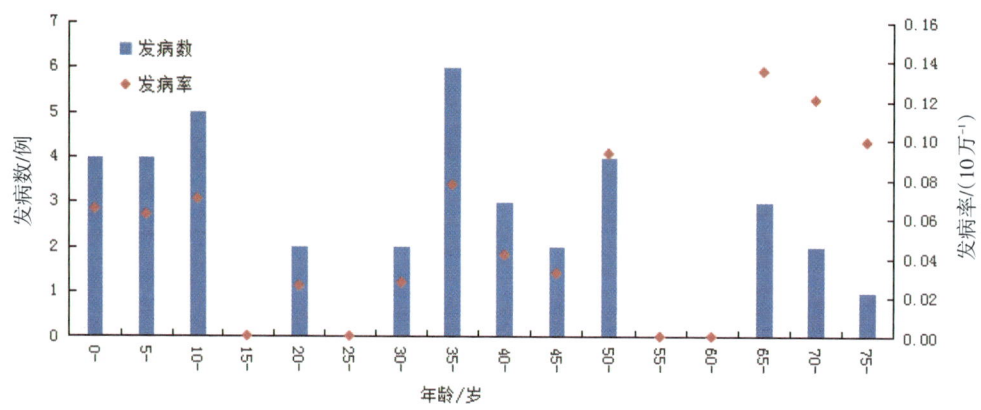

图1-176 2004~2017年宁夏狂犬病发病年龄分布

②职业分布 发病人群以农民为主,共报告16例,占报告病例总数的42.11%,其次为学生,报告7例,占18.42%(见图1-177)。

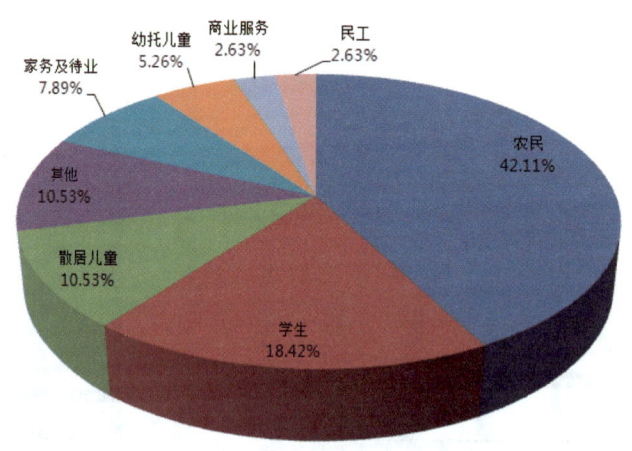

图1-177 2004~2017年宁夏狂犬病发病职业分布

5.疟疾

疟疾是由人类疟原虫感染引起的寄生虫病,主要由雌性按蚊叮咬传播。疟原虫先侵入肝细胞发育繁殖,再侵入红细胞繁殖,引起红细胞成批破裂而发病。临床上以反复发作的间歇性寒战、高热、继之出大汗后缓解为特点。疟疾主要流行于热带和亚热带,其次为温带。流行区以间日疟为最广,恶性疟主要流行于热带。全国除云南和海南为间日疟及恶性疟混合流行外,主要以间日疟流行为主。

2010年全国启动了消除疟疾行动,提出2020年实现全国消除疟疾的目标,即至2020年,在全国具备敏感的监测系统的前提下,连续3年没有当地感染病例。自2010年全国消除疟疾工作启动后,全国疫情整体呈现下降趋势,但是随着全国对外开放、旅游和人员交流的不断发展,输入性疟疾病例逐年增多,每年都有较多死亡病例发生。输入性疟疾疫情不但严重威胁全国公共卫生安全及人民群众身体健康,亦对全国消除疟疾工作带来挑战。

2004~2017年,全区共报告疟疾病例52例,年均发病率为0.059/10万,报告死亡病例1例。报告的疟疾病例以疟疾(未分型)为主,占46.15%,报告病例均为输入性病例,主要来源于刚果金、几内亚、乌干达、安哥拉、科特迪瓦等地区。

2004~2008年,全区疟疾报告发病率连续下降两年后呈现上升趋势,2009年无病例报告,2010年后报告发病率继续呈整体上升趋势,至2016年到达最高峰(8例,0.12/10万),2017年报告病例数较2016年明显下降(见图1-178)。

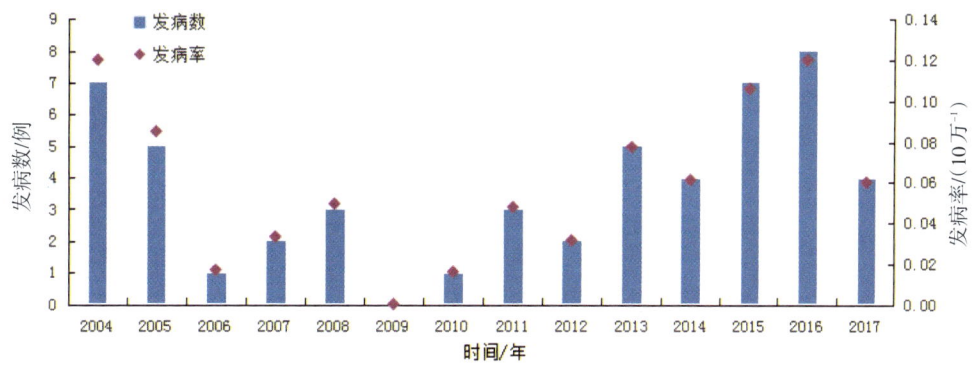

图1-178 2004~2017年宁夏疟疾发病趋势

(1)地区分布 全区五市中,除固原市外均有病例报告,其中银川市报告病例数最多(37例),占71.15%。全区22个县(市、区)中,10个县(市、区)有病例报告,年均报告发病率在0.019/10万~0.45/10万之间波动,报告发病率较高的五个县(市、区)依次为西夏区(0.45/10万)、金凤区(0.25/10万)、兴庆区(0.12/10万)、大武口区(0.11/10万)和利通区(0.092/10万)。贺兰县、灵武市、惠农区、红寺堡区、盐池县、同心县、原州区、西吉县、隆德县、泾源县、彭阳县和海原县无病例报告(见图1-179)。

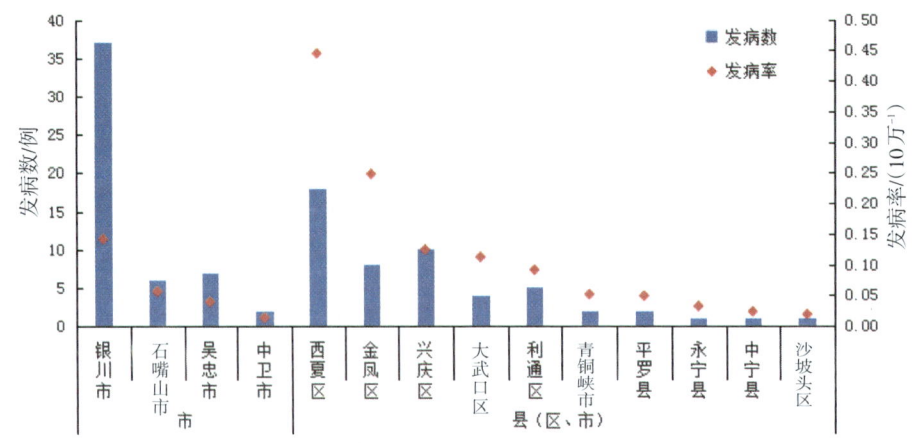

图1-179 2004~2017年宁夏疟疾发病地区分布

(2)时间分布 全区疟疾病例均为输入性病例,全年均有报告,7~8月份报告病例数较多(见图1-180)。

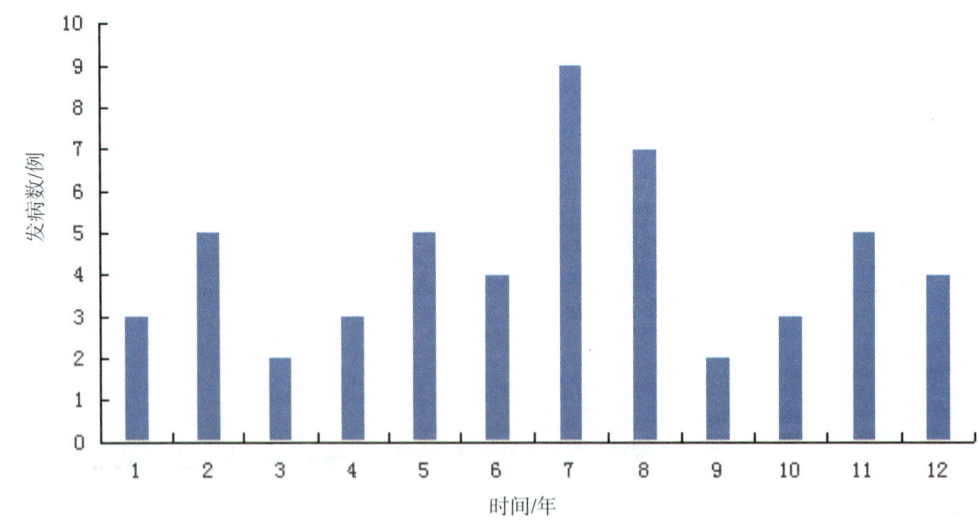

图1-180 2004~2017年宁夏疟疾发病月分布

(3)人群分布

①年龄及性别分布 2004~2017年,共报告疟疾病例52例,其中男性44例,年均发病率为0.098/10万,女性8例,年均发病率为0.019/10万,男女性别比为5.50∶1,发病人数男性多于女性。发病人群主要集中在20~49岁年龄组,占报告病例总数的84.62%;报告发病率最高的年龄组为50~54岁年龄组,发病率为0.16/10万;其次

为45~49岁年龄组,发病率为0.11/10万(见图1-181)。

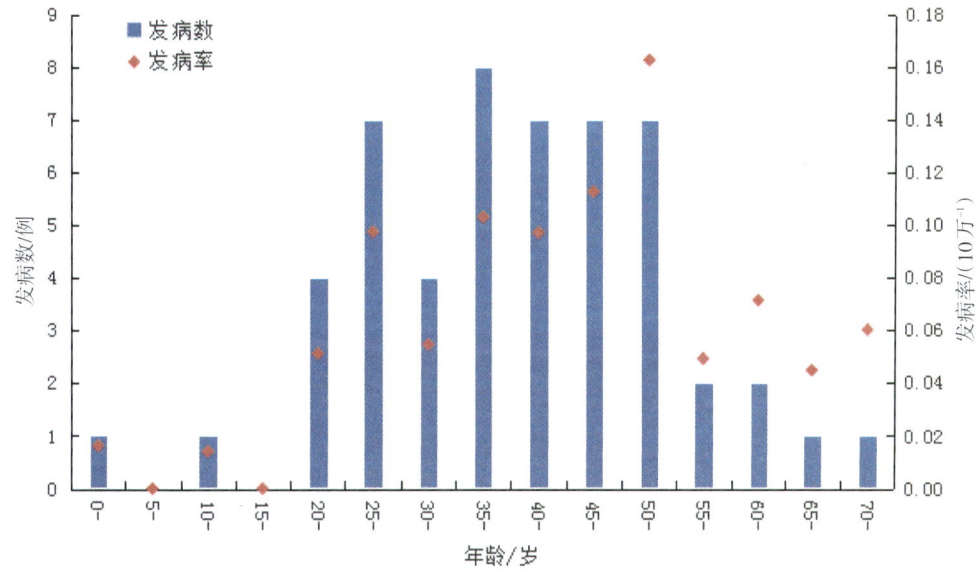

图1-181 2004~2017年宁夏疟疾发病年龄分布

②职业分布 发病人群以工人为主,报告16例,占30.77%;其次为农民,报告10例,占19.23%(见图1-182)。

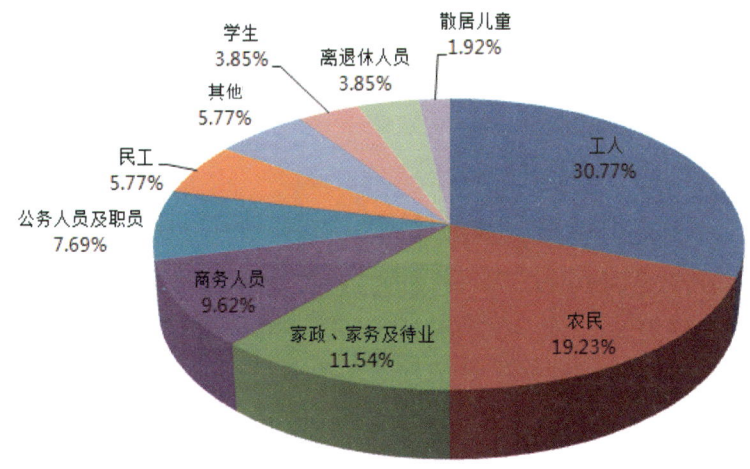

图1-182 2004~2017年宁夏疟疾发病职业分布

6.流行性乙型脑炎

流行性乙型脑炎,简称乙脑,是由乙型脑炎病毒引起的以脑实质炎症为主要病变的中枢神经系统急性传染病。本病主要分布在亚洲远东和东南亚地区,经蚊传播,多见于夏秋季,临床上急起发病,有高热、意识障碍、惊厥、强直性痉挛和脑膜刺激征等,重型患者病后往往留有后遗症。乙脑的病死率和致残率均较高,属于威胁儿童健康的主要传染病之一。

2004~2017年,全区共报告10例乙脑病例,年均报告发病率为0.011/10万。2004~2005年全区无乙脑病例报告;2006年报告3例(灵武市、利通区、泾源县各1例);2007~2009年无病例报告,2010年报告2例(原州区、泾源县各1例);2011~2016年无病例报告,2017年报告乙脑5例(兴庆区、永宁县、中宁县各1例,青铜峡市2例)。报告的10例乙脑病例中,男性6例,女性4例;职业分别为农民8例,民工1例,其他1例;发病年龄主要在20~74岁。

7. 斑疹伤寒

斑疹伤寒是由立克次体所致的急性传染病,可分流行性斑疹伤寒和地方性斑疹伤寒。流行性斑疹伤寒是由普氏立克次体所致,以人虱为传播媒介的急性传染病,临床上全身感染症状较为严重,以急性起病、稽留型高热、剧烈头痛、皮疹与中枢神经系统症状为特征,发热持续2周左右,40岁以上患者病情相对较重,多发生于寒冷地区的冬春季节。地方性斑疹伤寒是由莫氏立克次体感染所致,以鼠及鼠蚤为媒介,其临床表现与流行性斑疹伤寒相似,但病情较轻、病程较短,病死率极低,以夏秋季多见。

2004~2017年,全区仅报告斑疹伤寒病例1例(2011年),病例归属地为银川市西夏区,患者年龄81岁,为离退休人员。

8. 登革热

登革热是由登革病毒引起的,主要通过埃及伊蚊或白纹伊蚊叮咬传播的一种急性传染病。临床特点为突起发热,全身肌肉、骨、关节痛,极度疲乏,部分患者可有皮疹、出血倾向和淋巴结肿大。登革热主要在热带和亚热带地区流行,在世界各地曾多次发生大流行。全国广东、香港、澳门、台湾是登革热流行区,随着气候变暖和交通便利,近年来发现病例的省份有向北扩散的趋势。

2004~2017年,全区仅报告1例登革热病例。病例基本情况为:女,16岁,学生,家住银川市西夏区宁花园。患者于2017年8月4日前往马来西亚吉隆坡探亲旅游,在旅游期间有被当地蚊子叮咬史,患者20日晚上开始出现头晕症状。8月21日乘飞机回国途中出现发热症状,23日就诊于宁夏医科大学总医院,24日患者血液中登革热病毒核酸检测阳性,判定为登革热实验室确诊病例。

(三)丙类(1种)

1.包虫病

包虫病是棘球蚴病的俗称,是棘球属绦虫的幼虫感染人或动物所引起的人畜共患寄生虫病,病程长,早期症状表现为皮肤红斑、皮疹,并伴随腹痛、腹泻,后期肝包虫病患者会出现肝硬化、肝腹水、黄疸、门静脉高压,脑包虫病会出现癫痫,并反复发作;囊型包虫病患者的囊包可能出破裂溢出疱液,导致患者过敏性休克,甚至死亡。包虫病主要流行于新疆、西藏、宁夏、甘肃、青海、内蒙古、四川等7省、自治区。宁夏主要以西吉县、原州区和海原县等局部地区高发。

2004~2017年,全区共报告包虫病3 664例,年均发病率为4.17/10万;报告死亡病例1例,年均死亡率为0.001/10万。

2004~2009年包虫病报告发病率逐渐上升,至2009年达到最高峰,2010年报告发病率明显下降,至2012年再次达到小高峰,此后报告发病率呈现逐年下降趋势。(见图1-183)。

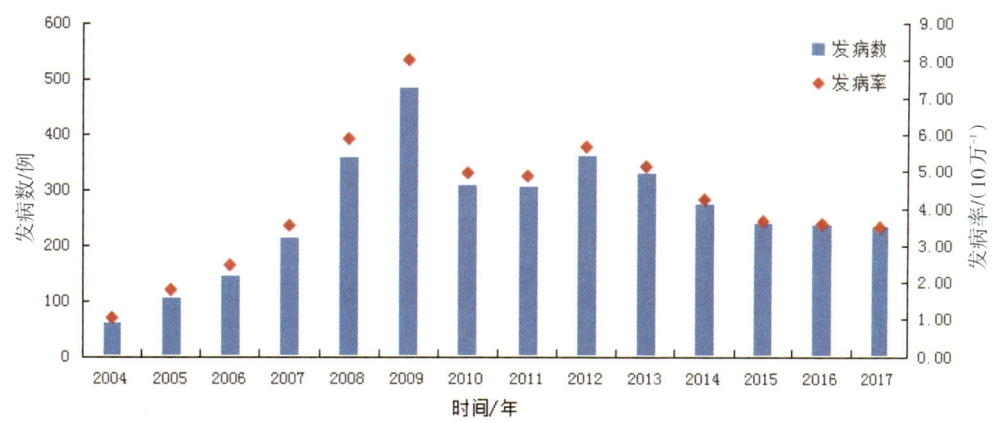

图1-183 2004~2017年宁夏包虫病发病趋势

(1)地区分布 全区22个县(市、区)均有病例报告,共报告病例3 664例,其中中卫市报告病例数最多,报告1 071例,占报告病例总数的29.23%;其次为固原市,报告943例,占25.747%。22个县(市、区)年均报告发病率波动在0.49/10万~10.05/10万之间,报告发病率居前五位的县(市、区)依次为同心县(10.05/10万)、海原县(8.67/10万)、中宁县(8.50/10万)、原州区(7.25/10万)和盐池县(7.00/10万);报告发病率较低的县(市、区)依次为隆德县(0.49/10万)、泾源县(0.51/10万)、大武口区(0.59/10万)、惠农区(0.60/10万)和西夏区(1.26/10万)(见图1-184)。

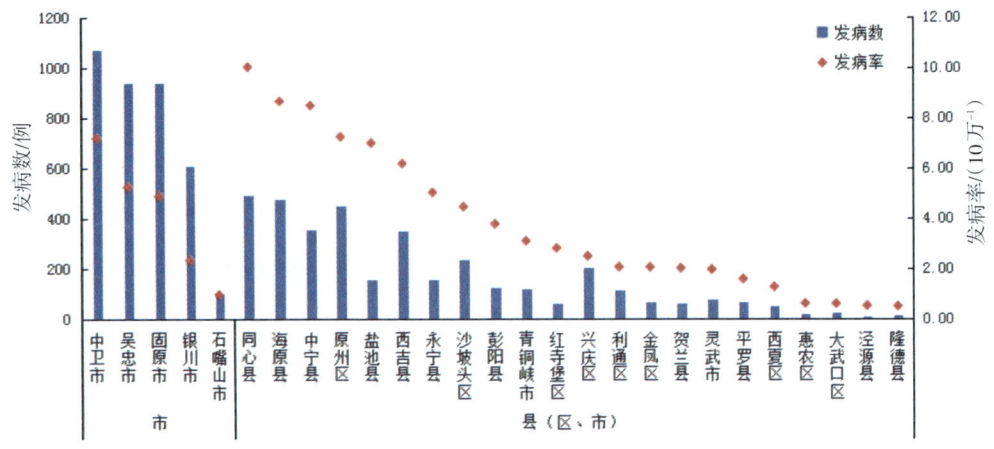

图1-184 2004~2017年宁夏包虫病发病地区分布

（2）时间分布 包虫病全年均可发病，3月份出现一个小高峰，之后报告病例数逐渐下降，10月份又开始小幅度上升（见图1-185）。

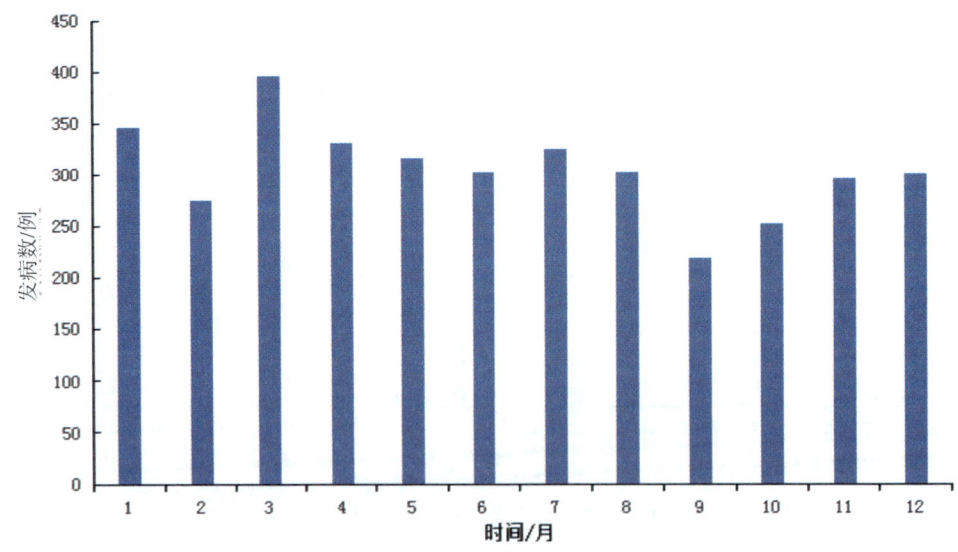

图1-185 2004~2017年宁夏包虫病发病月分布

（3）人群分布

①年龄及性别分布 2004~2017年共报告包虫病病例3 664例，其中男性1 731例，年均发病率为3.85/10万；女性1 933例，年均发病率为4.50/10万；男女性别比为0.90∶1，报告发病率女性高于男性。发病人群主要集中在25~74岁年龄组，占报告病例总数的88.18%，报告发病率随年龄增长呈现上升趋势，70~74岁年龄组报告发病率最高，为19.52/10万（见图1-186）。

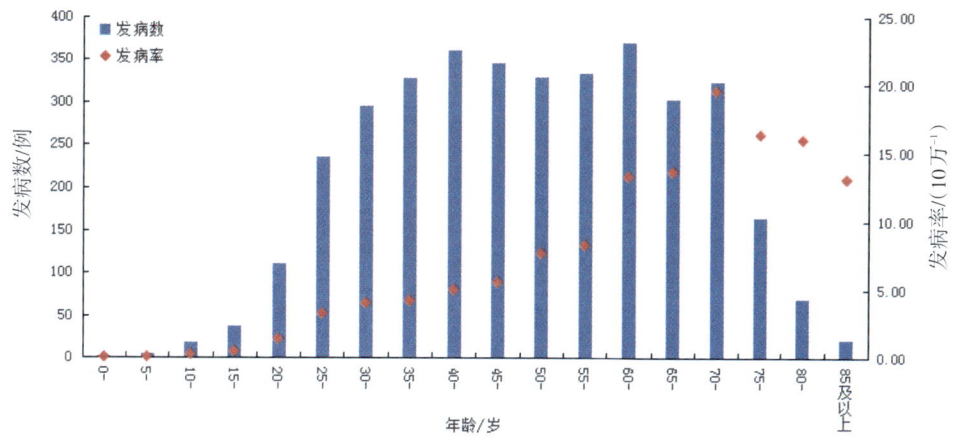

图1-186 2004~2017年宁夏包虫病发病年龄分布

②职业分布 发病人群主要以农民为主,报告2 860例,占78.05%(见图1-187)。

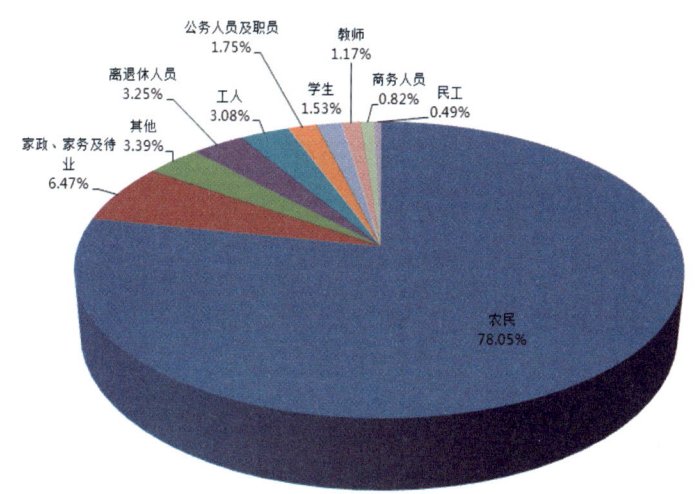

图1-187 2004~2017年宁夏包虫病发病职业分布

五、新生儿破伤风

新生儿破伤风又称"四六风""脐风""七日风"等,是由于破伤风杆菌自脐部侵入而引起的一种感染性疾病。发病的主要原因是接生时用未经严格消毒的剪刀剪断脐带,或接生者双手不洁,或出生后不注意脐部的清洁消毒,致使破伤风杆菌自脐部侵入所致。新生儿破伤风自2010年以后归妇幼机构管理。2004~2017年,随着全区新生儿住院分娩率不断提高,其报告发病率呈整体下降趋势。

2004~2017年全区共报告132例,年平均报告发病率为0.11‰,报告死亡9例,年平均报告死亡率为0.007 5‰,病死率为6.82%。其中2004年报告病例数最高

(30例),报告发病率为0.32‰,2004~2013年报告发病率整体呈下降趋势,2014~2015年连续两年无病例报告,2016报告4例,2017年报告1例。14年间全区新生儿破伤风报告发病率由2004年的0.32‰下降至2017年的0.012‰,报告病例的县(市、区)数量也逐年减少(见图1-188)。

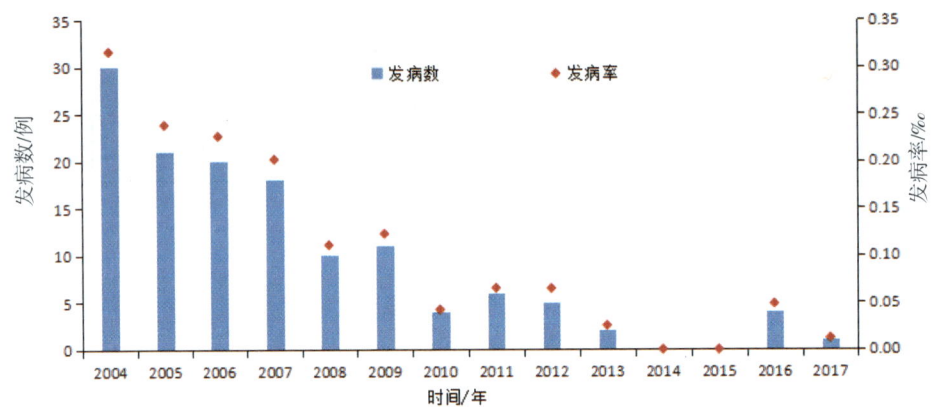

图1-188 2004~2017年宁夏新生儿破伤风发病趋势

(1)地区分布 2005~2017年,全区共报告102例,年平均报告发病率为0.092‰,报告死亡6例,年平均报告死亡率为0.005 4‰,病死率为5.88%。五市中,固原市报告发病数(48例)和报告发病率(0.17‰)均为最高,石嘴山市报告发病数(4例)和报告发病率(0.04/‰)均为最低;全区22个县(市、区)中除平罗县、盐池县和红寺堡区外均有病例报告,报告发病率居前五位的县(市、区)依次为西吉县(0.20‰)、原州区(0.19‰)、泾源县(0.13‰)、大武口区(0.12‰)和同心县(0.12‰),报告发病率最低的县(市、区)是青铜峡市(0.02‰),其次是利通区(0.03‰)、贺兰县(0.03‰)、沙坡头区(0.03‰)和灵武市(0.04‰)(见图1-189)。

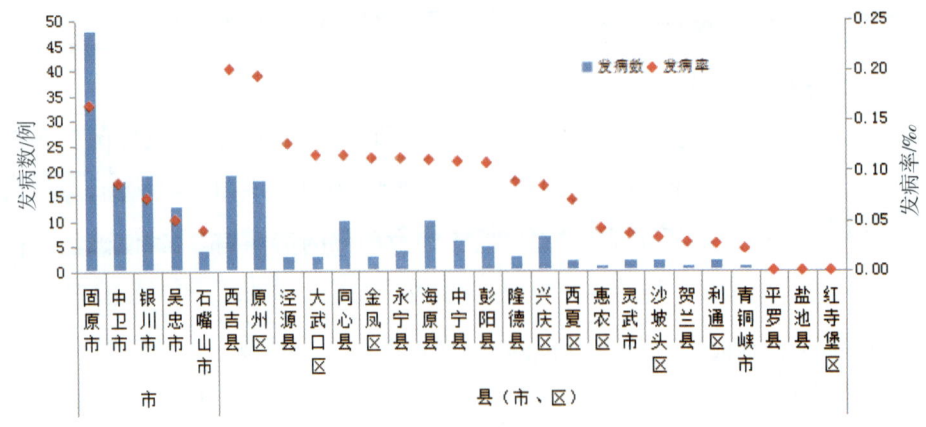

图1-189 2005~2017年宁夏新生儿破伤风发病地区分布

(2)时间分布 2004~2017年,新生儿破伤风全年均有病例报告,发病时间无季节性分布,报告发病数相对较多的月份分别是:9月份(20例),8月和6月(各15例)和11月份(13例)(见图1-190)。

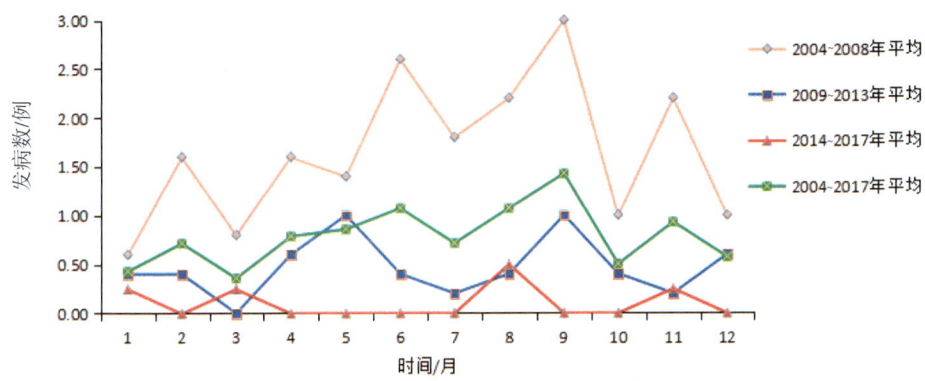

图1-190 2004~2017年宁夏新生儿破伤风发病月分布

(3)性别分布 2004~2017年间全区报告男性102例,死亡5例,年均报告发病率为0.16‰,年均报告死亡率为0.008‰,病死率为4.90%;报告女性30例,死亡4例,年均报告发病率为0.052‰,年均报告死亡率为0.006 9‰,病死率为13.33%,报告发病男女性别比为3.4∶1。

第二章 传染病突发应急与响应

第一节 应急体系建设

宁夏疾病预防控制中心卫生应急工作在原宁夏卫生和计划生育委员会的正确领导下,按照"预防为主、常备不懈;统一领导、分级负责;全面响应、保障健康;依法规范、措施果断;依靠科学、加强合作"的要求,以"一案三制"为核心,建立了"统一指挥、反应灵敏、协调有序、运转高效"的管理机制,提高了应对突发公共卫生事件的能力,高效处置了全区各类重大突发公共卫生事件和传染病疫情。

一、组织领导

强有力的组织领导,是及时、高效、有序开展突发公共卫生事件应急处置工作的根本基础。2003年,宁夏疾病预防控制中心成立了突发公共卫生事件应急领导小组,下设领导小组办公室,有效地确保了各项应急处置及防控措施的高效落实。2004年原宁夏卫生厅成立应急办公室后,宁夏疾病预防控制中心也随之成立卫生应急办公室,挂靠在中心综合业务管理科。2015年4月,根据宁夏疾病预防控制中心科室设置和工作需要,卫生应急办公室独立设置开展工作。

宁夏疾病预防控制中心根据卫生应急工作形势的不断变化和工作需要,以及领导分工和工作人员岗位变化情况,每隔两年对领导小组和专业防控组人员进行及时调整,不断细化各专业工作组分工及工作职责,各专业组下设小组和不同梯队,进一步提高突发公共卫生事件的监测预警、应急准备、现场处置以及效果评估等应急处置能力。

二、制度及预案建设

为切实保证突发公共卫生事件应急管理工作的持续发展,宁夏疾病预防控制中心高度重视制度及预案的制定完善,不断促进突发公共卫生事件应急管理工作的规范化、标准化建设。根据《中华人民共和国传染病防治法》《突发公共卫生事件应急条例》等法律法规及宁夏有关突发公共卫生事件应急处理的相关规定,结合宁夏的实际,宁夏疾病预防控制中心先后制定出台了《突发信息报告管理制度》《应对突发公共卫生事件现场调查工作制度》《应对突发公共卫生事件应急处理工作制度》等一系列应急管理、报告、调查处置等规范制度及文件。通过制度建设确保了突发公共卫生事件应急管理工作的科学化、制度化,为今后应急工作的开展打下了良好的基础。

在应急预案建设方面,制定印发了《鼠疫应急预案》《传染性非典型肺炎(SARS)应急预案》《霍乱应急预案》《人感染高致病性禽流感应急预案》《流行性出血热应急预案》《疫苗针对疾病应急预案》《食物中毒应急预案》《职业中毒应急预案》《毒鼠强急性剧毒灭鼠剂中毒应急预案》《群体性不明原因疾病应急预案》《环境污染事件应急预案》《预防接种反应与事故应急预案》《突发公共卫生事件健康传播应急预案》《安全生产应急预案》等14个应急预案;2008年,制定印发了《自治区疾控中心实验室生物安全事件应急预案》;2009年,制定印发了《自治区疾控中心应对甲型H1N1流感准备计划和应急预案》;2010年,参与制定了《自治区卫生厅抗洪救灾卫生应急预案》和《自治区卫生厅抗震救灾卫生应急预案》;2012年,按照原宁夏卫生厅工作安排,制定了《宁夏食源性疾病突发事件应急预案》;为了有效预防中东呼吸综合征,制定了《宁夏新型冠状病毒疫情应急预案》;2013年,制定了《自治区疾病预防控制中心人感染H7N9禽流感疫情防控应急预案》。通过预案完善,明确职责与分工,规范应急反应工作程序及标准,有效地确保应急工作有章可循,提升了突发公共卫生事件应急处置能力。

三、培训演练

多年来,宁夏疾病预防控制中心一直加强应急管理人才建设,先后选派10余名业务骨干前往国家和先进省份进修学习应急工作,不断丰富应急工作思路,开拓应急工作视野。同时,组织开展全体应急人员培训学习,针对新发、再发传染病,结合原国家、宁夏卫生和计划生育委员会发布的相关卫生应急法律法规、条例以及每年全区处置的典型案例开展培训,提高了应急队伍水平。

宁夏疾病预防控制中心积极开展各类突发公共卫生事件应急演练活动,近几年先后组织开展了鼠疫、炭疽、埃博拉病毒病等突发事件应急演练。

2012年在银川市月牙湖组织开展了人感染高致病性禽流感疫情、不明原因职业中毒应急演练活动。

2013年,针对我国脊髓灰质炎输入疫情的严峻形势,为做好宁夏输入疫情的应对工作,开展了脊髓灰质炎输入疫情应急演练,并邀请各市、县(市、区)人员参加了观摩和点评。

2014年,按照宁夏儿童免疫工作和重大疾病防控领导小组办公室统一安排,参与"宁夏口岸埃博拉病毒病留观病例与疑似病例转运演练活动";2014年4月,在原宁夏卫生和计划生育委员会应急办公室、宁夏疾病预防控制中心的指导下,灵武市卫生局举办了灵武市人间鼠疫防控应急演练,灵武市疾病预防控制中心、灵武市公安局、临河镇人民政府、灵武市人民医院等多家单位40多人参加了演练,宁、内蒙古、陕三省(自治区)十县(市、旗、区)六届六次鼠防联防政府主管领导、卫生局局长、疾病预防控制中心主任、鼠防专业人员及市属各医疗卫生单位负责人100多人参加了观摩。

2015年1月,开展了宁夏疾控机构"埃博拉病毒病疫情防控"个人防护演练活动;2015年5月,海原县举办人间鼠疫疫情突发公共卫生事件防控应急演练活动,宁夏疾病预防控制中心10余人作为参演队伍和技术指导专家组受邀参加了应急演练;2015年10月,在甘、宁两省(自治区)三市五县(区)第40届鼠疫联防工作会议期间,在海原县鼠疫监测点举行了突发公共卫生事件暨鼠疫防控应急演练。国家疾病预防控制中心鼠布基地、宁夏人民政府应急办公室、原甘肃省卫生和计划生育委员会、甘肃省疾病预防控制中心、原宁夏卫生和计划生育委员会、宁夏疾病预防控制中心等部门的领导、三市五县(区)政府主管领导、联防区卫生部门、疾控机构鼠防工作人员共100余人参加了观摩。

2016年4月,在"全国疟疾日"到来之际,根据原国家卫生和计划生育委员会办公厅《关于组织开展2016年全国疟疾日宣传活动的通知》精神,按照原宁夏卫生和计划生育委员会疟疾防控相关工作要求,4月22日,宁夏疾病预防控制中心组织开展宁夏输入性疟疾疫情处置演练活动。本次演练选择桌面演练的方式,以宁夏报告1例输入性疟疾病例为背景,从病例的发现和报告、流行病学调查和采样复核、实验室复核和分型、临床治疗和病例随访、开展健康教育五个场景进行了演练。演练重点检验输入性疟疾病例的发现报告、调查处置、诊治医疗、检验检测及跟踪管理等各项能力,并找出问题和不足,及时改进和提高处置能力。

2017年,为做好宁夏中阿博览会期间及2017年赴沙特朝觐人员返回后中东呼吸综合征疫情防范和应对工作,提高相关部门和单位疫情防控协同作战能力,确保各个环节有序衔接,各项措施有效落实,宁夏疾病预防控制中心应急队员参与了原宁夏出入境检验检疫局组织开展的宁夏口岸呼吸道传染病疑似病例转运模拟演练活动。

第二节 应急机制建设

近年来,宁夏疾病预防控制中心的应急机制不断完善,通过开展风险评估、风险沟通、联防联动机制等工作,在应对传染病疫情,重大会议、重大活动等卫生应急保障中发挥了一定的作用。

一、风险评估

2012年年初,按照中国疾病预防控制中心和原宁夏卫生厅要求,依据《突发事件公共卫生风险评估管理办法》《全国疾病预防控制机构卫生应急工作规范》(试行)等规范的要求,启动了突发公共卫生事件风险评估工作,对全区突发公共卫生事件及重点关注的传染病进行风险评估,按照月度、季度形成突发公共卫生事件及需关注的传染病风险评估报告,上报原宁夏卫生和计划生育委员会、中国疾病预防控制中心,对宁夏各类突发公共卫生事件相关信息进行分析和评估,并对宁夏新发再发和输入性传染病疫情、大型活动、自然灾害等开展全面、深入的专项公共卫生风险评估,为上级卫生行政部门提供决策依据。

二、风险沟通

每月汇总法定传染病疫情信息,上报原宁夏卫生和计划生育委员会,同时在宁夏疾病预防控制中心网站上进行公布。每周搜集国内外重大突发公共卫生事件及传染病疫情,形成周报,上报原宁夏卫生和计划生育委员会。结合卫生宣传日,开展大众宣传、接受媒体采访,普及传染病防治知识,不断提高卫生应急人员风险沟通的能力,不断提高公众对传染病的认识水平和防护能力。如在"7·28"世界肝炎日、"9·28"世界狂犬病日,做客宁夏新闻广播直播间,介绍病毒性肝炎、狂犬病防治科普等有关内容;发生炭疽疫情时,及时接受中央电视台驻宁夏站记者采访,介绍炭疽防治知识,正确引导舆论导向。

三、联防联控

通过传染病联防联控工作机制,巩固卫生、教育、农业、林业、商业、旅游、原食药局和原出入境检验检疫等部门之间的沟通合作机制,完善部门间风险信息共享,协同加强重大传染病疫情防控和突发公共卫生事件监测与应对处置,重点落实对人感染H7N9禽流感、不明原因肺炎、炭疽、布病、狂犬病等重点传染病的防控措施,同时加强防范寨卡病毒病、黄热病、埃博拉病毒病和中东呼吸综合征(MERS)等新发和输入传染病的输入。

2017年宁夏疾病预防控制中心与宁夏动物疾病预防控制中心建立联防联控工作机制,签订《宁夏人畜共患病联防联控工作协议书》,共同开展禽流感、狂犬病、炭疽、布病和包虫病等人畜共患病的预防、控制和研究工作。签订《人畜共患疾病联防联控工作会商协议》,定期召开会商会议,互通疫情信息,共同研究制定适合宁夏的人畜共患病预防控制方案,共同商讨工作中存在的问题和解决方案。2017年举办会商会议2次。

第三节　卫生应急能力

无论是在2003年的SARS疫情、2008年汶川地震、2009年流感、2010年玉树地震和同心抗洪救灾的突发事件中,还是在中阿博览会,朝觐人员中东呼吸综合征防控等重大活动中,宁夏疾病预防控制中心卫生应急处置、监测预警等能力不断加强。

一、应急指挥

按照原宁夏卫生和计划生育委员会的统一指挥和要求,宁夏疾病预防控制中心开展突发公共卫生事件快速反应和响应机制。

2010年,为进一步健全突发公共卫生事件应急反应体系、提升突发公共卫生事件应急处置能力,在原宁夏卫生厅的资金支持下,由宁夏疾病预防控制中心牵头,建成了覆盖宁夏所有疾控机构的远程视频会商系统,实现了国家—自治区—市—县四级视频会议网络的互联互通和突发事件的快速响应应对。在宁夏的甲流防控、手足口病防治、碘缺乏病消除、麻疹强化免疫、中东呼吸综合征防控、埃博拉病毒病防控等重大疾病防控工作中发挥了积极作用。

二、监测预警

2004年1月1日,国家突发公共卫生事件管理信息系统网络报告正式运行,运行14年来,宁夏疾病预防控制中心认真做好每日突发公共卫生事件报告的审核工作,每月、季、年进行分析网络报告管理工作,宁夏突发公共卫生事件的报告质量和时效得到了进一步提升,疫情分析、研判、预测、预警工作能力得到了高效落实。

2008年4月国家传染病自动预警信息系统开始使用,针对本地某种特殊的单病例进行自动预警,以县为单位采用移动百分位数对本地常见传染病进行自动预警,初步实现了传染病暴发的早期自动预警。

三、应急队伍

宁夏疾病预防控制中心采取"平时分散、战时集中、平战结合"的工作方式动态管理应急队员。2003年宁夏疾病预防控制中心建立了突发公共卫生事件应急处置领导小组和各专业工作组,并根据人事变动及时进行调整。2013年,在全体专业技术人员中,选拔成立了一支专业学历高、综合素质强、反应速度快、奉献精神强、年龄结构合理的20人专业应急小分队。最近一次调整为2016年,专业应急组由传染病防控组、鼠疫应急组、食物中毒应急组等9支队伍约100人组成,各专业工作组工作职责分别如下。

(一)传染病防控组:负责新发再发传染病,不明原因肺炎、MERS、流感等重点传染病所引发的突发公共卫生事件现场处置工作。主要工作包括开展现场调查和处置工作,向领导小组提出具体控制措施;对疫情进行分析并撰写书面报告报领导小组;指导下级疾病预防控制机构开展相关工作。

(二)鼠疫应急组:负责鼠疫突发公共卫生事件现场处置应对工作;向领导小组提出具体控制措施;开展鼠疫相关的流行病学调查工作,依据流行病学线索、临床症状、实验室诊断等综合判定,查找传染源,确定传播途径,明确传播范围和传染程度;开展隔离工作,防止疫情扩大蔓延;制定消杀灭计划,防止鼠疫疫情扩散;疫情结束后,及时撰写书面报告报领导小组。

(三)食物中毒应急组:负责食源性疾病、食物中毒或疑似食物中毒所引发的突发公共卫生事件现场处置工作;开展现场调查和处置工作,向领导小组提出具体控制措施;对疫情进行分析并撰写书面报告报领导小组;指导下级疾病预防控制机构开展相关工作。

(四)环境污染及水污染应急组:负责环境污染及水污染所引发的突发公共卫生事件现场处置工作;开展水与环境污染事件现场调查及样品采集并提出应对措施的建议;指导下级疾病预防控制机构开展相关工作。

(五)核和辐射应急组:负责核和放射事故所引发的突发公共卫生事件现场处置工作;开展现场监测,初步确定性质、事故级别和类别,进行放射性事故分析,对后果进行评价和预测;提出有效防护措施的建议;特殊情况下组织、协调人员疏散,进行事故危害程度和流行病学调查;向应急领导小组提出应急响应措施启动、应急状态终止等建议。

（六）消毒与隔离组:负责各类突发公共卫生事件和疫情的消毒与隔离工作。包括对疫点、可能污染的物品、疫区的饮用水、病人或疑似病人或可能污染的区域进行消毒,必要时进行空气消毒。指导下级疾病预防控制机构开展相关工作。

（七）实验室检测组:承担全区突发公共卫生事件病例标本的检验检测工作;负责或指导标本的采集、保存和运送;提出检验检测试剂、耗材的储备和采购计划;开展实验室检测质量控制;对不能开展的检测项目或按规定需要复检的标本,及时送国家相关部门进行检测或鉴定。

（八）信息与宣传组:负责疫情相关资料的收集、整理、分析、上报,及时掌握国际国内和区内疫情动态变化,分析预测疫情发展,为决策提供技术支持;开展舆情监测,加强与各部门的信息交流与沟通。

（九）后勤保障组:负责突发公共卫生事件预防控制后勤保障工作;做好各种防护用品、调查采样设备、消毒药械等的采购和储备;做好车辆维护,确保正常运行;配合突发公共卫生事件应急队伍装备的组建和协调。

四、应急物资储备

突发公共卫生事件应急处置离不开应急物资的支撑,宁夏疾病预防控制中心自成立以来积极做好应急物资的储备工作,定期对应急物资进行梳理检查,及时补充完善,确保在发生突发公共卫生事件时应急处置工作及时、有序开展。截至2017年,中心共储备应急物资如下。

（一）个人防护用品:主要用于处理传染病、食物中毒现场流行病学调查、样品采集、疫点消杀等使用的一次性个人防护用品,包括个人防护服、N95防护口罩、防护手套、防护帽等防护用品;用于急性职业中毒、化学泄露、核辐射等事件处置的非一次性个人防护用品,包括A级防护服、B级防护服、化学防护服、空气呼吸器等防护用品。

（二）应急处置装备类:主要用于传染病、食物中毒等疫情现场处置的装备,包括传染病现场处置,食物中毒现场处置、生物样品采集、放射去污装备等装备箱;以及用于发生重大自然灾害时后勤保障物资不能立即到达现场时应急人员现场使用的个人生活必需品,主要为个人携行装备。

（三）消杀物资类:主要用于传染病疫情的现场消杀的器械和药品,包括各类消毒喷雾器、消毒灯以及过氧乙酸、含氯消毒剂等消毒药物。

（四）后勤保障类：主要为保障应急工作正常进行的后勤装备，包括空气压缩机、汽油发电机、帐篷等物资。

宁夏疾病预防控制中心的应急物资，设置1名专职人员管理，定期进行保养维护。设有3间应急物资库房，对应急物资分门别类进行放置。

五、应急检测技术储备

宁夏疾病预防控制中心高度重视应急检测技术储备工作，截至2017年年底，实验室可以应对60种疾病及458种化学物质的检测。其中，细菌学可开展沙门氏菌、金黄色葡萄球菌、伤寒副伤寒沙门氏菌、肺炎衣原体等27种病原体的检测。毒理学可开展鼠疫、炭疽和疟疾病原学的检测。病毒学可开展狂犬病毒、SARS冠状病毒、中东呼吸综合征冠状病毒等30种病毒的检测。理化学可开展化学毒物、重金属、有机磷农药、添加剂等458种化学物质的检测。

六、技能竞赛

为全面提高宁夏各级疾病预防控制机构卫生应急理论和技能水平，进一步促进卫生应急能力建设，提升突发公共卫生事件应对和处置水平，根据原国家卫生和计划生育委员会的要求，在2014年和2017年开展了两次突发公共卫生事件应急处置技能竞赛活动。

2014年，根据原国家卫生和计划生育委员会应急办《关于开展突发传染病防控和突发中毒事件应急处置全国技能竞赛活动的通知》和原宁夏卫生和计划生育委员会《关于开展全区突发急性传染病防控和突发中毒事件应急处置技能竞赛活动的通知》精神和要求，宁夏及五市疾病预防控制中心分别开展了突发应急事件应急处置技能竞赛活动。在原宁夏卫生和计划生育委员会的组织下，通过前期全区五市和宁夏疾病预防控制中心的预赛，自治区级复赛，层层选拔出7名优秀队员参加了2015年原国家卫生和计划生育委员会主办的全国应急处置技能竞赛复赛活动。宁夏派出参加全国复赛活动的两支代表队，分别取得了突发急性传染病防控技能竞赛三等奖和突发中毒事件应急处置技能竞赛三等奖的好成绩。

2017年，原国家卫生和计划生育委员会和中华全国总工会联合下发《关于开展全国卫生应急技能竞赛活动的通知》。根据通知的要求，原宁夏卫生和计划生育委员会召开了由宁夏疾病预防控制中心、银川市120急救中心、宁夏人民医院、宁夏医科大学总院等单位参加的协调会。原宁夏卫生和计划生育委员会和宁夏总工会联合印发了卫生应急技能竞赛工作手册。同时,宁夏疾病预防控制中心召开了全区卫生应急技能竞赛活动启动会。9月13~15日,由原宁夏卫生和计划生育委员会和宁夏总工会主办、宁夏疾病预防控制中心承办的"宁夏卫生应急技能竞赛决赛"在银川举行,通过前期预赛,全区五个市和宁夏6支代表队选拔出的54名优秀选手分别在突发急性传染病防控、突发中毒事件处置和突发事件紧急医学救援三个单元参加了决赛。11月14~16日,宁夏通过逐级选拔出的9名队员组成宁夏代表队,参加了全国卫生应急技能竞赛复、决赛,获得了团体优秀奖的好成绩。

第四节 突发公共卫生事件报告

突发公共卫生事件是指突然发生,造成或者可能造成社会公众健康严重损害的重大传染病疫情、群体性不明原因疾病、重大食物和职业中毒以及其他严重影响公众健康的事件。2004~2017年,全区通过"突发公共卫生事件管理信息系统"报告突发事件428起(不含Ⅳ级以下事件),各市、县(市、区)疾病预防控制中心均按照相关法律规范对疫情进行了现场处置,有效地控制了疫情。宁夏疾病预防控制中心参与指导了部分突发公共卫生事件应急处置工作。

一、突发公共卫生事件报告分析

(一)性质分类

1.按类别分类构成

2004~2017年宁夏共报告突发公共卫生事件428起,报告病例15 079例,死亡58人。报告事件主要为传染病事件,报告379起,占报告突发公共卫生事件总数的88.55%,报告病例13 605例,占报告病例总数的90.22%,死亡3人,占报告死亡总数的5.17%;突发中毒事件41起,占报告事件总数的9.58%,报告病例1 171例,占报告病例总数的7.77%,死亡47人,占报告死亡总数的81.03%;环境污染事件6起,占报告事件总数的1.40%,报告病例150例,占报告病例总数的0.99%,死亡8人,占报告死亡总数的13.79%;其他突发公共卫生事件报告2起,占0.47%,报告病例153例,占报告病例总数的1.01%,无死亡(见图2-1)。

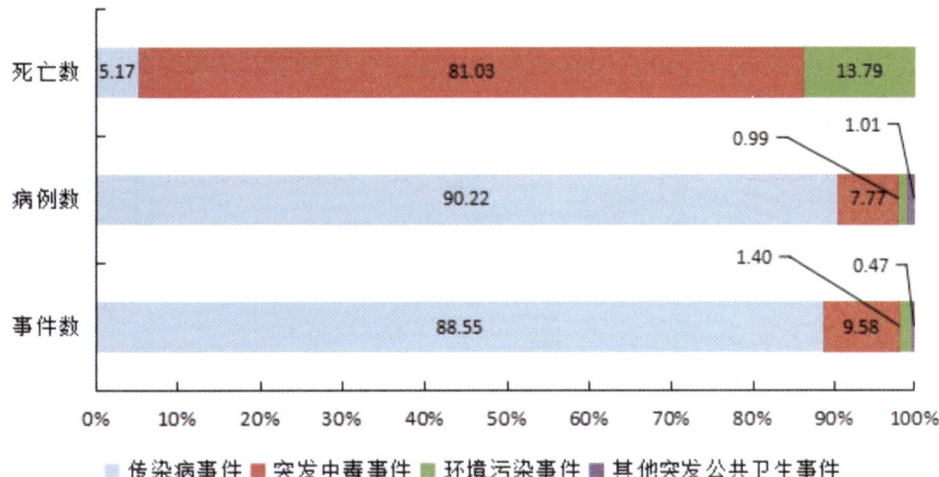

图2-1 2004~2017年突发公共卫生事件类型构成情况

2.按级别分类构成

一般事件404起,占报告事件总数的94.39%,报告病例14 400例,占报告病例总数的95.50%,死亡15人,占报告死亡总数的25.86%;较大事件22起,占报告事件总数的5.14%,病例667例,占报告病例总数的4.42%,死亡33例,占报告死亡总数的56.90%;重大事件2起,占报告事件总数的0.47%,病例12例,占报告病例总数的0.08%,死亡10人,占报告死亡总数的17.24%(见图2-2)。

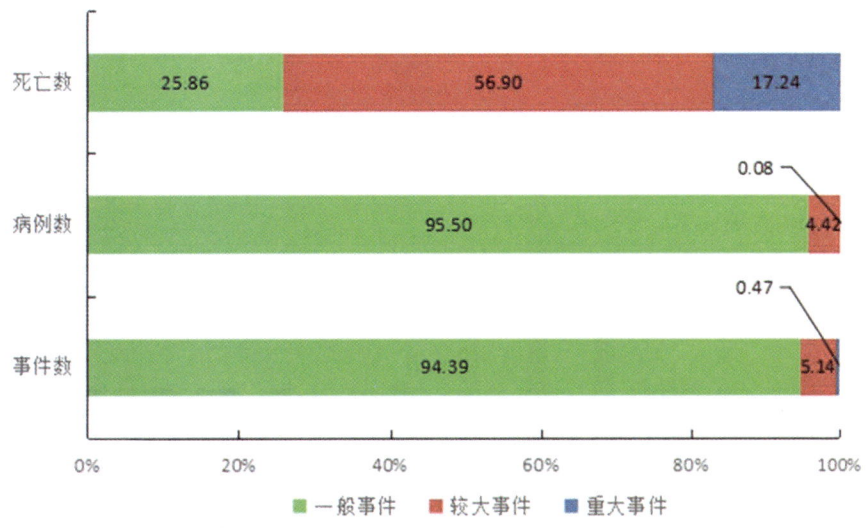

图2-2 2004~2017年突发公共卫生事件级别构成情况

(二)时间分布

2004~2017年期间,2005年报告突发公共卫生事件数较2004年有所下降,2005~2009年报告事件数呈逐年上升趋势,2010年后报告事件数总体呈现下降趋势(见图2-3)。

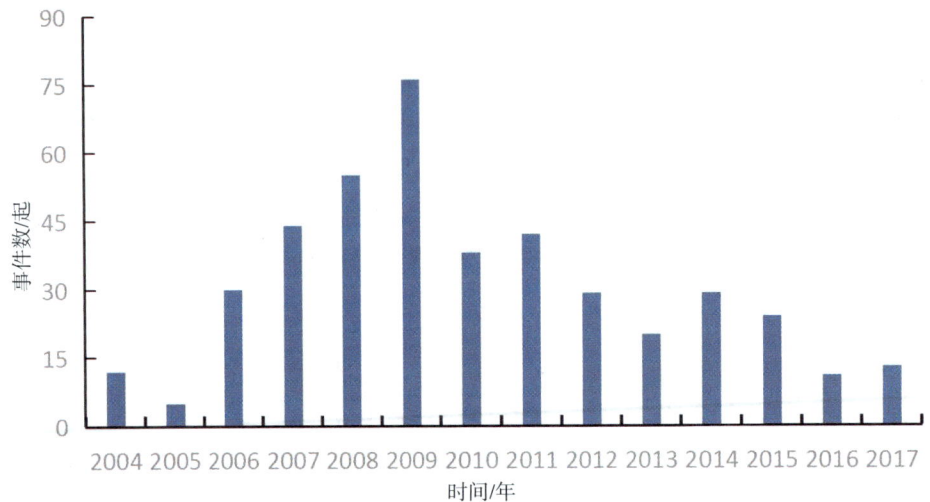

图2-3 2004~2017年突发公共卫生事件报告数情况

从突发公共卫生事件报告的月份分布来看,4、5、6月份报告事件数较多,共报告事件219起,占报告事件总数的51.17%;2月、7月、8月份报告事件数较少,共报告事件18起,占4.21%(见图2-4)。

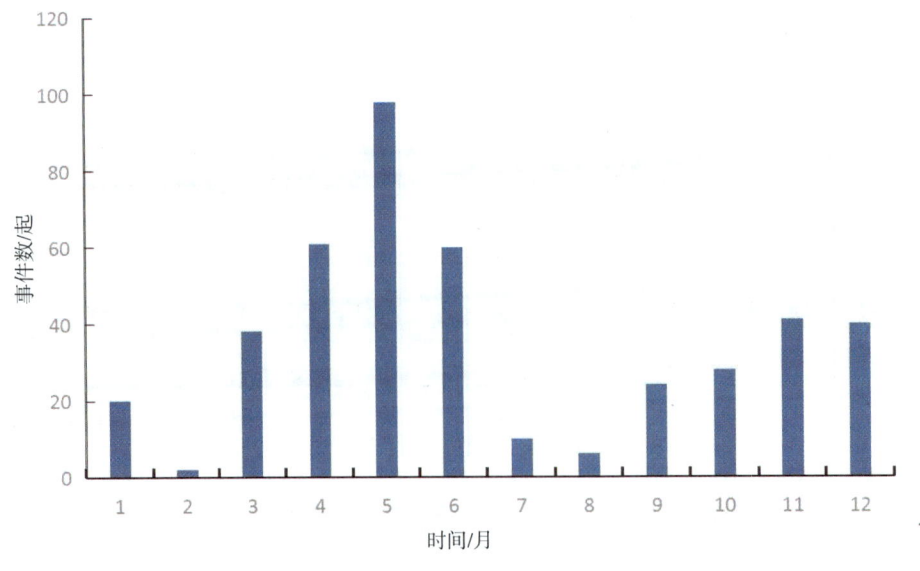

图2-4 2004~2017年突发公共卫生事件月报告情况

(三)地区分布

宁夏五市均有突发公共卫生事件报告,银川市报告最多,报告162起,占报告突发公共卫生事件总数的37.85%;报告病例4 514例,占报告病例总数的29.94%;死亡16例,占突发公共卫生事件报告死亡总数的27.59%。固原市报告101起,占报告事件总数的23.60%;报告病例数5 667例,占报告病例总数的37.58%;死亡7人,占死亡病例总数12.07%。石嘴山市报告66起,占报告事件总数的15.42%;报告病例数1 575例,占报告病例总数的10.44%;死亡6人,占死亡病例总数的10.34%。吴忠市报告58起,占报告事件总数的13.55%;报告病例数2 452例,占报告病例总数的16.26%;死亡16人,占死亡病例总数的27.59%。中卫市报告事件数相对较少,报告事件数40起,占报告事件总数的9.35%;报告病例数843例,占报告病例总数的5.59%;死亡13人,占报告死亡总人数的22.41%。宁东报告1起,报告病例28例,无死亡(见图2-5)。

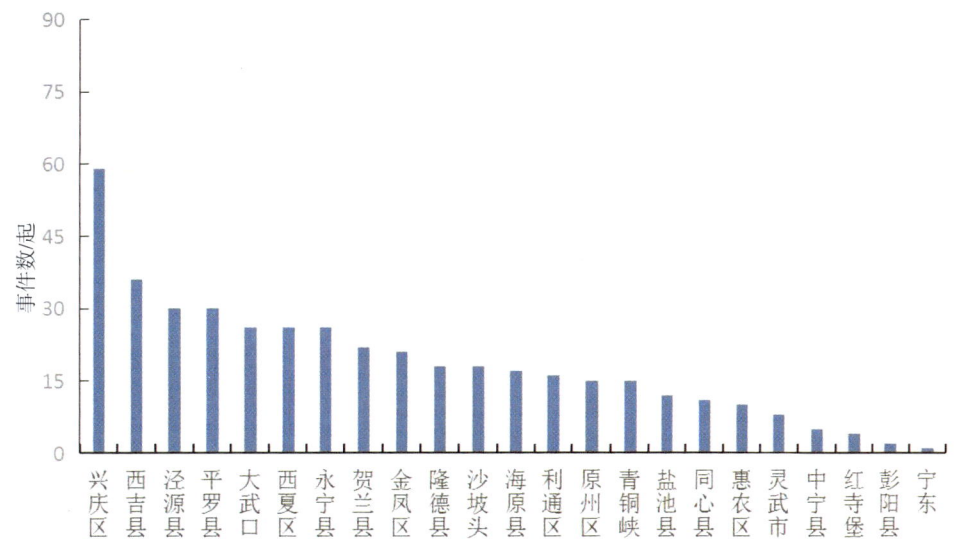

图2-5 2004~2017年各县区突发公共卫生事件报告情况

(四)人群分布

中小学校、幼儿园是宁夏突发公共卫生事件高发场所,学生是突发公共卫生事件的高发人群。2004~2017年学校报告突发公共卫生事件371起,占报告事件总数的86.68%,报告病例12 458例,占报告病例总数的82.62%,无死亡。学校事件主要发生在农村小学,报告173起,占报告事件总数的40.42%,病例6 658例,占44.15%;城市小学和县镇小学次之,分别报告48起和44起,分别占11.21%和

10.28%,病例分别报告1 246例和1 470例,分别占8.26%和9.74%。其他事件报告57起,占报告事件总数的13.32%,报告病例2 621例,占报告病例总数的17.38%,死亡58人,见表2-1。

表2-1 2004~2017年突发公共卫生事件人群分布

类别		事件数	病例数
学校事件	农村小学	173	6 658
	城市小学	48	1 246
	县镇小学	44	1 470
	城市幼儿园	14	281
	农村幼儿园	13	289
	工读教育	8	334
	城市初中	3	59
	农村初中	3	79
	中等职业学校	3	43
	城市高中	3	193
	县镇幼儿园	3	55
	县镇初中	2	53
	其他学校	54	1 698
	小计	371	12 458
其他事件		57	2 621
合计		428	15 079

二、事件分类

2004~2017年报告突发公共卫生事件428起。其中传染病事件379起,报告13 605例,死亡3例。突发中毒事件41起,报告1 171例,死亡47例。环境因素事件6起,报告150例,死亡8例。其他公共卫生事件报告2起,报告153例,无死亡。一般事件404起,较大事件22起,重大事件2起。

(一)传染病事件

传染病事件379起,占88.55%,报告13 605例,占90.22%,死亡3例,占5.17%。一般事件378起,较大事件1起。无甲类传染病报告,乙类传染报告17起,报告510例,死亡3例,为皮肤炭疽、甲肝、甲型H1N1流感、麻疹、狂犬病、细菌性痢疾和流脑疫情。丙类传染病报告188起,报告8 634例,无死亡,为流行性腮腺炎、风疹、手足口病和流行性感冒。其他传染病174起,报告4 461例,无死亡,均为水痘。

1. 乙类传染病

(1) 皮肤炭疽 皮肤炭疽报告6起,报告35例,无死亡。平罗县、同心县、原州区、彭阳县、沙坡头区和海原县各报告1起,分别报告16例、6例、3例、2例、3例和5例,见表2-2。

表2-2　2004~2017年宁夏皮肤炭疽突发疫情

年份	地区	事件起数	病例数	死亡数	波及人数
2004	—				
2005	石嘴山市	1	16	0	170
2006	吴忠市	1	6	0	138
	中卫市	1	3	0	30
2007	固原市	1	2	0	17
2008	—				
2009	中卫市	1	5	0	214
2010~2011	—				
2012	固原市	1	3	0	86
2013~2017	—				
合计		6	35	0	655

(2) 甲肝 甲肝报告5起,报告336例。西吉县报告2起,报告70例,灵武市、原州区和彭阳县各报告1起,分别报告52例、23例和191例,见表2-3。

表2-3　2004~2017年宁夏甲肝突发疫情

年份	地区	事件起数	病例数	死亡数	波及人数
2004~2006	—	—	—	—	—
2007	固原市	2	251	0	13 621
2008	银川市	1	52	0	6 390
	固原市	1	23	0	4 749
2009	固原市	1	10	—	518
2010~2017	—	—	—	—	—
合计		5	336	0	25 278

（3）甲型H1N1流感 甲型H1N1流感报告2起，报告38例，死亡1例。兴庆区报告1起，报告死亡1例，金凤区报告1起，报告37例，见表2-4。

表2-4 2004~2017年宁夏甲型H1N1流感突发疫情

年份	地区	事件起数	病例数	死亡数	波及人数
2004~2010	—				
2011	银川市	1	37	0	3 221
2012	—				
2013	银川市	1	1	1	1
2014~2017	—				
合计		2	38	1	3 222

（4）麻疹 麻疹报告1起，报告17例，无死亡，波及6 522例，为2009年永宁县报告。

（5）狂犬病 狂犬病报告1起，报告死亡1例，波及4人，为2011年兴庆区报告。

（6）细菌性痢疾 细菌性痢疾报告1起，报告75例，无死亡。为2004年兴庆区报告。

（7）流脑 流脑报告1起，报告8例，死亡1例，波及1 393例。为2007年西吉县报告。

2. 丙类传染病

（1）流行性腮腺炎 流行性腮腺炎报告107起，报告4 746例，无死亡。西吉县18起，兴庆区11起，泾源县10起，沙坡头区8起，海原县7起，平罗县6起，金凤区、贺兰县、青铜峡市各5起，西夏区、永宁县、利通区、同心县、隆德县各4起，大武口区、原州区各3起，红寺堡区、盐池县、灵武市各2起，见表2-5。

表2-5 2004~2017年宁夏流行性腮腺炎突发疫情

年份	地区	事件起数	病例数	死亡数	波及人数
2004	吴忠市	2	262	0	5 574
	固原市	2	1 296	0	1 296
2005	—	—	—	—	—
2006	银川市	5	143	0	2 018
	石嘴山市	6	157	0	7 189
	固原市	4	265	0	4 540
	银川市	1	16	0	1 392
2007	固原市	5	106	0	689
	中卫市	2	48	0	2 983

续表

年份	地区	事件起数	病例数	死亡数	波及人数
2008	银川市	4	105	0	7 760
	吴忠市	2	38	0	1 777
	固原市	2	50	0	808
	中卫市	4	83	0	1 300
2009	银川市	5	161	0	7 485
	石嘴山市	1	30	0	1 450
	吴忠市	2	67	0	1 017
	固原市	8	268	0	3 140
	中卫市	4	142	0	2 825
2010	银川市	7	259	0	7 352
	石嘴山市	2	30	0	1 875
	吴忠市	4	260	0	4 828
	固原市	3	80	0	552
2011	银川市	6	142	0	5 903
	吴忠市	2	43	0	1 822
	中卫市	1	18	0	2 370
2012	银川市	1	30	0	3 306
	吴忠市	4	152	0	4 907
	固原市	6	169	0	5 090
	中卫市	1	36	0	1 120
2013	银川市	1	55	0	1 545
	吴忠市	1	35	0	3 282
	固原市	5	122	0	3 773
	中卫市	3	59	0	2 884
2014	银川市	1	19	0	1 729
2015~2017	—	—	—	—	—
合计		107	4 746	0	105 581

（2）风疹 风疹报告32起，报告1 274例，无死亡。盐池县7起，永宁县、平罗县各4起，兴庆区、利通区、原州区各3起，西夏区、西吉县、大武口区各2起，金凤区、海原县各1起，见表2-6

表2-6 2004~2017年宁夏风疹突发疫情

年份	地区	事件起数	病例数	死亡数	波及人数
2004~2005	—	—	—	—	—
2006	银川市	2	171	0	2 626
2007	—	—	—	—	—
2008	银川市	2	32	0	673
2009	银川市	4	196	0	4 913
	石嘴山市	1	56	0	1 564
	吴忠市	9	453	0	8 702
	固原市	4	96	0	1 787
2010	吴忠市	1	18	0	266
	固原市	1	37	0	68
2011	中卫市	1	15	0	2 890
2012	石嘴山市	5	152	0	3 758
2013~2014	—	—	—	—	—
2015	银川市	1	32	0	2 112
	石嘴山市	1	16	0	4 085
2016~2017	—	—	—	—	—
合计		32	1 274	0	33 444

（3）手足口病 手足口病报告32起，报告502例，无死亡。兴庆区7起，西夏区和大武口区各4起，金凤区和贺兰县各3起，永宁县、惠农区和青铜峡市各2起，灵武市、盐池县、原州区、西吉县和宁东各1起，见表2-7。

表2-7 2008~2017年宁夏手足口病突发疫情

年份	地区	事件起数	病例数	死亡数	波及人数
2004~2007	—	—	—	—	—
2008	银川市	1	13	0	320
2009	银川市	7	103	0	2 118
	石嘴山市	2	25	0	857
	固原市	1	12	0	422
2010	银川市	6	89	0	2 901
	石嘴山市	1	13	0	315
	固原市	1	14	0	520

续表

年份	地区	事件起数	病例数	死亡数	波及人数
2011	石嘴山市	1	15	0	615
	吴忠市	1	27	0	397
	银川市	2	38	0	569
2012	银川市	1	11	0	272
	石嘴山市	1	29	0	320
2013	—	—	—	—	—
2014	吴忠市	2	27	0	1 031
	银川市	2	34	0	3 636
	宁东	1	28	0	501
2015	银川市	1	10	0	1 090
	石嘴山市	1	14	0	90
2016~2017	—	—	—	—	—
合计		32	502	0	15 974

(4)流行性感冒 流行性感冒报告17起,报告2 112例,无死亡。泾源县3起,西夏区2起,永宁县、贺兰县、大武口区、平罗县、利通区、青铜峡市、同心县、盐池县、红寺堡区、原州区、隆德县和海原县各报告1起,见表2-8。

表2-8 2004~2017年宁夏流行性感冒突发疫情

年份	地区	事件起数	病例数	死亡数	波及人数
2004	固原市	2	1 467	0	1 467
2005	—	—	—	—	—
2006	银川市	1	29	0	166
2007	银川市	2	74	0	2 036
	吴忠市	1	42	0	967
	中卫市	1	35	0	217
2008	吴忠市	3	214	0	3 413
	固原市	1	36	0	2 959
	石嘴山市	1	43	0	884
2009	吴忠市	1	21	0	1 290
	固原市	2	88	0	1 465
2010~2016	—	—	—	—	—
2017	银川市	1	33	0	7 400
	石嘴山市	1	30	0	1 799
合计		17	2 112	0	24 063

3. 其他传染病

（1）水痘　水痘报告174起，报告4 461例，无死亡。兴庆区31起，泾源县16起，大武口区14起，平罗县13起，永宁县和隆德县各11起，西夏区和金凤区各10起，西吉县9起，贺兰县、沙坡头区和惠农区各8起，原州区和青铜峡市各5起，灵武市和海原县各4起，利通区3起，同心县和中宁县各2起，见表2-9。

表2-9　2004~2017年宁夏水痘突发疫情

年份	地区	事件起数	病例数	死亡数	波及人数
2004~2005	—	—	—	—	—
	银川市	1	28	0	546
2006	石嘴山市	2	64	0	2 653
	中卫市	2	46	0	2 552
	银川市	11	228	0	9 211
	吴忠市	1	94	0	315
2007	中卫市	4	76	0	942
	固原市	1	56	0	136
	石嘴山市	5	80	0	4 064
	银川市	17	488	0	17 698
	吴忠市	2	160	0	2 097
2008	中卫市	4	83	0	2 709
	固原市	4	98	0	3 028
	石嘴山市	2	38	0	766
	银川市	8	337	0	7 354
	吴忠市	1	15	0	1 200
2009	固原市	7	225	0	2 386
	石嘴山市	1	30	0	369
	银川市	6	151	0	6 725
2010	固原市	3	55	0	1 046
	石嘴山市	1	38	0	1 125
	银川市	7	266	0	4 872
2011	中卫市	1	15	0	1 837
	固原市	8	213	0	3 522
	石嘴山市	3	61	0	2 414
2012	银川市	4	94	0	6 491

续表

年份	地区	事件起数	病例数	死亡数	波及人数
2013	固原市	1	35	0	431
	石嘴山市	3	51	0	1 374
	银川市	3	56	0	2 540
	固原市	1	41	0	245
	中卫市	1	23	0	593
	石嘴山市	2	44	0	2 798
2014	银川市	5	122	0	9 094
	固原市	10	264	0	5 058
	吴忠市	2	38	0	770
	石嘴山市	4	95	0	1 699
	银川市	5	83	0	8 277
	吴忠市	1	12	0	375
2015	中卫市	2	34	0	799
	固原市	2	30	0	576
	石嘴山市	6	123	0	2 051
	银川市	2	35	0	4 244
2016	吴忠市	3	71	0	5 272
	固原市	1	20	0	2 750
	石嘴山市	5	99	0	5 288
	银川市	5	72	0	6 697
2017	固原市	3	57	0	706
	石嘴山市	1	17	0	1 350
合计		174	4 461	0	149 045

（二）突发中毒事件

突发中毒事件41起，占9.58%，报告1 171例，占7.77%，死亡47例，占81.03%。一般事件18起，较大事件21起，重大事件2起。食物中毒23起，报告920例，死亡12例。急性职业中毒11起，报告93例，死亡26例。其他中毒7起，报告158例，死亡9例。

1.食物中毒

食物中毒23起，报告920例，死亡12例。兴庆区、西吉县各3起，西夏区、同心县、隆德县、海原县、平罗县各2起，永宁县、大武口区、红寺堡区、利通区、盐池县、泾源县、中宁县各1起，见表2-10。

表2-10 2004~2017年宁夏食物中毒突发疫情

年份	地区	事件起数	病例数	死亡数	波及人数
2004	银川市	1	53	1	54
	石嘴山市	3	198	0	375
	固原市	1	3	1	3
2005	吴忠市	1	4	1	4
2006	银川市	1	41	0	45
	吴忠市	1	45	0	108
	固原市	1	86	0	210
2007	银川市	1	3	2	3
	固原市	1	5	2	5
2008	固原市	1	25	1	51
	中卫市	1	3	2	3
2009	中卫市	1	39	0	39
2010	吴忠市	1	81	0	81
2011	固原市	2	51	2	72
2012	—	—	—	—	—
2013	吴忠市	1	37	0	41
2014	中卫市	1	41	0	641
2015	银川市	2	98	0	1 222
	吴忠市	1	60	0	258
2016	—	—	—	—	—
2017	银川市	1	47	0	273
合计		23	920	12	3 488

2. 急性职业中毒

自2004~2012年,宁夏通过职业病网络报告系统共报告急性职业中毒11起,报告93例,死亡26例。利通区3起,贺兰县、中宁县各2起,永宁县、平罗县、青铜峡市、沙坡头区各1起。自2013年由于职业卫生监管职责移交安全生产监督管理部门,职业病网络报告系统再没有接到急性职业中毒的报告,见表2-11。

表2-11 2004~2017年宁夏急性职业中毒突发疫情

年份	地区	事件起数	病例数	死亡数	波及人数
2004		—	—	—	—
2005	吴忠市	1	5	5	6
	中卫市	1	8	4	8
2006	吴忠市	1	5	1	5
2007	吴忠市	1	2	1	2
2008		—	—	—	—

续表

年份	地区	事件起数	病例数	死亡数	波及人数
2009	石嘴山市	1	3	0	3
	吴忠市	1	3	1	3
2010	中卫市	1	24	3	85
	银川市	1	9	3	14
2011	吴忠市	1	7	5	7
	中卫市	1	3	3	3
2012	银川市	1	24	0	60
2013~2017	—	—	—	—	—
合计		11	93	26	196

3.其他中毒

其他中毒7起,报告158例,死亡9例。兴庆区2起,永宁县、平罗县、同心县、利通区和海原县各1起。主要为铊中毒、鼠药中毒等,见表2-12。

表2-12 2004~2017年宁夏其他中毒突发疫情

年份	地区	事件起数	病例数	死亡数	波及人数
2004	—	—	—	—	—
2005	吴忠市	1	134	0	134
2006~2007	—	—	—	—	—
2008	银川市	1	2	1	2
2009	中卫市	1	4	1	4
2010	—	—	—	—	—
2011	银川市	2	12	1	12
2012~2013	—	—	—	—	—
2014	吴忠市	1	3	3	3
2015~2016	—	—	—	—	—
2017	石嘴山市	1	3	3	3
合计		7	158	9	158

(三)环境因素事件

均为空气污染事件,报告6起,报告150例,死亡8例。贺兰县和西夏区各2起,平罗县和大武口区各1起,见表2-13。

表2-13　2004~2017年宁夏环境因素事件突发疫情

年份	地区	事件起数	病例数	死亡数	波及人数
2004~2005	—	—	—	—	—
2006	银川市	1	105	0	2 000
2007	银川市	3	18	5	18
2008	石嘴山市	2	27	3	113
2009~2017	—	—	—	—	—
合计		6	150	8	2 132

（四）其他公共卫生事件

其他公共卫生事件报告2起,报告153例,无死亡。金凤区和青铜峡市各1起。

三、传染病预警

传染病自动预警是基于法定传染病监测报告的数据,通过自动运算,探测发现可能的传染病时空聚集信号,同时将探测到的异常信号通过手机短信方式,第一时间发送给各级疫情监测工作人员,以便相关责任部门和机构及可能受事件影响的人群据此及时作出反应,提高了传染病预警工作效率。2008年4月国家传染病自动预警信息系统开始使用,仅统计2008年以来的数据。

（一）不同年份预警结果

2008~2017年自动预警信息系统发出预警信号共计24 209条,涉及宁夏22个县(市、区),27种传染病,经初步判断为疑似事件的693条,经过现场调查确认为传染病暴发、流行的事件461条,总的预警信号阳性率为1.90%,灵敏度为66.52%,见表2-14。

表2-14　2008~2017年不同年份预警结果

年份	预警病种数	预警信号数	疑似事件数	暴发/流行	预警信号数阳性率	灵敏度
2008	11	2 323	36	26	1.12%	72.22%
2009	15	3 219	113	93	2.89%	82.30%
2010	13	2 972	88	74	2.49%	84.09%
2011	15	2 327	66	44	1.89%	66.67%
2012	18	2 596	106	73	2.81%	68.87%
2013	17	2 412	74	40	1.66%	54.05%
2014	17	1 924	85	44	2.29%	51.76%
2015	15	2 252	62	34	1.51%	54.84%
2016	16	1 973	33	18	0.91%	54.55%
2017	17	2 211	30	15	0.68%	50.00%
合计	27	24 209	693	461	1.90%	66.52%

(二)不同地区预警结果

宁夏5市均有预警信号发出,其中银川市预警信号数最多,8 951条,预警信号阳性率也最高,3.89%;石嘴山市预警信号数最少,2 936条,预警信号阳性率居第二,1.46%;吴忠市预警信号阳性率最低0.42%,见表2-15。

表2-15 2008~2017年不同地区预警结果

地区	预警病种数	预警信号数	疑似事件数	暴发/流行	预警信号数阳性率	灵敏度
银川市	22	8 951	430	348	3.89	80.93
石嘴山市	18	2 936	104	43	1.46	41.35
吴忠市	21	4 078	74	17	0.42	22.97
固原市	21	4 543	50	29	0.64	58.00
中卫市	19	3 701	35	24	0.65	68.57
合计	27	24 209	693	461	1.90	66.52

(三)不同病种预警结果

2008~2017年发出预警信号共计24 209条,涉及病种27种,其中预警信号数居前五位的病种为:其他感染性腹泻病、流行性腮腺炎、痢疾、手足口病、麻疹,占预警信号总数的91.12%;经现场调查后被证实为暴发/流行的事件涉及的传染病病种包括:流行性腮腺炎、手足口病、风疹、流行性感冒、麻疹、猩红热、甲肝、痢疾、其他感染性腹泻病;预警信号阳性率居前五位的病种为:风疹、手足口病、流行性腮腺炎、流感和麻疹;灵敏度居前五位的病种为:风疹、流行性腮腺炎、麻疹、猩红热和手足口病。

第五节 重大事件卫生保障

在原宁夏卫生和计划生育委员会的领导下,宁夏疾病预防控制中心(以下简称"中心")按照相关法律法规要求,积极开展突发公共卫生事件处置、大型活动、自然灾害等应急保障工作。

一、抗震救灾

(一)2008年5月12日,四川省汶川县发生8级大地震

地震发生后,原宁夏卫生厅立即研究部署了卫生系统支援四川抗震救灾工作,宁夏疾病预防控制中心积极响应宁夏党委、政府和原宁夏卫生厅的号召,立即以实际行动支援抗震救灾工作。5月13日,根据原宁夏卫生厅安排,中心组建了

由5人和2辆救援车辆组成的抗震救灾卫生防疫队伍,紧急准备了价值29 000余元的消杀药品和电动式喷雾器。5月14日,宁夏第一批抗震救灾医疗卫生救援队出发奔赴四川省开展抗震救灾医疗卫生防疫救援工作。在此期间宁夏疾病预防控制中心又通过民政厅为灾区卫生防疫队带去了价值1万余元的消杀药品和喷雾器。5月28日,宁夏疾病预防控制中心按照原宁夏卫生厅的部署和救援工作的需要又选派了五位同志作为宁夏第四批医疗卫生救援队伍的成员赶赴四川省青川县接替第一批队员开展救援工作。根据原宁夏卫生厅的安排和抗震救灾工作的需要,宁夏疾病预防控制中心还成立了第二批和第三批共30人的抗震救灾卫生防疫预备队伍,并紧急编印了《地震灾害卫生防疫现场操作手册》200册。宁夏疾病预防控制中心共投入抗震救灾物资和经费共计23.7万余元。

(二)2010年4月14日,青海省玉树藏族自治州玉树县发生7.1级地震

按照原宁夏卫生厅的部署,宁夏疾病预防控制中心立即行动:一是成立了抗震救灾工作领导小组,下设两个抗震救灾预备队伍,准备了抗震救灾消杀药品、个人防护、仪器设备等;二是组织开展党员干部和广大职工向灾区捐款的活动,中心职工共捐款1.5万余元;三是中心共派出7人参加了玉树抗震救灾工作,按照灾区卫生防疫工作的需求,投入到抗震救灾的第一线,及时开展了灾区防疫消毒培训工作,对结古镇新寨村、禅古村1 400户、约4 800人进行卫生知识宣传,向灾区群众发放防病宣传册5 000多份,对26处水源进行了采样送检,完成2.5万平方米居民区和重点区域消杀灭任务。在海拔4 000多米的灾区,中心抗震救灾队员克服高山反应、气候变化无常、语言不通、断电缺水等种种困难,出色地完成了任务,受到了原宁夏卫生厅领导的一致好评。

二、抗洪救灾

2010年8月10日凌晨,同心县河西镇建新村发生洪涝灾害。次日8时45分,根据原宁夏卫生厅统一安排部署,中心应急工作组一行8人火速赶往灾情现场进行救灾。原宁夏卫生厅领导组织召开抗洪救灾现场会,成立了由区、市、县三级专业技术人员共同组成的卫生防疫组、医疗救治组、现场消毒组、食品安全组和灾后卫生设施与网络重建组,并安排专项经费,用于同心县卫生防疫应急和灾后村卫生室的重建工作。卫生防疫组开展传染病监测、消毒、食品卫生、健康教育等各项防控工作。中心应急人员在救灾过程中,紧张有序的开展各种救灾工作,出色地完成了救灾任务,得到了群众的一致好评。

三、中阿博览会

中国-阿拉伯国家博览会是经国务院批准,由中国商务部、中国国际贸易促进委员会、宁夏回族自治区政府共同主办的国家级、国际性综合博览会,以中国和阿拉伯国家为主体,面向全世界开放。2010~2012年,每年举办一次,2013年起,每两年举办一次,均在宁夏省会城市银川市举办。按照原宁夏卫生和计划生育委员会中阿博览会工作部署,宁夏疾病预防控制中心负责大会期间的疾病预防控制安全保障工作,按照工作要求中心制订了中阿博览会疾病防控保障工作方案,成立了宁夏疾病预防控制中心中阿博览会疾病防控保障工作领导小组,下设各专业技术组,负责大会期间的疾病防控保障工作。开展的主要工作有,对大会主场馆的空调消毒工作进行了风险评估,根据现场勘查的结果制定了具体的整改措施,并对整改后的消毒效果进行了评估;同时,各专业技术组还开展了传染病监测、现场消毒等各项防控工作,顺利完成了中阿博览会期间的疾病防控工作。

四、朝觐

2012年9月世界卫生组织通报英国和沙特阿拉伯各发现一例由一种新型冠状病毒引起的发热呼吸道疾病病例,世界卫生组织将该病毒命名为中东呼吸综合征冠状病毒。目前,全球有二十多个国家和地区有病例报告,病例多集中在沙特阿拉伯、阿联酋等中东地区,该地区以外国家的确诊病例发病前多有中东地区工作或旅游史。宁夏每年有近3 000名穆斯林群众前往沙特朝觐,因此不能排除中东呼吸综合征输入我国的风险。为做好中东呼吸综合征疫情防控工作,切实维护人民群众身体健康和生命安全,根据原宁夏卫生和计划生育委员会相关工作要求,中心组织召开专题会议,安排部署入境人员现场监测、应急处置和入境后医学观察工作。一是组建了应急队伍,落实责任分工。中心每年抽调青年技术骨干组建现场监测与应急处置工作组,工作组由流行病学调查、消毒杀虫、实验室检验检测人员和舆情信息监测人员组成,分别由中心领导带队赴银川河东机场开展现场监测与应急处置工作。二是做好应急物资储备,确保疫情处置。三是开展技术培训,提高处置能力。中心结合原国家卫生和计划生育委员会、原宁夏卫生和计划生育委员会印发的各类方案对现场工作组成员进行了培训。四是开展演练活动。为确保疫情发生时妥善高效的应对和处置,应急组人员开展了消杀和个人防护演练活动,并配合原宁夏出入境检验检疫局开展宁夏口岸呼吸道传染病疑似病例转运模拟演练。五是开展现场疫情监测与处置。开展疫情监测期间,中心现场工作小组及时与银川河东机场急救中心、原出入境检验检疫局保持24小时沟通，了解航班具体到达时间、朝觐返回人员健康情况等相关情况，信息共享互通，确保处置衔接有序。六是认真做好返回人员医学观察和健康监测信息报送工作。按照相关工作要求，宁夏疾病预防控制中心严格明确医学观察信息报送的方式、内容和时限，对全区各地报送的信息及时进行统计和核实，每日将朝觐返回人员医学观察信息以电子报表的形式上报原宁夏卫生和计划生育委员会。

自2012年以来，中心已连续6年承担宁夏赴沙特朝觐人员入境疫情监测和应急处置工作，先后调查处置了近20余例疑似病例，均排除中东呼吸综合征病例，有效的应对了疫情，通过6年的工作，也积累了一些工作经验。一是提高了应急队伍综合能力。通过疫情处置工作既锻炼了队伍，又积累了经验，为今后开展类似新发传染病疫情的防控奠定了良好的实践基础。二是部门沟通机制逐步成熟完善。通过加强与原出入境检验检疫部门、机场集团等部门的沟通，建立了长效工作机制，及时通报相关人员信息情况，扩大监测范围，提高了监测的敏感性。

五、突发事件处置

多年来，中心积极参与处置全区各类突发公共卫生事件和传染病疫情，累计参与处置的全区突发公共卫生事件近百余起，在北方民族大学甲流疫情、吴忠市不明原因肺炎、固原一中甲肝暴发疫情、青铜峡市硫化氢气体中毒、兴庆区2起金属铊中毒事件、惠农区和西吉县麻疹暴发疫情、红寺堡区疑似不明原因聚集性食物中毒事件、西吉县狂犬病暴发疫情、银川九中诺如病毒突发事件、平罗县禽间H5亚型禽流感疫情、职业中毒和不明原因疾病事件应急调查处置工作和实验室检测工作中，发挥了业务指导和关键技术把关的作用。通过参与处置和技术指导，不仅体现了省级疾病预防控制中心的专家队伍技术优势，也使中心卫生应急能力得到了进一步提升，队伍得到了进一步的锻炼。

六、援非

根据党中央、国务院及原国家卫生和计划生育委员会有关援非抗疫的指示精神，原宁夏卫生和计划生育委员会于2014年11月中旬抽调3名经验丰富的公共卫生专家，组成中国（宁夏）公共卫生医疗队，其中，中心2人，银川市第一人民医院1人。按照原宁夏卫生和计划生育委员的工作部署，公共卫生医疗队制定了工作方案，配备了应急装备等，做好充分的工作准备，前往贝宁开展抗击埃博拉病毒病培训和援非医疗工作。出发前原国家卫生和计划生育委员李斌主任亲切接见了参加援非公共卫生师资培训的全体成员,勉励大家做好培训工作。在大使馆和经济商务参赞处领导的支持下,与贝方的积极协调,在中国医疗队的积极协助和配合下,队员们发扬中国医疗队"不畏艰苦、甘于奉献、救死扶伤、大爱无疆"的精神,团结协作、攻坚克难、不辱使命,经过37天的紧张工作,圆满超额完成了培训任务,续写了中非友谊新篇章。

当地时间2014年12月25日晚全体队员抵达贝宁。根据与贝宁卫生部确定的培训方案,在贝宁共和国的4个地区举办了10场培训班,培训贝方人员593人,占计划任务总人数的118.6%,超额完成培训任务。共培训了贝宁8个省(覆盖了全国2/3的省)所有17家公立医院的医务人员及4家省卫生厅(2个省设1家卫生厅)的管理者,大使馆的40名工作人员、3名中国医疗队总统保健组工作人员。培训准备期间,结合当地实际情况,培训专家与翻译人员共同对课件进行了调整、试讲、课时测试等,把个人防护装备的穿脱、中国防SARS的"五早"经验、如何尽早发现与隔离传染源、如何有效切断传播途径等内容作为重点。在现场讲授时进行了个人防护装备穿脱、消毒液的配制与使用、七步洗手法、红外测温仪的使用等内容的演示。力求课程内容上有基础、有重点,形式上有交流互动、有现场演示,让讲课更精彩、更有吸引力。培训结束后给学员颁发培训证书。通过培训,学员们了解了埃博拉病毒病的基本特点、传播途径、危险行为、防控策略与措施等知识,掌握了手卫生、消毒、个人防护装备的使用等基本技能,培训达到了预期效果。队员们在贝宁的援非抗疫培训工作得到了贝宁卫生部领导和学员们的充分肯定。卫生部Lucien副局长在总结时说,他们之前也做过培训,内容以基础知识和临床为主,我们的课程设计有两个方面的亮点,一是强调公共卫生措施在阻断传播与控制暴发流行的重要性,二是将消毒、手卫生、个人防护装备等防护措施正确应用到传染病防控中。

2014年12月30日,培训队欣喜地收到通过大使馆转来的习近平总书记的慰问信,大家表示,衷心感谢党中央和习近平总书记的关怀与慰问,一定不辱使命,做好抗埃培训和援非医疗工作。

培训全部结束时,贝宁卫生部国际合作司司长专程参加了结业典礼,对中国公共卫生医疗队的工作给予了高度评价,感谢中国政府和原宁夏卫生和计生委员会为贝宁防控埃博拉病毒病疫情所做出的贡献。

第三章　传染病防控主要经验与成就

传染病防控工作是公共卫生事业的主要组成部分,关系到人民群众的身体健康和生命安全,关系到经济发展和社会稳定。在以人人享有卫生保健为核心的全球卫生策略指引下,宁夏紧紧围绕"以农村为重点,预防为主,中西医并重,依靠科技与教育,动员全社会参与,为人民健康服务,为社会主义现代化建设服务"的卫生工作方针,以疾病的三级预防理论和传染病"三环节两因素"为要点,以宁夏传染病谱变化特征和疾病预防控制实际需求为依据,以疾病监测、健康教育和行为干预为手段,逐步形成了政府领导、多部门合作、全社会参与的工作格局。近年来,在宁夏回族自治区党委、政府的领导下,宁夏传染病防制机构建立健全防控体系、提升业务能力、完善工作机制、强化应急保障,努力推动宁夏传染病防控工作迈上新台阶。

第一节　传染病防控体系

宁夏始终坚持以人为本,贯彻预防为主、防制结合的思路,构建传染病防控体系,全面加强传染病防制工作。目前全区已健全完善了横向到边、纵向到底的五级疾病预防体系,健全和规范了覆盖传染病监测、网络直报、实验室检验检测、免疫接种及应急调查处置等全面高效的传染病防控网络,增强了宁夏传染病防控的灵敏性、科学性和有效性。

一、传染病防控基本现状

宁夏已构建国家、省、地市、县、乡五级传染病预防控制网络,依法履行疾病预防与控制、突发公共卫生事件应急处置、疫情及健康相关因素信息管理、健康危害因素监测与干预、实验室检验检测与评价、健康教育与健康促进、技术管理与应用研究指导7项职能。

(一)机构设置情况

截至2017年年底,宁夏共有传染病防制机构2 689个。其中,疾病预防控制中心25个,包括自治区级1个、市级5个、县级19个。宁夏第四人民医院(宁夏传染病医院、宁夏结核病防治所)承担全区肺结核防治和传染病治疗任务。截至2017年宁夏共有社区卫生服务机构159家、乡镇卫生院203家、村卫生室2 301个,均承担传染病防控任务。法定传染病和突发公共卫生事件报告覆盖宁夏所有县级以上疾病预防控制机构和县级以上医疗机构,以及99%基层医疗卫生机构。

(二)人员配备情况

根据2016年宁夏疾控机构能力调查,宁夏疾控机构共有人员1 228人,包含自治区级疾病预防控制中心238人、地市级337人、县级为653人。疾控人员学历构成依次为:研究生占6.43%,大学本科占42.75%;大专占32.74%,中专占12.54%,高中占4.15%,初中及以下占1.38%。专业资格构成依次为:具有正高级专业技术资格的占6.27%;副高级专业技术资格的占17.26%;中级专业技术资格的占22.31%;初级专业技术资格的比例最高,占28.99%、暂无技术级别的占25.16%。

(三)设施设备情况

宁夏疾病预防控制中心实验室通过了国家实验室计量认证认可,24所市、县级疾病预防控制中心实验室均通过了自治区级计量认证。全区建成二级生物安全实验室19个,千级净化实验室4个,鼠疫强毒实验室1个。宁夏共建成国家流感网络实验室6个,艾滋病初筛实验室136个,确认实验室4个,脊灰实验室1个,麻疹网络实验室6个;共开通使用国家疾病预防控制信息报告管理系统23个,共有传染病报告单位609家,网络直报率为99%以上;共有国家级流感哨点监测医院9家,艾滋病、丙肝监测哨点28个,性病监测点1个,鼠疫防制监测点9个,流行性出血热监测点1个。

二、管理体制建立健全

在总结抗击"非典"等突发急性传染病防治工作的基础上,传染病防控建立健全了分级负责、属地为主的管理体制。一是确立人民政府主导地位。传染病防治工作是一项十分广泛的社会工作,涉及卫生、农业、交通、公安、财政等多个部门,因此始终确保人民政府在传染病防治工作中的领导地位,有利于调动、协调各部门、各方面参加传染病的防治工作。二是落实传染病联防联控主体责任。宁夏和各市、县(区)政府均成立了由分管领导任组长,卫生、发改、农牧、教育、财政等部门负责人为成员的儿童免疫工作和重大疾病防控领导小组,根据各有关部门、单位职能,明确分工,落实职责,密切配合,定期通报全区传染病流行情况,分析传病流行形势,研判传染病发病风险,研究部署并督促落实传染病防控措施。同时,根据重大传染病疫情防控需要,宁夏人民政府成立专项工作领导小组,研究和部署重大传染病防控策略,统一指挥全区科学开展重大传染病防控。

三、法律法规配套完善

依据国家制定和公布的《突发公共卫生事件应急条例》《国家突发公共卫生事件应急预案》和《国家流感大流行应急预案》等一系列法律法规和预案,《病原微生物实验室生物安全管理条例》《疫苗流通和预防接种管理条例》《艾滋病防治条例》和《重大动物疫情应急条例》等配套行政法规以及防治艾滋病、结核病、病毒性肝炎等一系列专项规划或行动计划,指导宁夏传染病防控工作,确保有法可依,规范开展。

按照"重点要突出,指导要加强"的工作思路,以重点传染病、常见传染病和手足口病、流行性腮腺炎、病毒性肝炎、细菌性痢疾、风疹等多发传染病为重点,宁夏切实加强了各类传染病的监测、预警与防治工作。宁夏人大2002年以来先后出台了《宁夏回族自治区结核病防治条例》《宁夏回族自治区爱国卫生工作条例》和《宁夏回族自治区预防接种管理条例》等系列地方性法规。以此为依据,宁夏人民政府先后制定下发了关于加强结核病防治、艾滋病防治工作的意见,出台了《宁夏重点寄生虫病防治规划》《宁夏结核病防治"十一五"规划》《宁夏遏制与防治艾滋病行动计划(2006~2011年)》《宁夏病毒性肝炎、结核病、细菌性痢疾防治规划(2007~2011年)》《宁夏包虫病等重点寄生虫病防治规划(2016~2020年)》《宁夏遏制与防治艾滋病"十三五"行动计划》和《"十三五"宁夏结核病防治规划》等重点传染病防治规划,形成了宁夏传染病防治政策体系。对规范传染病防控行为,保护人民群众健康,发挥了重要作用。

为深入贯彻传染病相关法律法规和防治规划要求,根据宁夏卫生健康委员会安排部署,先后制订了《宁夏回族自治区病毒性肝炎防治方案》《宁夏回族自治区细菌性痢疾防治方案》《宁夏回族自治区甲型肝炎防治方案》《宁夏回族自治区细菌性痢疾防治实施方案》和《宁夏流感监测方案》等,使得各地传染病防控工作有章可依、有据可循,进一步规范了全区传染病防控工作。同时,为了进一步规范宁夏常见、多发传染病的监测方法,提高医疗机构关于常见消化道和呼吸道传染病的临床和实验室诊断水平,及时掌握宁夏甲肝、细菌性痢疾等重点传染病的真实发病情况,整理了相关疾病的报告流程,对传染病监测制度、预警制度和传染病疫情报告制度进行了完善和修订。并根据宁夏疫情及时下发相关防控措施和技术文件,切实保障了宁夏各级疾控机构有步骤、分阶段的应对各类传染病疫情。

四、优化机制协同发力

宁夏成立了由卫生行政部门牵头的突发急性传染病疫情多部门联防联控工作机制,在多次疫情应对中发挥了重要作用。

一是疫情信息公开制度。随着疫情信息透明化,原宁夏卫生厅根据《中华人民共和国传染病防治法》和不同时期相应疫情控制工作需要,建立了宁夏传染病疫情信息发布制度,于2009年开始正式实施,采用定期和不定期两种形式,在宁夏卫生网上实行每月、半年、年度定期发布;凡遇重大突发公共卫生事件,根据工作需要适时在大众媒体进行发布。

通过疫情的定期公布,为公众提供了及时、科学、准确的传染病疫情信息,并提供了获得疫情信息的正规途径,有效预防并及时控制和消除了一些不利言论带来的不良影响和危害,增加了群众对疾病的科学认识和对防控工作的理解和配合,对疾病预防控制工作起到了有利的促进作用。各级疾病预防控制机构能定期分析疫情,掌握疫情形势,对于科学预警和研判疫情、制定预防策略和措施、科学防控疫情提供了有力的技术支持。

二是联防联控机制。随着社会经济的不断发展,人类生活、工作和活动内容变得越来越复杂多样,人口日益密集、城市化快速发展、生产生活方式的改变、气候和环境条件的恶化等诸多因素都影响着传染病的发生、传播、蔓延和流行。因此,要真正预防和控制传染病的发生单靠卫生系统一家已经远远不能满足工作的需要,必须在政府的统一领导下积极动员全社会的力量,充分发挥各部门的职能,同心协力,齐抓共管,建立"职责明确、分工合作"的多部门联防联控的工作机制,加强沟通和协调,发挥行业优势落实传染病防控相关责任和措施,才能实现科学防控。

宁夏为加强重点区域、重点人群传染病防控,在宁夏儿童免疫工作和重大疾病防控领导小组的指导下,卫生、教育等部门每年联合开展学校传染病督查和学生预防接种证查验工作,督促学校、托幼机构等重点场所落实传染病防控,防止传染病在学校和托幼机构中暴发和流行。手足口病和甲型H1N1流感重点防控时期,原宁夏卫生厅联合教育厅组织开展了对全区教育部门防控传染病工作专项督导检查。各级疾病预防控制中心加强了对社区、农村卫生服务机构的业务指导,重点加强外来流动人口聚集场所、建筑工地、农贸市场等流动人口聚集地的防病知识教育、饮水、饮食卫生和粪便管理等防控措施,有效地降低了流动人口传染病的发生率。2017年为进一步落实学校传染病防控主体责任,强化传染病属地管理职责,明确各级医疗卫生和教育教学单位的工作职责,规范学校(幼儿园)传染病防控工作,原宁夏卫生和计划生育委员会、教育厅组织制定了《宁夏学校卫生责任清单》。在人畜共患传染病防控中,落实卫生、农牧、林业部门职责,密切关注动物和人间疫情情况,及时通报信息,同时参与疫情处置,协同做好传染病防控。确保疫情信息反馈及时顺畅、全局上下协调统一,实现了信息共享、多部门合作。2017年,为了继续推进宁夏人畜共患病联防联控工作共建合作机制,宁夏疾病预防控制中心与宁夏动物疾病预防控制中心签订了《宁夏人畜共患病联防联控工作协议》,每季度召开一次会议,互通疫情,解决近期关注问题,不断深化合作,使全区人畜共患传染病得到了有效控制。

三是健全社会参与机制。深入开展爱国卫生运动,强化传染病预防健康教育,倡导文明健康的生活方式,不断提高公众对传染病的防治意识和应对能力。充分利用大众媒体和新兴媒体渠道,宣传传染病防治政策,普及传染病防治知识。有针对性地开展传染病防治宣传和行为干预,搭建政府与社会公众的桥梁,营造良好的社会氛围。

五、人才队伍建设

一是健全传染病防治专业机构。近年来,宁夏人民政府高度重视传染病防控专业机构建设,借助国债项目、中央专项资金和地方财政配套等方式,陆续完成各级疾控机构和传染病专科医院建设。目前,全区有疾控机构25所,卫生监督机构25所,传染病专科医院1家,设置传染病区或科室的医疗机构28家,159家社区卫生服务机构和203家乡镇卫生院均承担传染病防控任务,形成了较为完整的传染病防治网络体系,为全区疾病预防控制工作的全面发展奠定了良好的基础。

二是提升传染病防控人员能力。各级疾控机构为了更好地体现政府的公共卫生职能,进一步加强对传染病防治等公共卫生工作的领导和部门配合的力度,尤其是自"非典""手足口病""甲流"等传染病暴发流行以来,实行领导负责制,做到责任到人,措施到位。同时成立应对重大传染病防控工作专业队伍,及时应对突发传染病疫情,有效地做好防控工作。

宁夏疾病预防控制中心作为省级疾控专业卫生机构,负责技术指导和业务管理,在组织方案制订、开展技术培训和业务指导、进行数据汇总分析、实施考核评估和质量控制、对实验室结果开展复核、病原分离鉴定和毒株上送等方面做了大量的工作,发挥了重要作用。同时,通过多次参加国家级各类传染病防控及应急能力培训和会议,举办自治区级培训和会议,适时进行应急演练,着力培养一批具备一定理论水平和实战能力的业务骨干,全区疾控和应急队伍整体素质和业务能力得到不断提升,确保了重大疫情和突发事件高效有序的处置。全区各级疾控机构均配置应急设备和应急车辆,应急物资也做到了有效储备、科学统筹和合理使用,传染病防控软硬件均得到进一步加强,防控能力有了大幅度提升。

六、传染病防控保障投入不断增加

2004年起,中央财政设立中央补助地方公共卫生专项项目,每年对艾滋病、结核病、流感等重点传染病防控予以经费保障。近年来,国家和自治区不断加强传染病防控经费投入和保障。宁夏财政将传染病防治和重点传染病防控纳入财政预算管理,并根据防控工作需要随时调整补充,基本保障了宁夏传染病防控工作需要。目前各级疾控共承担着28个中央转移支付项目,共涉及传染病、地方病、慢性病、食品安全等9个专业领域近百个监测点。

第二节 传染病监测系统

一、传染病监测网络

宁夏自2004年启动传染病网络直报,并不断扩大覆盖范围。按照国家要求,全区现有19个疾病(专病)监测系统正常运转。传染病监测数据实现了年、季、月、周分析和重点传染病专病分析,为掌握传染病流行趋势,开展预警预测,提供保障。

（一）传染病网络直报实现全覆盖

2004年1月1日起,全国启动了法定传染病监测信息的网络直报系统,该系统在国家、省(自治区)、市、县级疾控机构信息联网的基础上,实现与各地各级医疗机构联网,形成了纵横贯通的信息报告网络,大大提高了法定传染病监测报告的及时性和准确性。根据要求,宁夏建立了全区传染病疾病监测基本信息系统,各级政府都把全区疾病预防控制机构和疾病预防控制三级网络的建设作为一项重要工作。2004年正式启动了全区市、县级医疗机构网络直报工作。各级卫生行政部门和医疗、疾病预防控制机构也高度重视传染病报告工作和管理。2005年,全区统一配备了传染病网络信息直报设备,网络已触及到了乡村。标志着宁夏已经建立起了一个比较完善的传染病报告系统。随着网络技术的发展和应对突发公共卫生事件的需要,截至2017年全区609家医疗卫生机构已全部实现了传染病网络直报,大大提高了传染病疫情信息的及时性、准确性和完整性。

(二)传染病网络直报监测质量

各级疾控机构定期到辖区督导和指导医疗机构传染病网络直报工作;开展辖区报告传染病疫情信息的动态监视,每天对传染病报告卡片审核不少于4次,节假日审核不少于2次,及时对报告卡进行查重、修订,对传染病缺报、重报和误报等异常信息做到及时发现、纠正并备案。

2004年以来,通过宁夏各级卫生行政部门、疾病预防控制机构的共同努力,全区传染病网络直报质量逐年提高,2004年居全国24位,西部地区第7位,2005~2006年位居全国平均水平,在西部12个省份中位居前列,2007年居全国12位,西部第1位,2008~2011年在全国位居中上水平,并逐年上升,西部地区居前3位。2012年由于国家网络直报综合评价方法改变,宁夏报告质量降至全国的第27位,西部地区第9位,其主要原因为国家评价方法的改变,将医疗机构年度是否报告传染病纳入评价,而宁夏相当一部分卫生院和社区年度无传染病病例报告,严重影响了综合质量。2013~2017年居全国中等水平,西部省份居前5位。(见表3~1)

表3-1 2004~2017年宁夏传染病报告质量综合评价排名

年份	全国排名	西部省份排名
2004	24	7
2005	18	4
2006	17	2
2007	12	1
2008	18	2
2009	17	3
2010	15	3
2011	13	2
2012	27	9
2013	19	4
2014	—	—
2015	19	4
2016	—	—
2017	—	—

注:自2013年,每两年评价一次。

(三)疫情信息利用

宁夏各级疾病预防控制中心按月、季、半年和全年等时段对辖区传染病疫情监测信息进行统计分析和数据评价,宁夏疾病预防控制中心在此基础上还针对手足口病、流感和甲型H1N1流感等重点传染病开展周分析。各级疾控机构根据报告及时率、准确率等指标对网络直报质量进行评价。当发生传染病暴发流行或其他突发公共卫生事件时,及时将传染病网络数据分析情况上报行政和业务主管部门,同时以文件、信息、报告等不同形式进行反馈,各级医疗卫生部门在第一时间获得信息及时采取应对措施控制疫情。

二、重点传染病监测

根据国家统一安排和宁夏防病工作需要,先后开展了AFP、麻疹、流感、流行性出血热、手足口病、狂犬病、布病、住院严重急性呼吸道感染病例监测等专项传染病监测工作。通过主动监测,弥补了被动监测的不足,为全面了解宁夏传染病的发生和动态变化,进行传染病流行预测,评价防病措施效果以及制定防治策略提供了依据。

三、监测预警能力

目前,宁夏所有的县级以上疾病预防控制机构、县级以上医疗机构和绝大部分的基层医疗卫生机构实现了法定传染病实时网络直报;设立流感、手足口病、流行性出血热、急性乙肝等重点传染病监测点开展重点疾病监测;加强了医疗机构症状监测和中小学、托幼机构学生因病缺勤报告。2008年4月,宁夏启动传染病自动预警信息系统,利用数学模型和计算机信息技术,自动探测可能的传染病时空聚集病例,及时发出警报,有效提高了全区重点传染病和聚集性传染病疫情早期预警的及时性。

2012年3月,启动对宁夏突发公共卫生事件及重点关注的传染病进行风险评估,按照月度、季度形成突发公共卫生事件及需关注的传染病风险评估报告,上报原自治区卫生和计划生育委员会和中国疾病预防控制中心,对宁夏各类突发公共卫生事件相关信息进行分析和评估,并对全区新发、再发和输入性传染病疫情、大型活动、自然灾害等开展全面、深入的专项公共卫生风险评估,为上级卫生和行政部门提供决策依据。

四、信息化建设

宁夏疾病预防控制中心成立信息网络安全和信息化建设领导小组,设有专门的科室和人员,全面开展信息化建设和网络信息安全工作。先后建成宁夏疾控机构远程视频会商系统、宁夏疾控机构协同办公系统,实现了国家、自治区、市、县四级部门远程视频会商互联互通和突发事件的快速响应。完成了单位协同办公系统升级建设,涵盖公文办理、财务审批、人事审批、试剂采购等各项行政及业务审批工作,全面提升宁夏疾病预防控制中心自动化办公水平,全区各级疾控机构之间的公文办理实现了从纸质手工处理到电子协同办公应用的转变。同时,认真做好全区网络直报VPN虚拟专网安全管理工作,严格按照国家网络安全工作部署,顺利完成全区网络直报虚拟专网(VPN)全覆盖建设工作,实现了全区629家网络直报单位、共1 696个直报用户的网络直报系统VPN访问全覆盖。宁夏疾病预防控制中心建有门户网站,并开通了微信公众平台和手机WAP网站,实现了网站的咨询互动、视频播放及新媒体应用等功能,不断提升利用信息化手段服务健康的能力。在国家疾病预防控制中心组织的最近一轮省级疾控机构网站测评工作中,宁夏疾病预防控制中心门户网站在全国31个省级疾病预防控制中心中名列第9名,连续两次跻身全国前10名。

第三节 实验室检测能力

检验检测工作是疾病预防控制机构的一项重要职能,实验室作为各级疾病预防控制中心的技术支撑部门,发挥着越来越重要的作用。特别是2003年"非典"发生后,各级政府高度重视传染病监测工作,宁夏各级疾病预防控制中心实验室承担的检测任务不断增加,开展检验的项目、标本种类和数量逐年增长,各项能力稳步提升,为宁夏的传染病防控提供了有力支撑。全区各级疾病预防控制中心在做好各类疾病控制的检验检测工作的同时,加强实验室能力建设,不断提高各网络实验室的检验能力,加强实验室安全和质量管理,确保了各级疾病预防控制中心检验检测工作的顺利进行和检测结果的准确可靠。

一、病毒学实验室建设

自2003年"非典"疫情之后,国家加大了传染病实验室能力建设,重点加强了自治区级和市级病毒性传染病实验室检测能力。截至目前,宁夏疾病预防控制中心拥有由世界卫生组织(WHO)认证的脊髓灰质炎和麻疹实验室、卫生部验收合格的艾滋病确证中心实验室、国家流感监测网络实验室,配备主要设备200余台(件)、通过国家实验室能力认可和资质认定的检测项目有34项。具备对麻疹、流感、艾滋病、手足口病、流行性出血热等常见病毒性传染病检验检测能力,同时还具备了针对非典型肺炎、人禽流感、中东呼吸综合征等重大病毒性传染病的实验室检测能力,为全区病毒性传染病防控提供了有力的技术支撑。

自2009年以来,在国家的大力支持下,五家市级疾病预防控制中心均配备了荧光PCR仪、普通PCR仪、凝胶成像仪等分子生物学检测设备,建立起了流感、手足口等网络实验室,检测能力获得了大幅度提升。目前可开展流感、手足口病、麻疹、风疹、艾滋病、人禽流感、中东呼吸综合征等实验室检测工作。各县级疾病预防控制中心病毒检验方面稳中有进,具备酶标仪、洗板机等血清抗体检测设备,可开展个别病毒性传染病血清抗体检测工作。

(一)脊灰实验室

宁夏疾病预防控制中心脊灰实验室是世界卫生组织(WHO)认证的实验室,自1993年以来,每年均顺利通过国家实验室和WHO盲样考核,并且每两年由WHO的专家组进行一次现场认证,是宁夏唯一一家脊灰实验室。承担着全区脊髓灰质炎检验检测任务,自2000年以来累计完成2 500份标本检测。

(二)麻疹实验室

麻疹实验室是世界卫生组织(WHO)认证的实验室,自2001年以来,每年均顺利通过国家实验室和WHO盲样考核,并且每两年由WHO的专家组进行一次现场认证。除了做好本实验室检测工作外,实验室还注重加强对市级网络实验室的质量控制,自2004年以来,每年对市级网络实验室开展质量控制考核和督导检查,保证了网络实验室的检测质量。自2000年以来,各网络实验室累计完成6 000余份标本检测任务。

(三)流感实验室

2004年,流感实验室完成了荧光定量PCR仪的安装、调试和验收工作,并建立了SARS冠状病毒的核酸检测技术,具备了SARS冠状病毒的快速检测能力。2005年,原国家卫生部将宁夏疾病预防控制中心纳入流感监测网络实验室建设。2006年,流感实验室建立了包括H5N1高致病性禽流感在内的流感病毒核酸检测技术。2009年,甲型H1N1流感疫情发生后,国家在原有的基础上将全区五个市级疾病预防控制中心纳入国家流感监测网络实验室建设,承担着全区9家流感监测哨点医院样本检测工作任务。2015年,宁夏疾病预防控制中心建成省级流感参比中心,进一步提升全区流感实验室能力。

(四)艾滋病实验室

目前,宁夏拥有艾滋病检测实验室140家。其中,宁夏疾病预防控制中心为艾滋病确证中心实验室,银川市、固原市、石嘴山市疾病预防控制中心为艾滋病确证实验室,其他136家实验室为初筛实验室。初筛实验室分布于全区所有县级疾病预防控制中心、采供血机构及91%的二级以上医疗机构,在全区艾滋病防治工作中发挥着重要作用,为艾滋病病例的诊断、治疗提供技术支撑。宁夏艾滋病确证中心实验室每年参加由国家艾滋病参比实验室组织的多种考核,并且组织开展对全区艾滋病网络实验室的质量控制考核,保证了检测结果的准确可靠性。

二、细菌学实验室建设

2003年,宁夏人民政府加强全区疾病预防控制中心细菌学实验室能力建设,由宁夏人民政府主席基金出资约300万为自治区、市、县三级疾病预防控制中心配备了细菌学检验设备,主要包括培养箱、高压灭菌器、离心机、生物安全柜、超净工作台、酶标仪、全自动细菌生化鉴定仪等,但这些设备仅能满足当时最基础的细菌学检验。

2009~2014年国家鼠疫防治专项资金,每年为宁夏7个疾病预防控制中心(即鼠疫监测点)提供20万~30万元鼠疫监测设备费。目前,鼠疫监测专项设备基本能够满足工作需要。

2011~2012年国家发改委下达食品安全风险监测设备专项经费近1 740万用于宁夏疾病预防控制中心能力建设,要求地方配套部分经费满足国家食品安全风险监测设备要求,其中有380万用于微生物检验设备的购置。

2014年国家发改委加强市级疾病预防控制中心食品风险监测能力建设,重点给银川市疾病预防控制中心投入300万,银川市配套170万专项经费,加强银川市疾病预防控制中心理化和微生物检测能力。

三、生物安全

为确保宁夏疾病预防控制中心生物安全实验室的工作顺利进行,避免生物安全事件的发生,2003年宁夏疾病预防控制中心成立生物安全委员会,并根据人员变动随时调整委员会人员构成。生物安全委员会负责管理中心实验室的生物安全工作、组织对实验室的安全评价;负责对意外伤害程度进行评估,并提出相应的医学处置建议。

2003年国家加强了对实验室生物安全的管理。2004年9月8日,卫生部和科技部的委托全国实验室生物安全检查组检查宁夏疾病预防控制中心生物安全工作。检查组对中心肝炎、流感、艾滋病、鼠疫、脊灰实验室的菌(毒)株保藏库等的原始记录、各类基础档案进行详细检查,此次检查了解了宁夏实验室生物安全现状,为今后制定实验室管理工作方面的法律法规、制度做准备。

第四节 艾滋病性病防制

宁夏艾滋病防治工作坚持"预防为主,防治结合"的工作方针,认真贯彻艾滋病防治各项法律法规,稳步推进宣传教育、监测检测、预防母婴传播、综合干预、抗病毒治疗等工作,不断加强血液管理、医疗保障、关怀救助、权益保护、组织领导等机制建设,取得了一定成效。政府组织领导、部门各负其责、全社会共同参与的艾滋病防治工作机制进一步完善,艾滋病快速蔓延的趋势得以遏制,艾滋病病毒感染者和艾滋病病人的社会歧视有所减少,生存质量进一步提高。

一、完善机制建设

2004年宁夏人民政府成立了宁夏防治艾滋病工作委员会,2008年宁夏防治艾滋病工作委员会整合到宁夏儿童免疫工作和重大疾病防控领导小组,2006年宁夏人民政府办公室印发了《宁夏回族自治区遏制与防治艾滋病行动计划(2006~2010年)》(宁政办发〔2006〕149号),2017年宁夏人民政府办公厅印发了《宁夏遏制与防治艾滋病"十三五"行动计划》(宁政办发〔2017〕103号),强化了艾滋病防治的组织领导,明确了工作目标、工作内容及部门职责。2013年起,连续三年,宁夏人民政府将艾滋病关怀救治工程项目纳入民生计划。2013年宁夏人民政府办公厅印发了《开展城乡居民大病保险工作实施意见》(宁政办发〔2013〕91号),将艾滋病机会性感染纳入城乡居民大病保障范围,深入落实关怀政策。通过各级政府、各相关部门的积极合作和共同努力,政府组织领导、部门各负其责、全社会参与的工作机制逐步健全。

二、深入开展宣传教育

宣传教育是提高群众艾滋病防治认识的重要途径,全区各地充分利用"世界艾滋病日""国际禁毒日"等,在广场、社区、学校等进行全方位、多形式的宣传,普及了艾滋病相关知识。各部门发挥部门优势,强化重点人群宣传,倡导健康生活方式,反对社会歧视。一是加大了医疗机构的管理,歧视、推诿治疗艾滋病病人的现象明显减少;各医疗卫生单位加大了医护人员职业暴露预防及处理的培训;疾控部门认真开展技术指导及防控知识倡导,开展了"进机关、进党校、进社区、进医院、进工厂、进学校、进场所"等活动,扩大了艾滋病防控工作的影响力,促进了防控工作的开展。目前,全区积极倡导通过微信、微博等新媒体开展健康知识宣传工作。二是教育部门结合"健康宁夏行"活动,广泛开展"健康知识进校园""小手拉大手""板报、手抄报比赛"等校园艾滋病宣传教育活动。各地教育机构也将艾滋病防治工作纳入教学计划,做到"有计划、有教案、有课时"。三是妇联充分发挥网络优势,以构建"和谐家庭",创建"巾帼建功"为切入点全面开展"妇女面对面"健康知识教育,教育广大育龄妇女提高自己预防艾滋病能力的同时,重点教育外出打工的家人洁身自爱,珍爱生命。四是各地充分利用电视、网络、报纸、移动通讯等平台,扩大宣传面,媒体关注度不断提高。五是因地制宜,根据不同人群特点,编制宣传材料,不断增强宣传教育针对性、警示性和有效性,提高公众艾滋病防治意识。发挥互联网、微博、微信等新媒体作用,开展艾滋病疫情信息交流与警示、感染风险评估、在线咨询等活动,增强宣传效果。宁夏大众人群艾滋病防治知识知晓率保持在90%以上。

三、扩大监测检测范围

一是为适应工作需要,2004年起,在仅设立一个吸毒者HIV国家级监测哨点的基础上,逐步增设监测点。2010年将自治区级和国家级监测点整合,全区国家级HIV监测点扩大至覆盖暗娼、吸毒者、男男性行为人群、长卡司机、性病门诊男性就诊者、流动人群、孕产妇、青年学生、无偿献血9类人群的28个点,五市及重点县区全覆盖,每年监测1万余人,为摸清特定人群艾滋病流行现况和流行因素,制定艾滋病防治策略提供了科学的数据信息支持。二是2003年宁夏建立了首个艾滋病自愿咨询检测点(VCT)后,全面推广检测咨询工作,2005年在宁夏24个疾控机构建立了VCT点,对咨询者免费提供艾滋病、梅毒检测及咨询。2007年制订并下发了《宁夏艾滋病自愿咨询检测技术指导方案》,并向社会公布了咨询热线。2010年原宁夏卫生厅印发了《全区二级以上医疗机构开展医务人员主动提供的HIV检测咨询(PITC)工作实施方案》(宁卫疾控〔2010〕429号),将VCT和PITC服务紧密结合,在医疗机构内开展便利的HIV检测及咨询服务,扩大了艾滋病检测咨询服务范围并提高了可及性。全区艾滋病免费自愿咨询检测服务点,县区覆盖率100%，每年咨询检测2万余人次。三是自2006年，将监管场所艾滋病筛查工作纳入常规工作，对全区所有公安、司法监管场所羁押人员进行HIV抗体检测，通过检测发现了一定数量的艾滋病病毒感染者。全区不断扩大检测范围，年HIV筛查人数扩大至2017年的85万人次，加大了病例发现力度。四是持续开展性病监测工作。2008年在银川市建立了国家级性病监测点，对性病监测工作进行规范管理。同时为及时掌握全区性病监测数据信息，在全区开展性病监测和网络报告工作，建立健全性病疫情报告和管理制度，提高性病病例报告质量。2009年宁夏疾病预防控制中心制定并下发《宁夏性病监测方案（试行）》（宁疾控中心发〔2009〕029号）和《宁夏性病监测工作督导实施方案（试行）》（宁疾控中心发〔2009〕031号），全区性病疫情监测网络逐步建立、健全。每年在全区范围开展性病病例报告准确性现场复核工作。各市、县（区）每年开展不少于1次的性病漏报率调查，漏报率控制在5%以内。

四、扩大综合干预覆盖面

宁夏疾病预防控制中心制订了《宁夏高危行为干预工作实施技术方案》《宁夏100%安全套推广使用技术指导方案》等方案。2004年在原宁夏卫生厅组织领导下各级疾病预防控制机构组建了高危人群干预工作队（以下简称"高干队"），每年对高干队工作人员进行培训，逐步加强干预队伍的能力建设。高危行为人群干预工作在宣传教育、发放安全套等简单干预方式的基础上，充分发挥男男性行为人群、暗娼、流动人口等目标人群的社会组织自身优势，结合社区文化，联合性病门诊医生，积极推进外展干预、同伴教育、100%安全套推广、性病规范化服务，不断扩大目标人群的受益范围。2006年宁夏建立首家戒毒药物维持治疗门诊，截至2017年共建立8家戒毒药物维持治疗门诊及9个延伸点，提高了服药人员的地域便利性。2010年石嘴山市率先开展了预防艾滋病戒毒药物维持治疗社区共建工作，2014年被列为国家级项目试验点。社区共建工作以社区为中心，宣传活动以民警和居委会工作人员为主体，服刑人员自述，配以民警讲解等方式，以鲜活的案例大力宣传毒品的危害，积极倡导杜绝毒品、远离艾滋的健康生活。社区共建、部门合作的药物维持治疗工作，在吸毒人群中有效地杜绝了艾滋病的传播、减少了毒品的危害，彰显了社区共建维护社会和谐稳定的社会效益。

五、规范艾滋病病毒感染者和病人管理

为鼓励艾滋病病毒感染者和病人（HIV/AIDS）的早发现与早管理，2006年宁夏疾病预防控制中心制订《宁夏发现与管理HIV/AIDS方案》,提高了HIV/AIDS发现和管理工作的积极性和主动性。全区各级疾病预防控制中心按照属地化管理的原则,认真落实国家相关政策,严格按照国家对HIV/AIDS随访管理要求,加强管理,及时告知相关救治救助政策及信息,定期开展CD4检测、病毒载量检测,监测疾病进展,及时咨询转介,促进顺利接受抗病毒治疗等相关服务。随访管理比例维持在85%左右。自2005年开始实施艾滋病免费抗病毒治疗工作,2016年原国家卫生和计划生育委员会下发了《国家卫生计生委办公厅关于修定〈艾滋病患者免费抗病毒治疗标准〉的通知》(国卫办医函〔2016〕618号),"所有艾滋病病毒感染者、患者均建议实施抗病毒治疗"策略的落实,艾滋病抗病毒治疗人数迅速增加。2016年开始积极探索中医治疗艾滋病工作。艾滋病免费抗病毒治疗工作的开展,提高了患者生活质量并延长了寿命,同时,为阻断艾滋病的传播发挥了重要作用。

六、加强母婴阻断工作

充分利用预防艾滋病、梅毒和乙肝母婴传播项目,通过广泛开展健康教育,为孕产妇提供艾滋病、梅毒和乙肝检测与咨询服务,为艾滋病、梅毒、乙肝感染孕产妇及所生儿童提供综合保健及关怀和支持服务,规范实验室检测技术和检测服务等措施。2017年调查结果显示,全区孕产妇艾滋病、梅毒检测率达99.5%,感染HIV的孕产妇及所生婴儿抗病毒治疗比例达到100%。

七、加强权益保护

为了深入落实国家"四免一关怀"政策和艾滋病病人医疗救治措施。2012年宁夏民政厅联合宁夏财政厅下发了《关于发放艾滋病病毒感染儿童基本生活费的通知》(宁民发〔2012〕210号),明确了对艾滋病病毒感染儿童每人每月700元的基本生活费的补助标准。2013年宁夏人民政府办公厅印发《关于开展居民城乡大病保险工作实施意见的通知》(宁政办发〔2013〕91号),将艾滋病机会性感染纳入城乡居民大病保障范围,对加强患者权益保护起到有力的政策保障作用。各部门积极探索工作方法,创新形式,为患者服务,取得了良好的效果。

八、推进性病规范化诊疗工作

2008年在银川市建立了首家自治区级规范化性病门诊示范点,2010年相继建立了3家自治区级和1家国家级规范化性病门诊示范点,促进了规范化性病服务的推广。加强性病门诊在艾滋病性病防治工作中的优势,通过指定的性病门诊和社区卫生服务机构开展性病优惠诊疗服务,进行性病健康教育处方的发放及安全套推广使用活动,开展性病就诊者同伴教育员艾滋病防治知识培训宣教工作。2013年银川市被列为全国梅毒防治三个试点城市之一,启动了梅毒规范化诊疗服务试点工作。银川市梅毒规范化诊疗服务水平有所提升,达标单位从基线时的9家上升到22家,总体规范化治疗率由22.4%上升到48.0%,门诊规范化治疗率由51.0%上升到62.0%,梅毒报告准确率由91%上升到99.3%。

九、实施既往有偿献血人员筛查工作

根据《卫生部办公厅关于在既往有偿供血人群中开展艾滋病病毒抗体筛查的通知》(卫办疾控发〔2004〕142号)要求,2005年3月原宁夏卫生厅统一安排部署,成立既往有偿供血(浆)人群艾滋病病毒抗体筛查领导小组,宁夏疾病预防控制中心制定全区调查方案和实施细则,举办全区既往有偿献血人群艾滋病病毒抗体筛查工作会议暨培训班。组织全区各市县完成既往有偿供血(浆)员的摸底登记工作,涉及全区1990~1998年间自采自供血医疗机构32家、血液中心5家、单采血浆站1家、血库1家,查阅178 124份有偿供血(浆)员登记名册、献血卡、受血者病历,经过剔除假名、重名、亲属间供血后,共登记在册既往有偿供血人员11 369人。因外出打工、信息有误、拒绝采样等原因共采集到血样830份,经HIV抗体检测,确证阳性1例。

十、加强能力建设

定期开展针对党政领导干部、多部门的政策倡导与艾滋病相关知识的培训以及对专业技术人员能力建设。每年有计划的组织开展对艾滋病防治相关技术人员培训,社会组织参与艾滋病防治工作的能力建设,共举办各类培训班百期次,累计培训8 000余人次,进一步加强了艾滋病防治工作队伍,提高了防治能力和水平。整合绩效考核、艾滋病主要措施落实情况考核指标、项目指标等基本形成了督导评估体系。通过多部门联合、综合和专项督导等工作相整合,开展定期和不定期督导检查,针对督导发现的问题,及时追踪,重点核实发现问题的整改落实情况,提高了督导效率,保证了艾滋病防治工作质量。

第五节 免疫规划工作

免疫规划工作是我国卫生事业成效最显著、影响最为广泛的工作之一,更是疾病预防控制工作中的最重要组成部分。2003年以来,宁夏的计划免疫工作进入

扩大免疫规划时期,2008年顺利实施扩大国家免疫规划,常规免疫疫苗扩大至13苗预防14种病,适龄儿童免费接种疫苗可预防疾病种类大幅增加。在相关法律法规、管理办法的保障下,预防接种工作更加科学规范。2017年,宁夏人民政府实施了冷链能力提升项目,为疫苗安全保驾护航。15年来,宁夏免疫规划工作成绩斐然,每年平均接种常规免疫规划疫苗达200多万剂次,疫苗针对传染病的报告发病率逐年降低,极大地保护了儿童身体健康。

一、政策保障体系日趋完善

为了使预防接种工作科学、规范、有序的开展,2005年国务院颁布《疫苗流通和预防接种管理条例》(以下简称《条例》),原卫生部下发了《预防接种工作规范》(以下简称《规范》);2016年国务院修订了《条例》,原国家卫生和计划生育委员会下发了2016年版《规范》和《国家免疫规划疫苗儿童免疫程序》。为认真落实《条例》和《规范》,2007年、2008年和2010年,自治区人大、政府相继颁布了《宁夏回族自治区流动儿童预防接种实施办法》《宁夏回族自治区预防接种管理条例》和《宁夏回族自治区预防接种异常反应补偿办法》一系列法律、法规,使依法开展预防接种工作有章可循、有据可依,从法制角度有效保障了免疫规划工作的顺利实施。

为了科学规范指导各级落实扩大国家免疫规划政策,2008年原宁夏卫生厅下发了《宁夏回族自治区扩大国家免疫规划实施方案》《关于合理设置各级疾病预防控制中心免疫规划科室和工作人员的通知》《宁夏预防接种服务机构及接种人员管理办法(试行)等免疫规划管理办法的通知》和《宁夏疑似预防接种异常反应调查诊断工作程序》等指导性文件,为顺利实施免疫规划工作提供支持。

二、免疫服务管理逐年提升

2003~2017年,在各级政府和免疫规划工作人员的不断努力下,五级免疫规划网络逐步夯实牢固。在贯彻落实《条例》和《规范》的同时,积极开展规范化预防接种门诊建设、加强预防接种人员队伍建设、完善疫苗和冷链管理制度、巩固高水平的疫苗接种率、提高疫苗针对疾病监测质量、完善疑似预防接种异常反应监测和人群免疫水平监测等工作,加强技术培训和指导,提高了全区预防接种工作管理水平和质量。

(一)服务网络夯实稳固

1. 预防接种单位设置合理

为了科学合理设置预防接种门诊,满足群众预防接种需求,各县级卫生行政部门合理设置辖区预防接种单位。截至2017年年底,宁夏共有预防接种单位2 249家,承担常规免疫疫苗和第二类疫苗的接种工作;按照服务类型分为城镇预防接种门诊181家,乡镇预防接种门诊194家,村级接种单位1 874家;按照服务形式分为定点接种1 858家,入户接种3家,定点+入户接种388家;按照服务周期分为日接种37家,周接种147家,旬接种157家,月接种1 908家。此外,全区有出生医院接种单位86家,常规运转的狂犬病暴露规范处置门诊157家。

2. 预防接种人员持证上岗

各地按照《条例》和《规范》规定,严格预防接种单位和人员的资质审核,依法开展预防接种工作。2017年,全区共有免疫规划工作人员4 138人,其中,疾控机构专业技术人员120人;医疗机构防保人员167人;乡级预防接种人员442人;社区卫生服务机构接种人员940人,村级预防接种人员2 469人;技术人员职称以初级为主(占35.67%)。县级卫生行政部门每三年对预防接种单位资质进行审核一次,每年定期对预防接种人员进行上岗培训,合格后方可从事预防接种工作。

3. 强化业务培训与综合督导

2003~2017年,宁夏疾病预防控制中心每年对市县级业务人员举办2~3次含有预防接种服务管理、常规免疫监测技术、疫苗针对传染病监测技术、疑似预防接种异常反应监测与处置、疫苗和冷链管理、免疫规划信息化管理、宣传教育等内容培训班;并配合卫生行政部门完成每年2次免疫规划综合督导,并分别于2004年、2006年、2008年、2010年、2011年、2013年、2016年迎接国家对宁夏免疫规划工作督导及考核,进一步提高免疫规划工作质量。

(二)免疫接种敏感监测

1. 儿童疫苗免疫程序

2003~2005年宁夏免疫规划疫苗免疫程序仍然执行《1995年宁夏儿童计划免疫程序》。2006年1月1日起执行国家免疫规划疫苗免疫程序,调整麻疹疫苗第二剂复种时间为18~24月,取消4岁和7岁加强麻疹疫苗接种。2008年7月1日起实行《扩大国家免疫规划疫苗免疫程序》,增加了流脑A群疫苗、流脑A+C群疫苗、麻风疫苗、麻腮风疫苗、乙脑疫苗、甲肝疫苗。2016年儿童免疫程序不再强调加强免疫,0~6周岁儿童常规接种12苗22剂次(见表3-2)。

表3-2 宁夏扩大国家免疫规划疫苗免疫程序(2008年)

疫苗名称	0月龄	1月龄	2月龄	3月龄	4月龄	5月龄	6月龄	8月龄	18月龄	18~24月龄	2周岁	3周岁	4周岁	6周岁
乙肝疫苗	√	√					√							
卡介苗	√													
脊灰疫苗			√	√	√								√	
百白破疫苗				√	√	√			√					
白破疫苗														√
麻风(麻疹)疫苗								√						
麻腮风(麻腮、麻疹)疫苗									√					
乙脑减毒活疫苗*								√		√				
A群流脑疫苗							√(间隔3月)							
A+C群流脑疫苗												√		√
甲肝减毒活疫苗									√					

2. 常规免疫接种监测

2003~2007年,宁夏预防接种主要以双月定点接种和入户接种形式为主,2008年7月以后改为单月定点接种。2003~2008年,宁夏常规免疫接种监测实行双月报告制度,2008~2017年,实施扩大免疫规划策略后,由"5苗防7病"扩增至"13苗防14病",改为单月上报制度,通过"中国免疫规划监测信息管理系统"进行网络直报。2013~2017年,每月对全区常规接种情况进行分析和通报,发现接种率较低地区时,及时沟通了解原因,提出意见和建议。2003年以来,每年平均接种常规免疫规划疫苗达200多万剂次;2010~2017年,以乡镇为单位国家免疫规划疫苗报告接种率均达到90%以上,2017年乙肝疫苗24小时及时接种率达到96.84%,一直保持高质量免疫接种水平。

按照《规范》要求,宁夏从2006年开始统计第二类疫苗接种情况,年底汇总在免疫规划管理档案中逐级上报。2010年,按照国家常规免疫监测报告要求,每月通过信息管理系统上报第二类疫苗接种情况。

3. 接种率调查

按照《规范》要求,宁夏疾病预防控制中心每年指导市级疾控机构开展辖区目标儿童免疫规划疫苗的接种率调查,每1~2年开展一次自治区级接种率调查,以发现免疫接种薄弱地区,及时查漏补种。15年来,累计调查适龄儿童超过6万人,平均建证率和建卡率均超过95%,各种疫苗调查接种率达到90%。

4. 强化免疫/补充免疫

为维持无脊灰状态,提高人群脊灰疫苗免疫水平,2003~2017年共开展了38轮次强化免疫/补充免疫活动,累计接种脊灰疫苗2 190.78万剂次,每轮报告接种率均在95%以上。为控制麻疹疫情,保证两剂次麻疹类疫苗接种率,分别于2005年、2009年、2010年、2014年、2015年在宁夏范围内组织开展了麻疹疫苗、麻腮风疫苗强化免疫活动,累计接种291.1万剂次,接种率均达到95%。

5. 接种证查验

2006年开始在宁夏范围内开展入托、入学儿童预防接种证查验工作,2007年统一格式开始上报查验数据。2009年,原宁夏卫生厅和教育厅联合制定下发了《宁夏儿童入托、入学查验预防接种证工作实施细则》,2013年修订了实施细则,进一步明确了教育和卫生部门职责,规范了查验程序以及查验后的疫苗补种原则等详细内容。2013年以来,学校和托幼机构查验率均为100%,查验儿童率均在98%以上,查验需补种的疫苗最多为白破疫苗和流脑A+C群疫苗。2017年,宁夏统一规定利用宁夏免疫规划信息系统进行审核、查验预防接种证。

6. 免疫水平监测

2003~2017年,各市级疾控机构根据免疫规划工作需要和安排,在不同年份对辖区适龄儿童开展了免疫规划疫苗免疫成功率监测或人群免疫水平监测。宁夏疾病预防控制中心根据国家和宁夏工作安排,分别于2006年和2014年安排部署兴庆区、中卫市两个监测点开展乙肝血清学调查,于2007年、2010年、2012年、2014年开展了部分县区健康人群麻疹等疫苗血清学调查。2014年对1200人的调查结果显示,甲肝、麻疹、风疹、腮腺炎IgG抗体阳性率分别为98.5%、89.7%、81.3%和74.5%,乙肝表面抗原和表面抗体阳性率分别为1.8%和62.3%,脊灰中和抗体实验阳性率分别为Ⅰ型97.5%、Ⅱ型97.8%、Ⅲ型94.5%,除了腮腺炎和乙肝表面抗体水平低于80%,其余均保持在较高水平。

7. 疑似预防接种异常反应(AEFI)监测

2003~2007年,通过宁夏免疫规划综合管理档案汇总上报AEFI病例。2008~2014年,通过"中国疾病预防控制信息系统"进行网络直报,2015~2017通过"中国免疫规划信息管理系统"进行网络直报,报告疑似病例数逐年增多,监测系统敏感性逐年提高。10年来,宁夏共报告疑似异常反应病例4 124例,其中异常反应病例193例;2015~2017年报告县覆盖率达到100%的指标要求,其他各项监测指标均达到国家监测方案要求,见图3-1;AEFI报告敏感性逐年提高,异常反应报告发生率持续较低水平,见图3-2。2010~2017年,按照《宁夏回族自治区预防接种异常反应补偿办法》共补偿21例异常反应病例,计169.087 9万元。

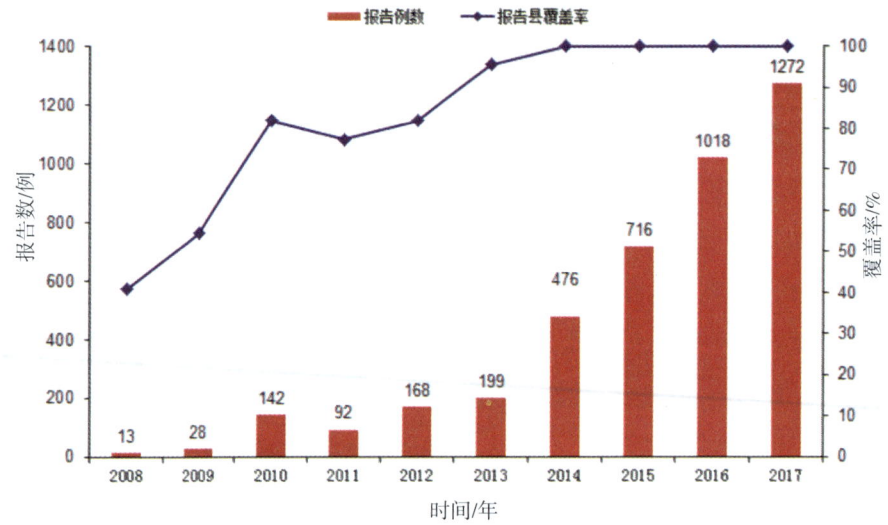

图3-1 宁夏2008~2017年AEFI监测报告情况

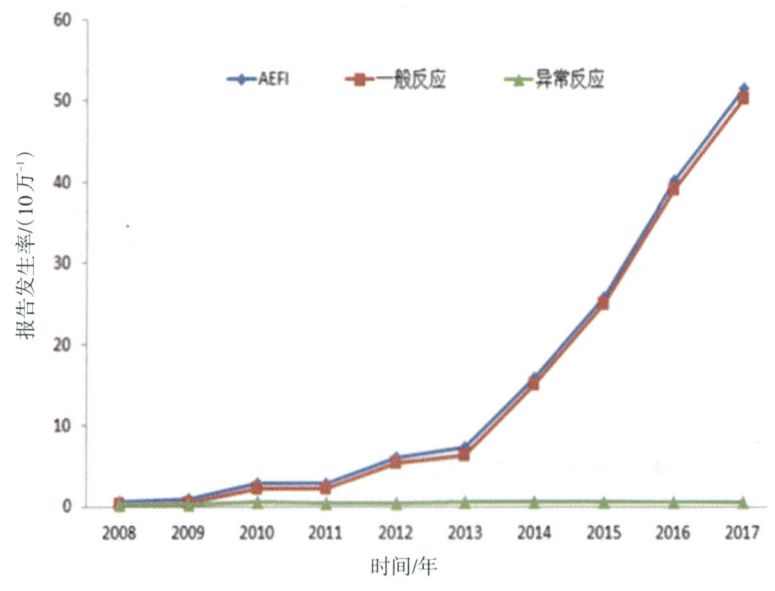

图3-2 宁夏2008~2017年AEFI报告发生率情况

三、疫苗可预防疾病呈低发水平

宁夏适龄人群接种的免疫规划疫苗预防的病种由2003年的7种增加到2008年的14种,即脊灰、麻疹、乙肝(2012年以前为15岁以下儿童急性乙肝监测、2012年12月开展全人群急性乙肝试点监测)、肺结核、新生儿破伤风、白喉、百日咳的基础上,增加了流脑、乙脑、风疹、腮腺炎、甲肝、炭疽和流行性出血热,后两种为应急接种疫苗可预防疾病。肺结核实施归口管理,新生儿破伤风自2010年以后归妇幼机构管理;新增腮腺炎、甲肝暂时未纳入免疫规划监测报告专病管理范围;2014年《全国麻疹监测方案》中将风疹纳入专病管理。2000年实现无脊灰状态至今,未发生脊灰疫情;麻疹病例报告自2005年后逐年下降;白喉持续35年无病例报告,流脑发病率下降至较低水平,乙脑病例仅2003年、2006年、2010年和2017年有报告。2006年以来,宁夏每季度进行一次疫苗针对传染病监测情况通报,对提高监测敏感性和监测质量起到积极促进作用。

(一)麻疹

2000年以前,宁夏每3~5年有一次麻疹流行高峰。2003~2005年,麻疹发病呈逐年升高趋势,至2005年报告发病率达到38.18/10万,居全国第一水平,同年在全区范围对8月龄至14岁儿童开展了麻疹疫苗强化免疫,麻疹发病率迅速下降至2006年的0.52/10万。2009年年初,麻疹发病再度升高,2009年3月和2010年9月分别对8月龄至6岁、8月龄至4岁适龄儿童开展了麻疹疫苗强化免疫;2014年和2015年分别对4~8岁和10~12岁儿童开展麻腮风疫苗强化免疫活动后,报告发病率已降至2017年的4.02/100万。宁夏1990~2017年麻疹发病趋势见图3-3。

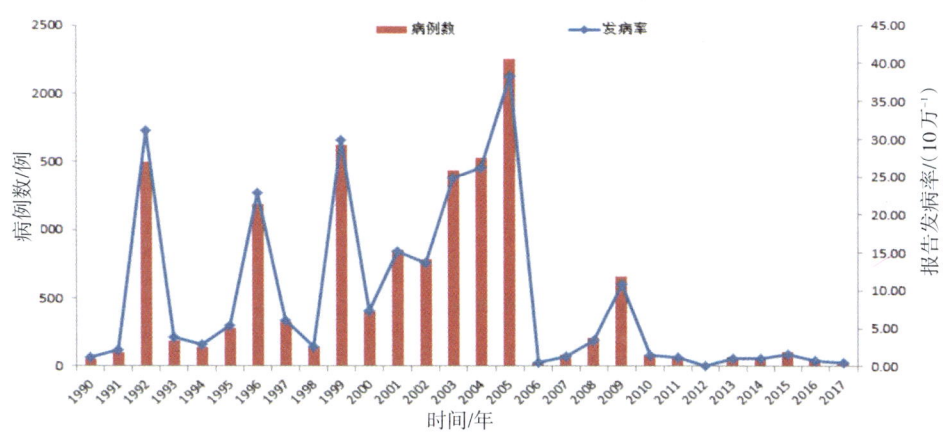

图3-3 宁夏1990~2017年麻疹发病趋势

(二)乙肝

2003~2004年,传染病疫情报告系统中报告15岁以下儿童乙肝发病率分别为37.34/10万(564例)和48.22/10万(703例),但是未报告急性乙肝发病情况。15岁以下儿童急性乙肝的报告发病率由2005年6.74/10万下降至2012年的0.97/10万,发病趋势见图3-4。2013~2017年,宁夏通过传染病疫情报告管理系统共报告乙肝病例29 310例,以慢性乙肝为主(26 727例)占91.19%,从2015年开始,病例数呈逐年下降趋势;2017年报告急性乙肝病例(200例)较2013年(255例)减少21.57%(按照现住址、审核日期统计)。2013~2017年,宁夏六个急性乙肝监测试点县区(兴庆区、西夏区、利通区、原州区、西吉县和海原县)共报告乙肝病例数19 472例,占全区总病例数的66.43%,其中报告慢性乙肝病例数19 135例,占全区71.59%(按现住址、审核日期统计),见图3-5;2017年六个试点县区报告急性乙肝病例数(42例)较2013年(86例)减少51.16%,见图3-6。

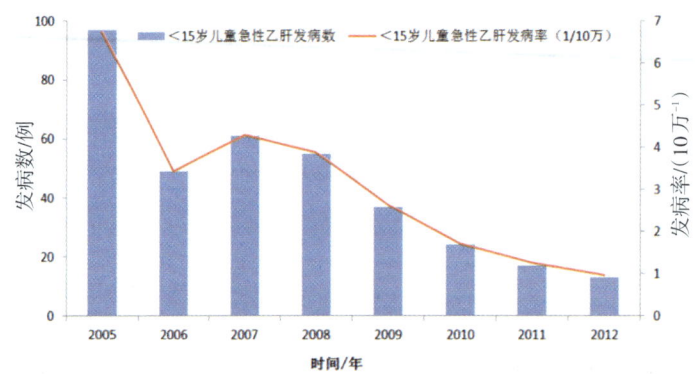

图3-4 宁夏2005~2012年15岁以下儿童急性乙肝发病趋势

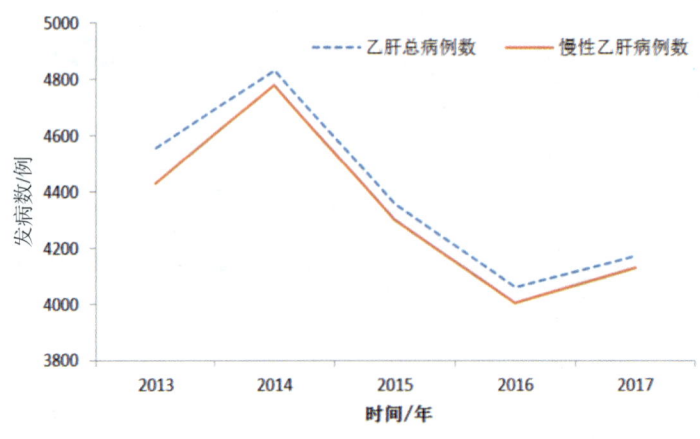

图3-5 宁夏2013~2017年试点县区乙肝病例

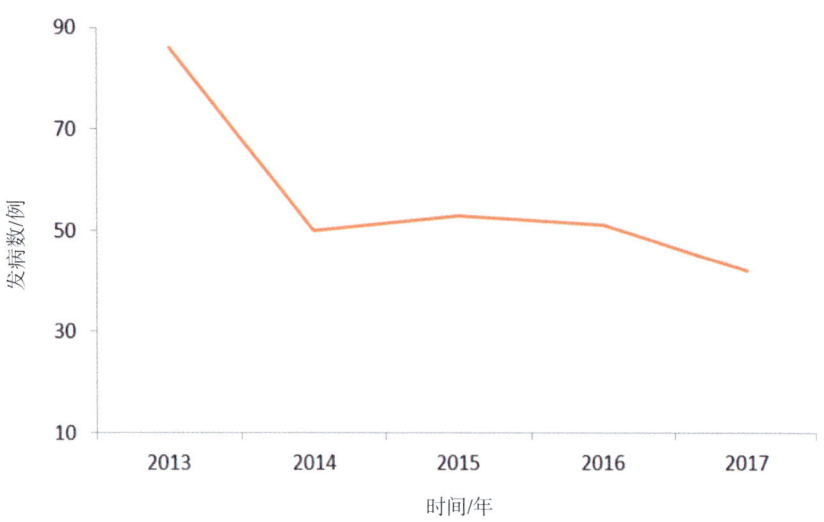

图3-6 宁夏2013~2017年试点地区急性乙肝病例

(三)流脑

自20世纪90年代以来,宁夏流脑呈低发水平。2003~2017年,共报告135例流脑病例,死亡8例。随着流脑疫苗推广接种,宁夏流脑病例发病水平逐年下降,由2004年的0.67/10万下降至2015年的0.02/10万,2016年、2017年无流脑病例报告,2008~2017年无流脑死亡病例,见图3-7。

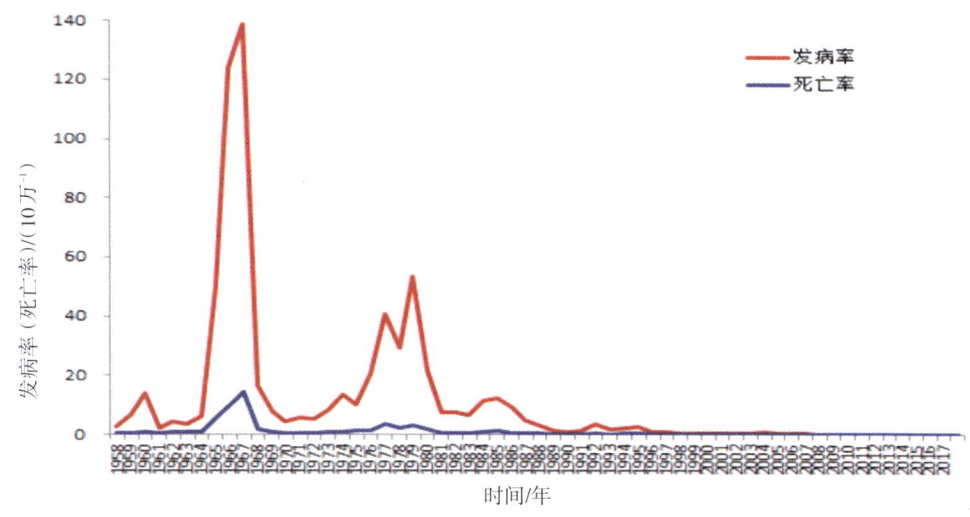

图3-7 宁夏1958~2017年流脑发病趋势

(四)乙脑

2000年以来,宁夏乙脑进入低发态势。2003~2017年,共报告乙脑病例11例,死亡3例。2004~2005年、2007~2009年和2011~2016年均无乙脑病例报告,2003报告1例(报告发病率0.02/10万),2006年报告3例(报告发病率0.05/10万),2010年报告2例(报告发病率0.03/10万),2017年报告5例(报告发病率0.07/10万)、死亡3例(报告死亡率0.04/10万)、病死率60%,见图3-8。

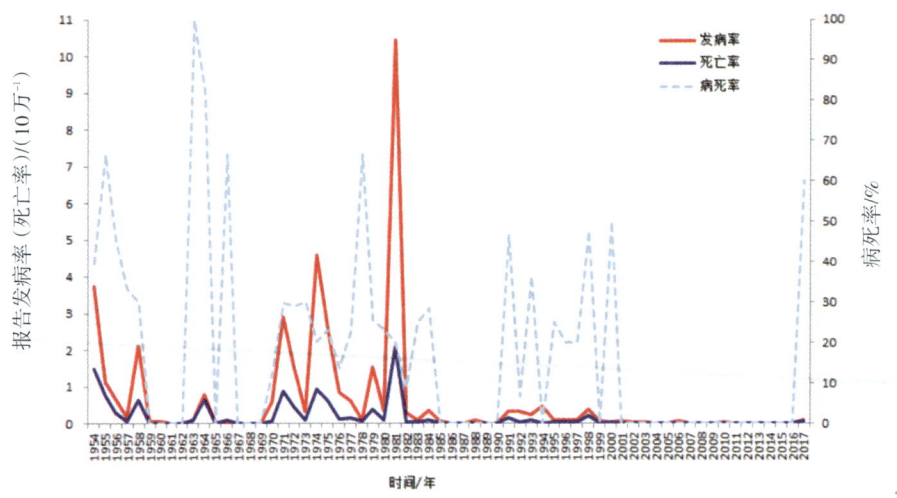

图3-8 宁夏1954~2017年乙脑发病趋势

2004~2017年,宁夏共报告8 333例风疹病例,报告发病率波动在0.089/10万~53.25/10万之间,无死亡病例报告;其中,2009年发病率最高为53.25/10万,2017年发病率最低,为0.089/10万。

(六)新生儿破伤风

2003~2017年,宁夏新生儿住院分娩率不断提高,由2003年的70.23%上升到2017年的99.97%;新生儿破伤风病例数和报告病例的县区数逐年减少,报告发病率由2003年的0.18‰下降至2012年的0.012‰。

(七)百日咳

2003~2017年,宁夏共报告148例百日咳病例,报告发病率波动在0/10万~0.68/10万之间,无死亡病例报告;其中,2005年发病率最高为0.68/10万,2011年和2013年无病例报告,2017年为0.12/10万。

四、疫苗冷链管理逐步完善

（一）疫苗管理

2003~2007年，宁夏实施接种的免疫规划疫苗有6种，即乙肝疫苗、卡介苗、脊灰疫苗、百白破疫苗、麻疹疫苗和白破疫苗。每年9月，宁夏疾病预防控制中心汇总审核市县级的需求计划，由原宁夏卫生厅上报国家卫生行政部门统一招标采购。2008年以后，宁夏实施接种的免疫规划疫苗有13种，宁夏疾病预防控制中心每年根据财政部、卫生部中央转移支付扩大国家免疫规划疫苗项目，测算宁夏所需疫苗品种和数量，并配合宁夏卫生行政部门执行政府招标采购全区所需疫苗。2016年，根据新修订《条例》规定，宁夏疾病预防控制中心负责第二类疫苗的招标工作，由县级疾控机构通过《宁夏第二类疫苗集中采购平台》进行采购。

15年来，宁夏疾病预防控制中心严格按照《条例》和《疫苗储存和运输管理规范》（2017年重新修订）要求储存和运输疫苗，保证疫苗安全性和有效性。根据市县级疾控机构冷链储存能力、各级预防接种单位服务形式，每季度冷链运转一次，下发前与市县级疾控机构核实疫苗需求计划的准确性，确保宁夏免疫规划疫苗质量和预防接种工作正常运转。2009年，积极配合原宁夏卫生厅制定下发了《宁夏回族自治区免疫规划疫苗管理办法（试行）》的通知，规定了各级卫生行政部门和疾控机构的职责、第一类疫苗使用计划制定、分发和出入库管理、储存与运输、使用管理、报废管理、监督检查、责任追究等内容。2016年配合原宁夏卫生和计划生育委员会制定下发了《宁夏第二类疫苗招标采购管理管理办法（试行）》的通知，规定宁夏境内所有预防接种单位使用的第二类疫苗实行统一价格、统一招标、统一配送管理制度。

（二）冷链管理

2002~2004年，在原卫生部和国际项目的支持下，为宁夏各级疾控机构和预防接种单位配备了冰箱等冷链设备，保证了疫苗储存冷链环境和预防接种工作的安全实施。2008年实施扩大国家免疫规划后，宁夏人民政府积极投资分别于2008年、2012年和2017年为各级免疫规划冷链设备给予更新和补充，保障了宁夏扩大免疫规划工作的顺利开展。2009年，原宁夏卫生厅下发《宁夏回族自治区免疫规划冷链系统管理办法（试行）》，规范了全区免疫规划冷链设备管理制度，要求各级卫生行政部门负责冷链系统的管理，包括采购计划的制定、设备的分配、调整、更新和报废的审核、管理工作的督导检查等内容。2017年宁夏人民政府民生实事任务之一,即全区免疫规划冷链能力提升项目,财政投入1 500万元专项资金为各级疾控机构、预防接种单位补充冷库、冷藏车、冰箱、冷藏箱,增设了冷库信息化管理终端、冷藏车温湿度打印和管理终端、温湿度监控仪等设备,建立稳固的宁夏免疫规划冷链系统,保障了疫苗安全。

截至2017年,宁夏共有冷藏车31辆,疫苗运输车13辆、冷库48座,冰箱4 375台,冷藏运输箱432个,冷藏包4 537个,温度记录设备5 636个。冷藏车由2003年的4辆增加至2017年的31辆,大大提高了宁夏免疫规划冷链建设能力和管理水平,保证了疫苗使用的安全性。

五、开展的重点工作

(一)实施扩大国家免疫规划政策

为了稳步实施扩大国家免疫规划政策,积极配合宁夏卫生行政部门制订宁夏实施方案、组织培训、开展宣传、调整服务频次、做好疫苗采购和分发等准备工作,于2008年7月1日起执行新的扩大免疫规划疫苗接种程序,即在原使用的乙肝疫苗、卡介苗、脊灰疫苗、百白破疫苗、麻疹疫苗、白破疫苗等6种国家免疫规划疫苗的基础上,统一新增A群和A+C群流脑疫苗、乙脑减毒活疫苗、甲肝减毒活疫苗、麻风、麻腮和麻腮风等常规免疫疫苗,新增炭疽和流行性出血热应急接种疫苗。因新增疫苗生产和供应不足的问题,甲肝减毒活疫苗的纳入时间为吴忠市和固原市于2008年7月纳入目标儿童的接种管理,石嘴山市和中卫市于2009年7月纳入,银川市于2010年7月纳入;无细胞百白破疫苗于2008年7月替代目标儿童第四剂次,2010年7月用于3、4、5月龄和1.5岁儿童的所有剂次。2010年7月起,宁夏范围内实现了所有新增免疫规划疫苗对适龄儿童的免费接种。2008年,宁夏人民政府招标采购了免疫规划专用冷藏车16辆、低温和常温冷库28座、冰箱2 800台、冷藏包2 800个、台式电脑100台、存折式打印机380台,存折式预防接种证11万本,用于全区各级疾控机构、乡镇卫生院和村卫生室(社区)等单位的免疫规划冷链设备更新、儿童信息系统建设、预防接种等工作,保障了宁夏扩大国家免疫规划工作的顺利开展。

(二)维持无脊灰状态

2000年,宁夏成功实现无脊灰状态,按照《2003~2010年全国保持脊髓灰质炎状态行动计划》,开展以加强AFP病例监测、脊灰病原学监测、提高脊灰疫苗接种为主要措施来维持无脊灰状态,成为宁夏免疫规划事业的主要内容之一。2003年以来,根据《全国急性弛缓性麻痹病例监测方案》(以下简称AFP病例监测方案)要求,宁夏将所有二级及以上医疗机构均定为AFP病例监测哨点医院,实行每旬"零"病例报告制度。县级疾控机构对监测哨点医院报告的疑似病例开展个案调查和75天病例随访、粪便标本的采集和运送等工作。2003~2009年,自治区级AFP病例分类专家诊断组专家每半年对报告每例病例进行入户随访、核实调查,并通过专家诊断会对每例病例进行讨论、分析、分类诊断;2010年起,调整为每季度开展核实调查和分类诊断。2015年以后,由各市卫生行政部门抽调临床专家每季度对报告的每例AFP病例进行入户随访、核实调查,收集临床资料,为病例分类诊断提供依据。

15年来,共完成347例AFP病例监测任务,宁夏AFP病例监测的敏感性指标均能较好的完成,报告发病率达到国家≥1/10万的监测要求,其他各项指标中,除了2004年双份合格便标本采集率、2008年阳性标本14天送达率未达标外,其余各年份的指标均达标。宁夏脊灰实验室脊灰病毒平均分离率为1.73%,经国家脊灰实验室鉴定1例为VDPV,其余均为脊灰疫苗株,未监测到脊灰野病毒;非脊灰肠道病病毒(NEPV)平均分离率11.51%。

(三)推进消除麻疹进程

2004年,根据《全国麻疹监测方案》要求,宁夏所有传染病法定责任报告单位和责任疫情报告人发现麻疹疑似病例后均通过中国疾病预防控制信息系统进行网络直报。县级疾控机构对报告的疑似病例开展个案调查和标本采集、送检。14年来,共报告麻疹暴发疫情40起,共对12 739例病例进行网络报告和个案的流行病学调查,全宁夏麻疹病例监测各项指标均能较好的完成,除了2017年排除麻疹风疹病例报告发病率未达标外,其余各年份的指标均达标。2009~2017年,共分离出麻疹病毒89株,均为H1a基因型。2014年宁夏健康人群麻疹血清学保护性抗体达到89.7%的水平,为达到消除麻疹目标提供有力保障。

为落实我国消除麻疹策略,实现麻疹发病率控制在1/100万以下(不包括输入病例)的目标,宁夏下发了《2007~2012年宁夏消除麻疹行动计划》,2010年年底原宁夏卫生厅联合宁夏发改委、教育厅、财政厅、食药局、公安厅、计生委、交通厅、广电局9个厅局下发了《2010~2012年宁夏消除麻疹行动计划》的通知,明确规定了各部门职责及工作联系机制、对各阶段工作进行具体安排部署。为了维持高水平麻疹疫苗接种率,2009年对8月龄至6岁儿童和2010年对8月龄至4岁适龄儿童开展了麻疹强化免疫,2014年和2015年作为宁夏人民政府民生项目分别对4~8岁和10~12岁儿童开展麻腮风疫苗强化免疫活动,保证麻疹类疫苗两剂次接种率;各地通过加强对报告病例的流行病学调查、定期培训、技术指导,提高麻疹监测质量,并积极应对、迅速有效控制麻疹暴发疫情,同时做好广泛宣传,提高群众麻疹风疹防控知识知晓水平。通过多措并举、加强监测、有效防控等措施,2017年报告发病率显著下降至4.02/100万,为宁夏推进消除麻疹进程提供有力保障。

(四)加速乙肝控制

2002年,宁夏将乙肝疫苗纳入新生儿免费接种后,乙肝疫苗接种率水平逐年提高,乙肝首针24小时及时接种率由2003年的73.6%增至2017年的96.84%;开展急性乙肝病例监测工作显示乙肝发病大幅下降,宁夏乙肝报告发病率由2004年159.47/10万降至2017年85.51/10万,15岁以下儿童急性乙肝的报告发病率由2005年6.74/10万下降至2017年的0.49/10万。2012年12月在六个县区开展全人群急性乙肝试点监测工作,2017年,6个试点县区报告急性乙肝病例数(42例)较2013年(86例)减少51.16%,乙肝得到有效控制。

2002~2009年,宁夏执行了"中华人民共和国卫生部/全球疫苗免疫联盟合作项目"(以下简称GAVI项目),经过八年项目实施,促进各级政府和领导对乙肝疫苗接种工作重要性的认识;住院分娩率由2003年的70.23%提高至2017年的99.97%;乙肝疫苗首针及时接种率由2004年的73.6%提高至2017年的96.84%,为宁夏新生儿免受乙肝侵害起到了非常重要的作用;乙肝疫苗预防接种和防控知识得到了广泛宣传;强化了安全注射意识,确保了预防接种的安全有效。2009~2010年,借助GAVI项目对8~15岁儿童开展乙肝疫苗查漏补种工作、借助国际扶轮3450〔香港、澳门、内蒙古〕区项目对宁夏高中生和大学生开展乙肝健康教育和疫苗接种工作,加快了宁夏乙肝防控工作。

(五)加快信息化建设步伐

为落实《条例》和《规范》有关要求,建立和完善适合新形势发展的免疫规划信息化管理系统,方便儿童接受免疫服务,根据《卫生部关于印发〈儿童预防接种信息报告管理工作规范(试行)〉的通知》精神,在宁夏人民政府和中国疾病预防控制中心的资助下,宁夏于2007年在369个乡镇、社区预防接种单位试运行了国家儿童预防接种客户端软件。但因国家免疫规划信息化管理平台长期处于关闭状态,致使客户端中数据不能共享、流动儿童异地接种、数据上传统计等问题得不到有效解决。

2015年,为了保障脊髓灰质炎灭活疫苗(IPV)纳入国家免疫规划试点工作中IPV接种信息的实时报告工作,原宁夏卫生和计划生育委员会下拨15万元,委托深圳金卫信软件技术开发有限公司为宁夏建立临时代理省级平台,满足IPV纳入国家免疫规划管理信息报告相关需求,实现客户端录入接种个案的实时上传管理及IPV接种日/周报表的报告工作。

2016年,为了实现宁夏免疫规划信息的数据共享以及流动儿童及免疫规划接种数据的有效管理,促进宁夏免疫规划信息化工作的长效发展,原宁夏卫生和计划生育委员会通过积极申请自治区宁夏财政,获批了宁夏卫生云一期项目,下发了《宁夏卫生云免疫规划信息管理系统建设实施方案》(宁卫计发〔2016〕121号)的通知,建立健全自治区级、市级、县级、乡镇及社区五级免疫规划信息管理网络,并于2016年1月正式启动项目建设工作。系统承建单位苏州沈苏自动化技术开发有限公司于2016年3月完成对全区384家预防接种客户端及89家医疗机构产科客户端的操作技能培训,6月及11月逐步完成对免疫规划综合信息平台及免疫规划信息化管理的培训,平台于2016年6月正式启用。截至2017年年底,宁夏免疫规划综合信息系统中共有预防接种单位409家,儿童接种个案593 664个;预防接种个案基本信息完整率为94.57%,接种信息完整率为86.01%;实时监测冷链设备111套,温度异常预警2 000余次。宁夏免疫规划信息化建设正式进入高速阶段,为全区免疫规划工作提供了重要保障。

第六节 重大及新发再发传染病防制

近年来人感染高致病性禽流感、狂犬病等新发再发传染病,中东呼吸综合征、埃博拉出血热、寨卡病毒病等输入性传染病,以及群体性不明原因疾病等时有发生,严重危害人民群众生命健康安全,威胁经济社会平稳有序发展。这些传染病绝大多数具有短时间内突然发生,重症和死亡比例高,早期识别困难、缺乏特异和有效防治手段的特点。针对新发和输入性传染病,宁夏通过加强疾病预防三级网络建设、构建拓展传染病监测体系、搭建多部门联防联控合作机制,建立起敏感高效有力的新发和输入性传染病防控体系。

一、传染性非典型肺炎

2003年,非典型肺炎在我国流行。为及时发现疫情并采取有效的治疗、预防和控制措施,防止疫情蔓延,保障广大人民群众健康,宁夏疾病预防控制中心成立非典型肺炎应急处理技术领导小组(以下简称"领导小组"),下设流行病学组、检验检测组、消毒组和后勤保障组。"领导小组"在原宁夏卫生厅的领导下,在宁夏非典型肺炎防治专家组的指导下,全面负责非典型肺炎疫情的调查处理,资料收集分析,样品采集、检测、消毒、卫生知识宣传和对基层的技术指导工作,下设的各工作小组负责各项防治措施的实施。同时加强了全区非典型肺炎疫情报告管理工作,对非典型肺炎疫情实行电话和每日网络报告制度。各市、县(区)疾病预防控制中心在辖区内发现疑似或确诊病例后,立即通过电话和疫情网络上报宁夏疾病预防控制中心;无病例发生时,每日通过疫情网络进行"零"病例报告。为了做好防控工作,宁夏疾病预防控制中心先后制定了《宁夏回族自治区非典型肺炎应急处理预案》《宁夏农村非典型肺炎应急处理预案》《宁夏回族自治区非典型肺炎诊断治疗管理办法》《关于实验室SARS样本采集的通知》《关于加强传染性非典型肺炎疫情报告的通知》《流行病学现场调查制度》《宁夏回族自治区非典型肺炎密切接触者医学留观隔离管理办法》《宁夏回族自治区各类施工工地防治非典型肺炎紧急通知》和《宁夏回族自治区卫生系统2003~2004年度传染性非典型肺炎防治现场模拟演练工作方案》等技术文件和统计登记表格20余个,为组织实施"非典"防治工作提供了大量的技术支持。

自2003年4月7日在宁夏发现第一例非典型肺炎病人以来,在宁夏党委、政府的坚强领导下,面对突如其来的"非典"疫情,作为省级疾控机构的宁夏疾病预防控制中心专业技术人员把"疫情就是命令,责任重于泰山",作为自己的行动指南,迅速投入到防治"非典"的战役中。现场流行病学调查组、密切接触者隔离组、消毒组、疫情信息监测组和后勤保障组明确分工、各司其职、互相配合,出色地完成了各项防治任务。

截至2003年5月20日,宁夏最后一批疑似病人密切接触者解除医学观察,宁夏疾病预防控制中心流调组累计调查"非典"疑似和临床诊断病例及其密切接触者298人,医学随访3 576人次,随访一般接触者635人,累计随访7 140人次。隔离组先后设立留验站两所,留验隔离人员144人,为留观者累计测量体温4 748人次。送饭送药3 516人次,访视及做思想工作1 260次,出动应急人员415人次,发放口罩380多个,应急出动隔离车接送留观者102车次。实验室检测组采集病人及密切接触者血样112份、咽拭子14份、粪便12份、尸体心、肝、肺标本各1份。消毒组对学校、公共场所机关办公机构、建筑工地等192家单位、113辆车进行了预防性消毒,并对疫点消毒13次,总面积达1 187 021平方米,用药2 700多千克,出动消毒人员876人次,车辆216车次。后勤保障组及时建立"非典"专用物品保障库,保证了物资的供应。

为了提高基层专业人员应对"非典"疫情的能力,宁夏疾病预防控制中心"SARS应急大队"先后8次赶赴石嘴山市、吴忠市、固原市,指导基层开展SARS防治技术工作;及时与基层疾控部门沟通信息,多次向西吉、贺兰、海原、固原、石嘴山等地通报疫情和线索,配合可疑SARS接触者追踪,沟通信息,指导基层做好追踪调查、随访、隔离等管理工作。

在开展防控工作的同时,积极配合媒体开展"非典"防治知识宣传工作。宁夏疾控专家先后十余次接受中央电视台《东方时空》《新闻调查》等栏目采访,与宁夏电视台和宁夏人民广播电台合作宣传"非典"相关知识,回答群众提问,解除群众疑虑,消除群众恐慌,促进社会稳定。互联网《新消息报》《宁夏日报》《宁夏电视台》《银川晚报》、银川电视台等各种媒体宣传报道了宁夏防治"非典"的工作进展、典型事件、先进人物等累计30余次。

二、人感染高致病性禽流感

2004年,为进一步做好全国不明原因肺炎的监测工作,国务院下发了《关于加强不明原因肺炎和人感染高致病性禽流感防治工作的紧急通知》,原宁夏卫生厅审定并下发了宁夏疾病预防控制中心代拟的《宁夏人感染高致病性禽流感应急预案》,制定了诸如《关于加强禽流感监测和防治工作的通知》《关于进一步做好禽流感等传染病防治工作的通知》等通知,转发了《人禽流感疫情预防控制技术指南（试行）》等技术方案。强化与农牧部门的合作,建立联动机制,加强信息沟通。

当宁夏或周边省份发生禽间高致病性禽流感疫情后,宁夏疾病预防控制中心都会对五市重点县(区)的禽流感防治早期预警症状监测工作进行检查指导,抓住重点,严守阵地,做好登记,及时报告,分级负责,落实各项防控措施,为进一步锻炼宁夏专业技术人员应对人感染高致病性禽流感疫情的调查处置能力和水平,宁夏疾病预防控制中心于2009年组织了人感染高致病性禽流感应急演练,从疫情的报告、专业技术人员的调查处置、实验室的采样和检测、病人的隔离治疗及密切接触人员的医学观察等方面进行了演练。演练提高了专业技术人员应对人感染高致病性禽流感突发疫情的快速反应能力和疫情调查处置能力。

截至2017年12月,宁夏无人感染高致病性禽流感病例报告。

三、甲型H1N1流感

2009年3月,根据国际国内甲型H1N1流感的疫情形势,为了加强应对流感大流行的能力,最大限度地减轻流感大流行所造成的危害,宁夏召开了全区流感、手足口病等重点传染病防控师资培训班。同年4月,宁夏疾病预防控制中心根据《卫生部应对流感大流行准备计划与应急预案》《甲型H1N1流感监测方案(第一版)》及《自治区卫生厅应对甲型H1N1流感准备计划与应急预案》等有关文件的要求,以"高度重视、积极应对、联防联控、依法科学处置"的工作原则,做好应对人感染甲型H1N1流感可能造成的流行或大流行的各项工作,制订了《自治区疾病预防控制中心应对甲型H1N1流感准备计划和应急预案(试行)》。

同年5月,为了加强和规范宁夏甲型H1N1流感疫情信息报告工作,有序应对甲型H1N1流感疫情,根据《自治区卫生厅关于进一步加强甲型H1N1流感防控工作的紧急通知》的要求,自治区及各市疾病预防控制中心启动甲型H1N1流感疫情信息日报告工作。甲型H1N1流感发生以后,根据卫生部办公厅《关于进一步增设全国流感监测网络实验室和哨点医院的通知》(卫发明电〔2009〕103号)和《2009年扩大流感监测网络项目管理方案》(以下简称《方案》),宁夏申报的银川市、石嘴山市、吴忠市、固原市和中卫市5家市级疾病预防控制中心于2009年7月纳入国家级流感监测网络实验室,宁夏人民医院、石嘴山市第一人民医院、吴忠市人民医院和中卫市人民医院4家医院哨点医院也被纳入国家级流感监测哨点医院。自此,宁夏国家流感监测网络实验室达到6家,哨点医院达到9家。从2009年开始,宁夏所有的国家级流感监测哨点医院开展全年监测工作。

7月份,宁夏疾病预防控制中心组织召开了全区扩大流感监测网络培训班,10月份、11月份、12月份根据全区扩大流感监测网络实施情况及疫情发展阶段,分别召开了全区扩大流感监测暨甲型H1N1流感防控技术培训班。2009年度,共计开展甲流防控及流感监测类的全区性培训6次,内容涉及扩大流感监测网络实施方案、甲流的标本采集及检验检测、流感暴发疫情处置等。通过培训,掌握了政策,熟悉了工作环节,有效提高了全区流感监测项目实施能力和应急处置能力。

自9月3日宁夏首例病例发生后,宁夏疾病预防控制中心参与突发疫情的调查处置并指导各县区做好定点医院隔离治疗、个人防护及消毒工作、预防院内感染、病例居家医学观察、密接者观察、疫情接种和媒体沟通等各项防控工作。

为及时了解我国人群甲型H1N1流感病毒感染水平,评估、研判疫情发展趋势提供技术支持。根据原卫生部、原宁夏卫生厅和国家疾病预防控制中心的安排部署和技术方案要求,宁夏疾病预防控制中心于2010年1月4日、1月20日、2月20日和3月20日共开展了四次甲型HN1流感感染状况快速血清学调查。四次甲型H1N1流感血清学调查累计采集血清学样本1711人份,四次甲型H1N1流感血清学调查的阳性率分别为11.59%、21.38%、22.04%和33.00%。通过四次甲型H1NI流感血清学调查,为了解全区人群甲型H1N1流感病毒抗体水平,确定疫情防控重点人群、有效开展疫苗接种工作、准确研判疫情发展趋势及科学制定防控策略提供了有力的信息支持。

四、不明原因肺炎

2004年4月,根据全国SARS疫情形势,原国家卫生部下发通知,要求在县级以上医疗机构开展不明原因肺炎病例监测工作。宁夏疾病预防控制中心根据通知精神,向全区各级疾病预防控制机构转发了此通知。宁夏于2005年启动不明原因肺炎病例监测工作,要求各地认真落实监测工作,提高对SARS、人感染高致病性禽流感病例的筛查、预警能力,发现不明原因肺炎病例及时进行网络直报,各级疾病预防控制机构每天对直报信息进行审核。同年7月,卫生部制定了《全国不明原因肺炎病例监测实施方案(试行)》,对监测工作做了进一步的规范。

自开展不明原因肺炎病例监测以来,截至2017年,宁夏县级以上医疗机构共报告4例不明原因肺炎病例,经过国家、自治区和市级专家组复核均被排除。其中2005年,宁夏报告1例不明原因肺炎病例,经宁夏专家组会诊排除不明原因肺炎诊断,诊断为:重症肺炎(细菌性)合并多脏器功能障碍。2007年12月30日,吴忠市人民医院收治3例疑似"不明原因肺炎"病例。宁夏疾病预防控制中心专业技术人员先后三次前往吴忠市进行病例核实和流行病学调查。2008年1月14日原卫生部专家前来指导调查工作。根据病例的临床表现,结合国家不明原因肺炎病例的诊断标准,初步排除不明原因肺炎病例。中国疾病预防控制中心采集2例病例的咽拭子标本开展人禽流感荧光PCR定性检测,结果为阴性,排除人禽流感和甲型流感病毒引起的呼吸道传染病。2008年12月,中国疾病预防控制中心反馈宁夏2007年报告的3例不明原因肺炎病例的相关检验结果:初步判断为一起同源感染结核分枝杆菌导致血源播散型的粟粒性结核。

2008~2017年,宁夏无不明原因肺炎病例报告。

五、人感染H7N9禽流感

2013年4月以来我国南方部分省市先后出现人感染H7N9禽流感疫情。根据2013年当时全国疫情形势和上级工作要求,宁夏充分发挥宁夏儿童免疫工作和重大疾病防控领导小组办公室作用,在全国人感染H7N9禽流感疫情高发期间,召开部门间联防联控会议,及时转发并传达原国家卫生计生委关于做好人感染H7N9禽流感防控工作相关文件及会议精神。原宁夏卫生厅为做好宁夏人感染H7N9禽流感疫情防控和应急准备工作,加强防控工作组织领导,成立以原宁夏卫生厅厅长为组长的人感染H7N9禽流感防控工作领导小组,负责全区卫生系统人感染H7N9禽流感防控工作,并下发了《自治区卫生厅关于加强人感染H7N9禽流感防控工作的通知》。

宁夏主要采取以人感染H7N9禽流感病例的发现和管理为重点,加强不明原因肺炎和流感监测、强化人员培训,动态开展风险评估,科学制定防控策略和具体防控措施。

(一)密切关注疫情进展,科学研判疫情形势

一是密切关注疫情进展,加强疫情分析研判。密切关注全国疫情发展态势,动态开展宁夏疫情研判和风险评估,根据评估结果及时调整和科学制定防控策略及具体防控措施。根据疫情需要启动高危人群抽样检测。根据原宁夏卫生和计划生育委员会H7N9疫情信息发布,宁夏人感染H7N9禽流感疫情信息发布由日报告改为周报告。二是加强病例监测。按照"关口前移和重心下移"的工作要求,以人感染H7N9禽流感病例的发现和管理为重点,加大各级各类医疗卫生机构预检分诊,加强不明原因肺炎和流感监测力度,尤其是重症和聚集性病例的发现和报告,及时发现可疑病例,准确判断疫情,有效处置。按照国家最新流感监测要求,下发了《2013年宁夏调整流感/人禽流感监测工作方案》,9家流感监测哨点医院在非流行季节继续执行周采样计划,进一步提高监测工作质量,做好流感样病例的报告、标本的采集和运送;6家流感监测网络实验室对送检的标本及时开展检测,结果准确。重点加强住院严重急性呼吸道感染病例(SARI)监测、活禽市场等重点场所环境监测工作。

(二)坚持依法科学防控,做好疫情防控准备

一是高度重视。成立了以原卫生厅黄占华厅长为组长的卫生厅人感染H7N9禽流感防控工作领导小组,建立了卫生厅人感染H7N9禽流感防控协调研判机制,明确了相关处室和单位的职责。清明节期间,卫生厅加强应急值守工作,相关处室人员24小时值班,密切关注疫情进展,确保快速反应。二是规范疫情处置。印发了《关于加强人感染H7N9禽流感防控工作的通知》,对规范诊疗、疫情监测、监督检查、应急储备、健康教育等工作予以安排和部署。及时下发了《人感染H7N9禽流感诊疗方案》《人感染H7N9禽流感医院感染预防与控制指南》和《人感染H7N9禽流感疫情防控方案》等规范性文件,指导各地科学实施疫情防控。三是做好应急响应。制定和完善了《宁夏回族自治区卫生厅人感染H7N9禽流感疫情应急预案》。下发了《自治区卫生厅关于进一步加强卫生应急值守工作的通知》,要求全区卫生系统进一步加强突发急性呼吸道传染病防控工作,切实做好人感染H7N9禽流感疫情应对准备,严格落实24小时值班制,克服松懈、麻痹思想,落实领导带班制度。进一步强调相关信息报告程序、时限等要求。根据疫情防控需要,制定了应急物资储备计划,积极与财政协商落实。四是落实救治准备。原宁夏卫生厅下发了《关于做好人感染H7N9禽流感医疗救治准备工作的通知》,对全区医疗救治工作进行了统一部署。成立了自治区级医疗救治专家组,确定了宁夏医科大学总医院等7家医院为首批自治区级定点医疗机构,同时要求各市、县(区)卫生行政部门和自治区级定点医疗机构制定人感染H7N9禽流感医疗救治工作方案,成立医疗救治专家组,做好医务人员培训、床位预留、医疗设备、药品的准备工作,确保一旦出现疫情,能够第一时间展开有效医疗救治。五是完善应急储备。完善应急物资储备,强化人员培训,及时应对疫情发展。宁夏疾病预防控制中心制定了《自治区疾病预防控制中心人感染H7N9禽流感应急预案》《宁夏疾病预防控制中心人感染H7N9禽流感实验室应急检测方案》《宁夏疾病预防控制中心应对人感染H7N9禽流感疫情舆情监测及媒体沟通工作方案》等。开展人感染H7N9禽流感疫情的技术培训,提高各级实验室检测能力,加强疫情防控工作准备,各部门强化应急值守,不断完善补充应急处置、防护设备等物资储备,并适时组织开展疫情防控综合演练,通过培训与再培训,提高专业防控技能,做好应急物资储备工作。

(三)落实联防联控机制,加强部门配合协作

强化联防联控,加强监测信息共享,持续评估流行风险。加强与农林部门的

疫情监测信息资源共享,将人感染H7N9禽流感防控疫情形势列入宁夏人畜共患病联防联控工作会商内容,及时通报禽间疫情,做好人间疫情监测的应对。动态开展疫情研判和风险评估,根据评估结果提出有针对性的政策、措施建议。

(四)做好舆情监测,加强风险沟通

制定了12320卫生舆情监测方案,做好相关的舆情监测和群众咨询的解答;对12320卫生热线所有坐席员进行人感染H7N9禽流感相关知识培训;坚持实事求是、理性应对、公开透明的原则,积极配合媒体采访,发布相关信息。指导全区做好健康教育工作,做好疫情防控知识宣传教育,通过广播媒体等宣传手段,提高群众自我防护意识,指导并促进公众养成良好的卫生习惯,降低暴露和感染风险。

2016年开始全国疫情呈上升趋势,截至2017年我国内地累计报告人感染H7N9禽流感1 533例,死亡606例,病死率为39.53%,病例分布在27个省份。宁夏无人感染H7N9禽流感病例报告,也是全国没有病例报告的4个省份之一。与宁夏毗邻的内蒙古、陕西、甘肃均有疫情报告。由于宁夏活禽市场广泛存在;外省与宁夏活禽贩运频繁,贩运渠道复杂;居民对活禽的消费需求依然存在;宁夏近年来生态环境的改善,沙湖、鸣翠湖等湿地较多,且处在候鸟取食、栖息、迁徙的主要线路上,存在禽流感病毒输入与传播风险。结合全国疫情形势,要求各地时刻保持警惕:一是加强部门联防联控机制的建立,确保疫情信息共享,强化部门间联合调查处置疫情工作。保证禽间疫情与人间疫情信息在卫、农、林部门间及时通报,做好部门间疫情防控信息的衔接和应对,对疫情进行联合调查处置,做到全面与彻底。二是加强病例监测和医院感染控制。全区各级各类医疗机构需重点加强医疗机构内部不明原因肺炎和人感染H7N9禽流感病例诊疗知识的培训,依托流感样病例、SARI病例监测,发现可疑病例,特别是有禽类相关暴露史的病例,及时开展实验室排查。按照现行防控工作要求加强发热门诊规范化管理,严格落实预检分诊、消毒隔离等防治措施,加强医院感染控制工作。三是加强疫情分析研判,做好疫情处置准备工作。各级疾病预防控制机构根据国内疫情、流感/环境高致病性禽流感监测等相关数据,定期开展疫情分析和研判,并提出相应的防控建议。加强人感染H7N9禽流感疫情防控技术培训,做好疫情检测设备、试剂等应急物资储备工作,一旦发生疫情,快速开展调查处置。四是加强活禽市场监督管理,做好活禽市场日常监管,规范购销渠道,加强市场内卫生管理,一旦出现禽间或人间疫情,严格落实"一日一清扫、一周一消毒、一月一休市"防控措施。五是加强居民健康教育工作。充分发挥基层医疗卫生机构的作用,多方引导居民正确的禽类消费观,采取多种方式广泛开展人感染H7N9禽流感健康教育活动,促进公众养成良好的卫生习惯,一旦出现症状及时就医。

六、中东呼吸综合征

中东呼吸综合征(MERS)是由一种新型冠状病毒(MERS-CoV)引起的病毒性呼吸道疾病,2012年在沙特阿拉伯首次被发现。冠状病毒是一组能够导致人和动物发病的病毒,常能够引起人类发生从普通感冒到严重急性呼吸综合征(SARS)的多种疾病。2013年5月23日,世界卫生组织将该冠状病毒命名为中东呼吸综合征冠状病毒(Middle East Respiratory Syndrome Coronavirus,简称为MERS-CoV)。截至2017年全球共报告病例2 127例,死亡757例,病死率为35.6%。

我国高度关注该病,原卫生部办公厅下发了关于《新型冠状病毒感染疫情防控方案(试行)》(卫办疾控发〔2012〕125号)的通知。2013年境外中东呼吸综合征病例明显增多,并出现家庭及医疗机构相关聚集性疫情,有部分医务人员在诊疗护理病人过程中被感染。为适应该病防控形势的变化,进一步做好防控工作,2013年9月,原国家卫生计生委办公厅印发了《中东呼吸综合征疫情防控方案》(第一版)(国卫办疾控发〔2013〕17号)。2015年6月,根据中东呼吸综合征疫情形势和研究进展,特对防控方案和诊疗方案进行了修订,制定了《中东呼吸综合征疫情防控方案》(第二版)和《中东呼吸综合征病例诊疗方案》(2015年版)。

由于当时国际国内对该病毒认知有限,宁夏与中东地区存在商务、旅游、宗教交流等一定规模人员往来,且每年有几千名穆斯林群众赴沙特朝觐,均增加了宁夏中东呼吸综合征疫情输入的风险。

宁夏各级卫生计生行政部门在政府领导下,加强了对本地疫情防控工作的指导,组建防控技术专家组,按照"预防为主、防治结合、科学指导、及时救治"的工作原则,组织有关部门制订并完善相关工作和技术方案,以病例的发现和管理为重点,加强疫情监测和信息报送,密切关注最新疫情进展,每日收集相关信息,及时进行上报;加强不明原因肺炎和流感监测、强化人员培训,针对疫情进行分析研判,动态开展风险评估;开展媒体沟通和健康教育,科学制定防控策略和具体防控措施,规范开展中东呼吸综合征防控工作。

各级卫生计生行政部门负责疫情控制的总体指导工作,落实防控资金和物资。各级疾控机构负责开展监测工作的组织、协调、督导和评估,进行监测资料的收集、分析、上报和反馈;开展现场调查、实验室检测和专业技术培训;开展对公众的健康教育与风险沟通。各级各类医疗机构负责病例的发现与报告、诊断、救治和临床管理,开展标本采集工作,并对本机构的医务人员开展培训。

为有效预防并及时控制新型冠状病毒可能引起的疫情,早期发现疫情,及时救治病人,并采取积极有效控制措施,防止疫情蔓延,保护人民群众的身体健康和生命安全,根据《卫生部办公厅关于印发〈新型冠状病毒感染疫情防控方案(试行)〉的通知》(卫办疾控发〔2012〕125号)文件精神,先后制定了《宁夏新型冠状病毒疫情应急预案》《宁夏新型冠状病毒疫情防控技术方案》和《宁夏朝觐返回人员新型冠状病毒感染医学观察方案》。2016年6月,为进一步做好宁夏朝觐活动中东呼吸综合征疫情防控工作,原宁夏卫生和计划生育委员会、民族事务委员会、出入境检验检疫局和安全监督管理局联合印发了《宁夏朝觐活动中东呼吸综合征疫情防控工作方案》(宁卫计发〔2016〕118号)。

针对每年宁夏有2 000多名穆斯林群众赴沙特朝觐,为了保障朝觐活动卫生安全和朝觐群众的身体健康,一是在朝觐活动前对朝觐人员开展相关知识培训,并印制了《宁夏朝觐活动传染病防控工作手册》;二是配备随团医生,并与医务人员签订朝觐医疗卫生人员目标管理责任书;三是对朝觐返回群众实施医学观察,及时发现可能的输入疫情。

七、埃博拉出血热

埃博拉出血热是由埃博拉病毒(Ebola virus, EBV)引起的一种发生于人类和非人灵长目动物(猴子、大猩猩和黑猩猩等)的急性出血性传染病。自然宿主为狐蝠科的果蝠。可通过直接接触病人和被感染动物的各种体液、分泌物、排泄物及其污染物感染。医护人员在治疗、护理病人、或处理病人尸体过程中,容易受到感染。医院内传播是该病暴发流行的重要因素。

2014年2月以来,西非几内亚、利比里亚、塞拉利昂、尼日利亚、塞内加尔、刚果民主共和国先后发生埃博拉出血热疫情。美国、西班牙出现输入和二代病例,直至2015年9月疫情基本得到控制。

我国存在疫情输入的可能性,输入疫情引发扩散的可能性较小,但仍需做好疫情的防控工作。2014年7月31日原国家卫生计生委下发《埃博拉出血热防控方案》。8月14日下发《国家卫生计生委办公厅关于印发埃博拉出血热相关病例诊断和处置路径的通知》。8月15日下发《埃博拉出血热防控方案》(第二版)。8月

18日下发《关于印发口岸埃博拉出血热留观病例与疑似病例转运工作方案的通知》。8月21日下发《关于做好我国赴沙特朝觐人员埃博拉出血热等疫情防控工作的通知》。8月27日联合教育部、国家质检总局下发《埃博拉出血热防控方案》（第三版）。各相关部门按照我国现行《防控埃博拉出血热疫情应急预案》，主要做好西非来华（归国）人员健康监测；继续关注疫情进展，定期开展风险评估。此外，为了与国际防控力量一同努力，彻底控制疫情，我国开展援非工作，重点做好援非临床医护人员和实验室检测人员的感染防护工作，加强高暴露风险操作的安全督导。

在国家卫生计生委各项防控措施的基础上，宁夏按照"预防为主、严把关口、积极准备、科学应对"的防控策略开展了一系列措施。2014年宁夏儿童免疫工作和重大疾控防控领导小组办公室下发了《关于做好埃博拉出血热疫情防范和应对准备工作的通知》，原宁夏卫生和计划生育委员会下发了《宁夏口岸埃博拉出血热留观病例与疑似病例转运工作方案》，明确各部门职责。宁夏疾病预防控制中心成立了朝觐人员入境埃博拉出血热和中东呼吸综合征现场监测与应急处置组，开展现场监测与处置工作。密切关注疫情最新进展，定期开展疫情形势分析研判及传入风险评估。并根据《宁夏朝觐人员中东呼吸综合征医学观察方案》和《宁夏朝觐人员埃博拉出血热医学观察方案》，对宁夏朝觐返回人员开展医学观察。

2015年1月，按照原国家卫生计生委统一工作安排，宁夏疾病预防控制中心刘吉祥副主任和环境卫生监测科吴惠忠科长赴贝宁共和国开展埃博拉出血热疫情防控公共卫生师资培训项目，共培训当地600余名医务人员，为贝宁的公共卫生工作奠定了良好的基础。

截至2017年，宁夏无埃博拉出血热病例报告。

八、寨卡病毒病

寨卡病毒病（Zika Virus Disease）是由寨卡病毒（Zika Virus）引起并通过蚊媒传播的一种自限性急性疾病。主要通过埃及伊蚊叮咬传播，白纹伊蚊、非洲伊蚊、黄头伊蚊等多种伊蚊属蚊虫也可能传播该病毒。寨卡病毒病患者、无症状感染者和感染寨卡病毒的非人灵长类动物是该病的可能传染源。临床特征主要为发热、皮疹、结膜炎或关节痛，极少引起死亡。世界卫生组织认为，现有证据提示新生儿小头畸形、格林–巴利综合征可能与寨卡病毒感染有关，引起了国际社会的广泛关注。

寨卡病毒于1947年首次在乌干达从恒河猴体内被发现，1952年在乌干达和坦桑尼亚的人体中分离到。2007年以前,全球仅报告14例寨卡病毒病散发病例,2007年首次在太平洋岛国密克罗尼西亚的雅普岛发现寨卡病毒暴发疫情,其后发现寨卡病毒感染病例和暴发疫情的国家及地区有增加趋势。截至2017年全球共85个国家和地区发生了或发生过寨卡病毒病蚊媒传播疫情。

2016年2月9日,我国报告首例输入性寨卡病毒感染病例。截至2017年我国内地累计报告输入性寨卡病例26例,宁夏无寨卡病毒病病例报告。中国疾病预防控制中心评估结果认为,寨卡病毒病输入我国的风险持续存在,输入后在南方蚊媒条件适宜的地区仍有引发本地传播的风险,但导致大规模本地传播的风险低。

根据宁夏现有蚊媒监测资料显示,宁夏未监测到伊蚊分布,但宁夏与国际和国内省份均有人员往来,因此宁夏不排除发生寨卡病例输入的可能,但输入后造成当地流行的风险低。

结合宁夏实际,在疫情防控措施上主要包括加强登革热、寨卡病毒病疫情监测,密切关注国际疫情进展,发布健康提示等。如有计划前往有寨卡病毒病疫情地区的旅行人员,应提前征询当地卫生、检验检疫或旅游部门的意见,并在旅行期间严格采取避免蚊虫叮咬的措施,避免感染。孕妇以及正准备怀孕的妇女应尽可能避免前往有寨卡病毒病疫情的地区旅行,如确需前往,旅行过程中应严格做好个人防护。

第七节　健康教育与健康促进

健康教育是三级预防中第一级预防的核心,是以健康为中心的全民性教育。宁夏牢牢把握健康教育阵地,结合传染病防治、计划免疫等业务工作,将健康教育贯穿始终。

一、落实健康促进规划

宁夏先后实施了农民健康教育与健康促进工程、"健康宁夏"全民行动和健康宁夏行动规划,形成了以健康教育机构为核心,以社区医疗卫生机构为枢纽,以群众性健康教育组织和团体为基础的覆盖全区的健康教育网络。依托"十个一"宣传载体,将传染病防治纳入核心宣传内容,普及卫生防病知识,促进健康行为方式形成,引导群众科学防治传染病。

2003年1月2日,宁夏健康教育所印发《宁夏回族自治区健康教育五年规划

（2003~2007年）》，全面落实《中共中央国务院关于卫生改革与发展的决定》、十部委《关于发展城市社区卫生服务的若干意见》和《中国农村初级卫生保健实施纲要（2001~2010）》精神。提出了在广大农村，结合农村初级卫生保健实施纲要、全国亿万农民健康促进行动工作，采用建立示范、逐步推广、全面达标的方法，全方位、多层次的开展农民健康教育。

2007年原宁夏卫生厅下发《宁夏回族自治区亿万农民健康促进行动规划（2006~2010年）》（宁卫基妇〔2007〕6号）的通知，以大众传播与人际传播相结合的策略，大力普及基本卫生知识和核心信息，改善个人卫生和环境卫生，引导农民积极参与改水改厕，倡导科学、文明、健康的生活方式。

2013年根据原卫生部《健康中国2020战略》和《中国公民健康素养促进行动实施方案》精神，宁夏提出了《健康宁夏行动规划（2013~2020年）》，进一步深入和加强健康宁夏行动，实现"健康中国2020战略"目标，提高全民健康水平。

（一）宁夏农民健康教育与健康促进行动

2007年10月31日，宁夏人民政府文件印发了《宁夏农民健康教育与健康促进行动实施方案》（宁政发〔2007〕144号）。该方案提出了从建立健全工作机制，深入开展健康教育与健康促进活动入手，提高农民健康教育普及率、核心信息知晓率、健康行为形成率，降低传染病、慢性病、地方病等疾病发病率，实现"健康教育有人教，四病（肝病、结核、包虫病、菌痢）防治有人包，农民身体有人检，环境卫生有人管"的总目标。

（二）学校健康教育与健康促进

2003年，《宁夏回族自治区健康教育五年规划（2003~2007年）》提出从幼儿抓起，分阶段、重实际，以培养儿童青少年良好的卫生习惯和健康的心理状态为目标，增进儿童青少年的卫生知识，明晰健康的价值和意义。

2004年联合国儿童基金会艾滋病健康促进项目在国家艾滋病项目示范区固原市原州区、银川市兴庆区实施。大力普及艾滋病预防控制核心信息，帮助广大青少年建立科学、文明、健康的生活方式，引导青少年树立正确的性观念，关爱艾滋病病人和家属，进一步提高青少年的健康水平。

2009年原宁夏卫生厅、教育厅联合下发《关于开展农村中小学校健康教育课师资培训的通知》（宁卫农卫〔2009〕319号），进一步规范宁夏农村中小学健康教育课，提高了全区中小学健康教育师资水平。

(三)健康宁夏全民行动

2010年5月24日,宁夏人民政府文件印发《健康宁夏全民行动实施方案(2010~2012年)》(宁政发〔2010〕86号)。为贯彻落实党的十七大提出的"健康是人全面发展的基础,关系到千家万户的幸福"战略思想,坚持预防为主的卫生工作方针,巩固宁夏农民健康教育与健康促进行动成果,推进宁夏医药卫生体制改革与发展,宁夏人民政府决定在全区开展以"健康宁夏"为主题的健康宁夏全民行动。

二、大力开展爱国卫生运动

宁夏爱国卫生运动以健康教育为基础,以环境整治为突破口,以农村改水改厕为重点,在预防传染病发生流行方面做出了巨大贡献。各地积极落实环境卫生整治、病媒生物防治、改水改厕、健康教育等爱国卫生运动措施,切断传染病传播途径,保护人群健康。

一是以农村为重点,落实卫生防病措施。农村改厕是改善农村环境面貌,提升农民生活品质,防控肠道传染病和寄生虫病传播的有效措施,是关系到每一个农村居民身体健康和生活质量的一项民生工程。2004年以来,中央将农村改厕工作纳入公共卫生项目,投入专项资金全力推进。特别是2009~2011年,农村改厕被列为医改重大公共卫生项目,不断提高农村改厕补助标准,将补助标准由每户150元提高到500元,积极推进农村卫生厕所建设。以农村改厕带动环境卫生整治,倡导文明健康生活方式,促进良好生活方式形成,为有效遏制肠道传染病和寄生虫病的传播,保障广大农民群众身体健康做出了积极贡献。二是开展病媒生物防治,降低疾病传播风险。组织全区定期开展"四害"集中杀灭活动,降低"四害"密度。针对宁夏鼠疫、流行性出血热等高风险地区开展集中灭鼠活动。

三、丰富宣传形式,提高宣传效果

坚持形式多样,不断改进,以社区、农村为主开展健康教育活动,普及健康知识。在形式上由宣传画、黑板报为主向社区健康学校、文艺、咨询、网站等多种形式转变,在内容上由单纯的防病宣传向行为改变、营造健康环境为主转变,在效果评价上由单纯追求覆盖面向提高健康知识知晓率、健康行为形成率转变。一是充分利用电视、广播、网络、手机、报纸等各类宣传媒体,采取多种形式,在"3·24"世界防治结核病日、"4·25"全国计划免疫宣传日、"6·26"国际禁毒日、"7·28"病毒性肝炎防治日、"9·28"世界狂犬病日"12·1"艾滋病防治宣传日开展传染病防治的法制教育和预防传染病的健康教育,不断增强社会公众对传染病防治法的有关规定的了解,增强守法和自我疾病预防意识,为传染病防治法的贯彻实施提供了较好的社会环境。二是充分利用"12320"公共卫生公益热线电话,24小时接受市民群众的疫情信息报告、防病知识咨询,做到不间断服务。充分发挥新闻媒体作用,针对传染病的相关危险因素积极开展行为干预,倡导文明健康的生活方式和有益健康行为,消除不健康和发生传染病的危险因素,从而提高公众对传染病的防治意识和应对能力,做到公众参与,群防群控传染病,提高民众健康水平。三是艾滋病、布病、包虫病等宣传突出多部门联合和地方特色,在多层面、多领域,以多种形式广泛宣传防治法规、政策和知识,营造了良好的社会氛围,提高各类人群的防治知识知晓率,大众人群艾滋病基本知识知晓率维持在90%以上。

第八节　交流合作与人才培养

一、鼓励和广泛开展技术交流与合作

科学技术无国界,传染病是对人类健康的威胁,是全球共同面对的威胁。宁夏与其他国家和区外省份的交往越来越密切,发生在其他国家和省份的传染病,也会对宁夏产生影响。宁夏积极鼓励参与和开展广泛的技术交流合作。先后有捷克知名人士代表团、非洲法语国家卫生部门高级官员访华团、美国华侨华人专家、埃及和约旦卫生部门官员到宁夏疾病预防控制中心考察研修和访问交流。交流期间,宁夏疾病预防控制中心通过实地参观、学术讲座、交流座谈等形式,就宁夏疾病预防控制中心的建设与发展,疾病控制工作内容与方法,实验室技术与提升等方面进行深入的探讨。

宁夏疾病预防控制中心不断拓展更多的区域交流学习的机会。通过"走出去"的人才培养模式,淬炼人才、磨炼人才,充分学习发达省份的先进管理理念、人才培养机制及科学防控技术,不断促进宁夏疾控工作的全面协调发展。2012年宁夏疾病预防控制中心与江苏省疾病预防控制中心签订了"江苏省、宁夏回族自治区疾病预防控制工作合作交流框架协议";2013年与福建省疾病预防控制中心签订了"宁夏、福建两省区疾控工作合作交流框架协议"。宁夏定期选派专业技术人员赴江苏、福建中长期进修学习,希望通过与江苏省、福建省疾病预防控制中心的合作交流,借鉴发达省份的先进管理、技术、设备、人才培养优势,加快宁夏回族自治区疾控机构人才队伍建设,提高专业人员业务管理水平,提升宁夏疾病预防控

制系统能力。2016年根据"宁夏回族自治区–甘肃省医疗卫生合作协议",赴甘肃、陕西省考察学习。通过与兄弟省份的学习交流,在科学研究、学术交流、人才培养等方面均提出了建议和希望,为促进两地多领域、全方位的合作起到了积极的推动作用,切实提高整体卫生防病能力和居民的健康水平。

二、不断创新人才培养机制

"一流的疾控依赖一流的科研,一流的科研推动一流的疾控"。归根到底,一切的发展都依靠于人才,这是保证疾控事业可持续发展的关键。宁夏疾病预防控制中心从"人才战略"的高度,坚持以"人才建设为本",以"科技兴防为主"的方针,在人才的选拔、培养、使用和管理等方面做了大量工作。

(一)制定了人才培养发展规划

一是制定了《宁夏疾病预防控制中心教学科研与人才培养五年规则》;二是认真实施年度培养计划,采取理论与实践技能相结合,中长期与短期相结合、区内与区外相结合、脱产与在职自学相结合等培训形式,多渠道、多途径、多层次、多形式对专业技术人员进行培养;三是鼓励各级专业技术人员,尤其是中青年专业技术人员积极参加各类培训学习。自宁夏疾病预防控制中心成立以来,积极选派专业技术人员参加由原国家卫生部、中国疾病预防控制中心等部门主办的会议及培训;选派人员前往中国疾病预防控制中心、先进省(区)疾病预防控制中心和宁夏医科大学等机构完成3~6个月的中长期进修;选派人员赴日本国立感染症研究所、澳大利亚昆士兰国家环境毒理学研究中心进行研修学习等。

(二)搭建人才培养平台

2006年,经宁夏有关部门批准,宁夏疾病预防控制中心先后挂牌成立了宁夏疾病预防控制科学技术研究中心和宁夏医科大学毕业生就业实习基地。中心充分利用两个科研培训平台,结合疾控工作任务特点及要求,不断加大中心人才培养的范围和广度。在做好全区疾病预防控制各项工作的同时,鼓励广大专业技术人员组建各学科科研团队,开展重点传染病、寄生虫病、地方病、慢性病、职业病等疾病的防制应用研究,努力培养科研人才梯队建设。同时做好各项教学工作,加大本科生实习指导老师和硕士研究生导师的培养力度,不断提高教育师资队伍的能力及水平。

(三)推行"导师制"

为了切实做好人才培养工作,提高青年专业技术人员的水平,促进青年专业技术人员的成长。宁夏疾病预防控制中心于2006年正式推行了"导师制"工作。出台了《宁夏疾病预防控制中心"导师制"实施方案及考核细则》,积极发挥高年资专业人员的专业优势和特长,充分体现传、帮、带的作用,注重理论与实践相结合,重点选拔和培养年轻的专业技术骨干,让他们在工作中,边学习边成长。随着中心硕士研究生招考比例的不断扩大,"导师制"工作已转换成为宁夏疾病预防控制中心常态化管理工作,并将青年人员的培养纳入科室年度综合目标责任制考核。通过"导师制"管理,学员们积极参与完成业务工作,完成专业技术报告,撰写学术论文,较快地适应了各自的岗位工作,促进了自身发展。

(四)专业技术人才培训

由于现代预防医学专业的分工越来越精细,要想有效地预防和控制各种传染病、突发公共卫生事件,不仅仅要依靠不同学科,不同级别的预防医学人才共同参与,还要依靠疾控各部门(专业)之间的协调合作与有序配合。宁夏疾病预防控制中心十分注重全员培训工作,通过点面结合的方式,不但保证了疾控功能得到正常发挥,也提高中心疾控总体功能水平和技术服务水平工作。通过做好"面"的培训,对全体专业技术人员进行各种类突发公共卫生事件、重大传染病、地方病等知识培训及考试,不但拓展了专业技术人员的专业知识,也加强了各科室之间的沟通与配合,充分体现出培训的实效。加强"点"的培养,从中、高级职称的专业人员中挑选出一批中青年人员作为重点人才,强化品德与学术的双造就,使他们更好地掌握预防医学新技术,成为中心专业学科带头人。

三、科研交流

加强科学研究和学术交流,也是促进人才培养和建设的重要手段和渠道。多年来,宁夏疾病预防控制中心始终坚持"以业务带科研,以科研促发展"的工作思路,在保证全区各项疾病预防控制工作高效落实的前提下,充分挖掘人才资源和设备资源,发挥省级专业技术优势,大力鼓励广大专业技术人员积极争取科研立项,认真组织开展科学研究活动。宁夏疾病预防控制中心始终注重营造浓厚的科学研究学术氛围,按照"抓管理、带队伍、提素质、强科研"的工作思路,本着"公平、公开、公正"的原则,精心组织、合理安排,开展项目申报、中期检查、科研合作、科技评奖等各项科研学术活动,在时间、经费、设施等方面给予支持,充分调动广大专业技术人员的科研热情与积极性。开展年度中心优秀论文评选;对于发表论文的作者实施了绩效奖励;对于在各级各类科研奖励活动中获奖的课题、论文,给予了匹配奖励。这些措施的施行,为广大专业技术人员提供了良好的科研工作环境,极大地调动了专业技术人员工作积极性,促进了中心科研人才梯队建设,有效地确保了各项科研工作顺利开展,使得中心科学研究水平和学术水平得到了长足发展。

随着我国卫生事业的发展,公共卫生问题国际化趋势的加强。积极开展对外交流、扩大信息量,鼓励专业技术人员跟踪国内疾病预防控制先进项目。一是充分利用现有资源,积极与国家疾病预防控制中心和各业务所合作,开展科学技术研究和协作,依托国家疾病预防控制中心的技术支撑,完成实验设备开发,现场开发,实现科研与技术的结合,通过科研项目合作,达到锻炼队伍和培养学术带头人的目的。二是充分利用中央转移支付项目的支持和资金,结合传染病、计划免疫项目等,积极开展科学技术研究,以项目带动科研工作,以科研促进中心科学技术发展与人才培养。

第四章　重点传染病防控项目

宁夏传染病防控工作以中央补助疾控项目为依托,在宁夏回族自治区配套资金支持下,积极开展各类防控项目,同时积极争取国际国内合作项目。

第一节　流感监测项目

一、项目介绍

2003年传染性非典型肺炎疫情发生后,国家对流感监测工作进行调整,将宁夏正式纳入全国流感监测网络。自2003年年底,首先在银川市开展监测工作,确定宁夏医学院附属医院(现宁夏医科大学总医院)、银川市第一人民医院作为首批监测哨点医院。2005年10月宁夏流感监测哨点医院扩增至5家:宁夏医学院附属医院(现宁夏医科大学总医院)、银川市第一人民医院、石嘴山市第二人民医院、固原市人民医院和中宁县人民医院。2009年,甲型H1N1流感疫情发生后,根据原卫生部办公厅《关于进一步增设全国流感监测网络实验室和哨点医院的通知》(卫发明电〔2009〕103号)和《2009年扩大流感监测网络项目管理方案》,将银川市、石嘴山市、吴忠市、固原市和中卫市5家市级疾病预防控制中心纳入国家级流感监测网络实验室,宁夏人民医院、石嘴山市第一人民医院、吴忠市人民医院和中卫市人民医院4家医院同时也被纳入到国家级流感监测哨点医院。至此,宁夏国家流感监测网络实验室达到6家,哨点医院达到9家。从2009年开始,宁夏所有的国家级流感监测哨点医院由原来的冬春季半年监测调整为全年监测。2010年开始,全区流感监测工作依据原卫生部办公厅下发的《全国流感监测方案(2010年版)》(卫办疾控发〔2010〕150号)具体要求规范有序开展。2012年中国疾病预防控制中心印发《全国流感监测工作质量评估方案(试行稿)》,按要求每两个监测年度对全区流感监测工作开展一次质量评估。2015年,宁夏成功建成省级流感参比中心。2017年,原国家卫生和计划生育委员会办公厅下发了《全国流感监测方案(2017年版)》

（国卫办疾控函〔2017〕296号），中国疾病预防控制中心印发《全国流感监测技术指南（2017年版）》《全国流感监测质量评估方案（2017年版）》。为了确保2017年版方案、配套技术指南以及质量评估方案的顺利实施，由中国疾病预防控制中心主办、宁夏疾病预防控制中心承办的"全国重点扶持省份（西北片区）《全国流感监测方案（2017年版）》手把手培训班"于2017年4月份在宁夏银川市成功举办。

二、监测结果

（一）流感样病例报告

全区共有9家国家级流感监测哨点医院参与流感质量考核评估，自2012~2017年度，国家级流感监测哨点医院流感样病例报告质量逐步提高。2012~2013年度全区流感样病例报告及时率为93.33%，至2016~2017年度流感样病例报告及时率达到97.56%；缺报率、漏报率分别由2012~2013年度的0.22%、1.11%全部下降至0.00%（见表4-1）。

表4-1 2012~2017年度宁夏国家级流感监测哨点医院流感样病例报告情况

单位：%

哨点医院	2016~2017年 ILI报告及时率	ILI缺报率	ILI漏报率	2015~2016年 ILI报告及时率	ILI缺报率	ILI漏报率	2014~2015年 ILI报告及时率	ILI缺报率	ILI漏报率	2013~2014年 ILI报告及时率	ILI缺报率	ILI漏报率	2012~2013年 ILI报告及时率	ILI缺报率	ILI漏报率
宁夏医科大学总医院	84.00	0.00	0.00	96.08	0.00	0.00	100.00	0.00	0.00	100.00	0.00	0.00	100.00	0.00	0.00
银川市第一人民医院	100.00			100.00			100.00			100.00			100.00		
自治区人民医院西夏医院	100.00			100.00			100.00			100.00			96.00		
石嘴山市第一人民医院	100.00			100.00			100.00			100.00			100.00		
石嘴山市第二人民医院	100.00			100.00			100.00			100.00			100.00		
吴忠市人民医院	100.00			100.00			94.00			100.00			62.00		
固原市人民医院	94.00			90.20	0.00	2.00	88.00	0.00	8.00	78.00	0.00	0.00	82.00	2.00	10.00
中卫市人民医院	100.00			100.00			100.00			100.00			100.00		
中宁县人民医院	100.00			100.00			100.00			100.00			100.00		
平均	97.56	0.00	0.00	98.48	0.00	0.22	98.00	0.00	0.00	97.56	0.00	0.89	93.33	0.22	1.11

(二)流感样病例实验室检测

自2009~2017年度,全区共检测流感样病例标本39 381份,阳性标本5 541份,阳性率为14.07%。2009~2010年度,全区流感病毒主要流行型别为甲型H1N1型,2011~2012年度主要以B型流感为主,2013~2014年度主要以甲型H1N1型与B型交替为主,2014~2015年度主要以季节性H3N2型为主,2015~2016年度由B型逐渐演变为以甲型H1N1型为主,2016~2017年主要以季节性H3N2为主要流感流行型别(见图4-1)。

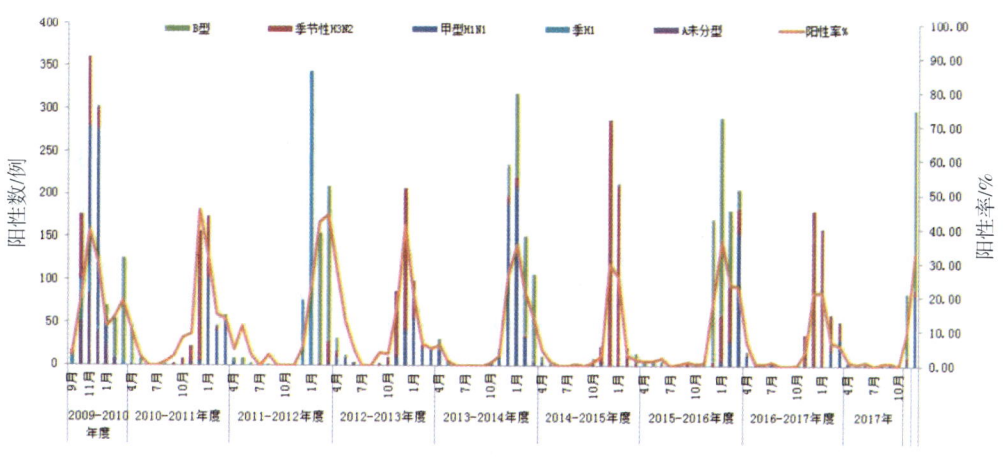

图4-1 2009~2017年度宁夏流感流行型别时间分布

三、效果评价

通过项目实施,提高了全区流感样病例监测的敏感性和工作质量,有效促进宁夏省级流感参比中心实验室的建设与发展;掌握了宁夏流感活动状况及流行动态变化规律,及时有效指导流感暴发疫情处置与临床用药,进一步提高全区流感监测网络的工作能力以及应对流感大流行的流行病学和实验室技术能力,掌握流感流行株构成与变化,了解抗原性和基因特性变异情况,为国家提供流感毒株以及流感疫苗毒株的预测和推荐提供科学依据。

第二节 流行性出血热监测项目

一、项目介绍

流行性出血热(也称肾综合征出血热)是由汉坦病毒引起的一种自然疫源性

疾病,是《中华人民共和国传染病防治法》规定的乙类传染病。鼠类为其自然宿主和主要传染源。该病作为宁夏重点监测的传染病之一,固原市泾源县、西吉县、隆德县、原州区等属于流行性出血热的高危地区。根据原卫生部《全国流行性出血热防治规划(2002~2005年)》(卫办疾控发〔2002〕31号)和原宁夏卫生厅相关要求,2005年由宁夏疾病预防控制中心申请,经中国疾病预防控制中心获批,泾源县成为全区唯一一个国家级流行出血热监测点,随后向全区转发《全国肾综合征出血热监测方案(试行)》(宁疾控中心发〔2005〕114号),主要开展人间疫情监测和宿主动物监测。人间疫情监测覆盖全区22个县(市、区),主要为各级各类医疗机构对临床诊断病例或疑似病例及时进行报告,并采集急性期和恢复期双份血清开展实验室特异性血清诊断。宿主动物监测仅覆盖泾源县,并于每年春秋两季在居民区和野外区开展,监测内容包括鼠密度和鼠种构成,同时采集鼠肺鼠血标本,检测鼠间汉坦病毒感染带毒情况。借助中央转移支付项目支持泾源县流行性出血热监测工作的基础上,2015年监测发现西吉县报告了历史上首例流行性出血热病例,原州区近20年无病例报告后再次报告流行性出血热病例,并证实西吉县和原州区为宁夏流行性出血热自然疫源地,此后纳入全区中央转移支付项目,并于每年秋季开展宿主动物监测。

二、工作进展

(一)病例监测

2004年全区报告流行性出血热11例,报告发病率0.19/10万;报告死亡病例1例,病死率9.09%。此后2005~2017年宁夏共报告流行性出血热病例24例,无死亡病例报告。其中泾源县6例,隆德县和原州区各5例,西吉县和彭阳县各2例,永宁县和海原县各1例,县(区)不详2例;男女性别比为3.4:1,报告病例以青壮年农民为主,发病时间主要集中在秋冬季。所有报告病例中临床诊断与实验室确诊各占50%。区内报告11例(占45.48%),以宁夏医科大学总院报告为主;区外报告13例(占54.17%),以陕西(8例)和甘肃(3例)报告为主(见表4-2)。

第四章 重点传染病防控项目

表4-2 2004~2017年宁夏流行性出血热报告病例地区分布情况

年份	泾源县	原州区	西吉县	彭阳县	隆德县	永宁县	海原县	不详	总计
2004	6	1	—	—	4	—	—	—	11
2005	—	1	—	—	4	—	—	—	5
2006	1	—	—	—	—	—	—	1	2
2007	—	—	—	—	1	—	—	1	2
2008	1	—	—	—	—	—	—	—	1
2009	—	—	—	—	—	—	—	—	0
2010	—	—	—	—	—	1	—	—	1
2011	—	—	—	—	—	—	—	—	0
2012	1	—	—	1	—	—	—	—	2
2013	2	—	—	—	—	—	—	—	2
2014	—	1	—	—	—	—	1	—	2
2015	—	—	1	—	—	—	—	—	1
2016	1	1	1	1	—	—	—	—	4
2017	—	2	—	—	—	—	—	—	2
合计	12	6	2	2	9	1	1	2	35

注:2004年报告1例死亡病例。

(二)宿主动物监测

每年按照工作要求:泾源县春、秋两季分别在居民区和野外各捕鼠至少50只,共计至少200只;原州区秋季在居民区和野外各捕鼠至少50只,共计至少100只,西吉县秋季在居民区和野外各捕鼠至少50只,共计至少100只,并全部采集鼠血、鼠肺标本,统一送宁夏疾病预防控制中心进行实验室检测。

1. 泾源县

自2005年泾源县被纳入国家级监测点以来,在中央转移支付项目的支持下常规开展宿主动物监测,2005~2017年野外区捕鼠3 100只,鼠密度为3.42%;居民区捕鼠1 275只,鼠密度为3.54%。野外优势鼠种以黑线姬鼠为主,居民区优势鼠种以小家鼠为主。实验室检测显示:2005~2017年鼠肺抗原阳性率为0.59%,鼠血抗体阳性率为0.70%,2011年之后,基本上每年都监测发现鼠间感染带毒情况,且阳性鼠种以黑线姬鼠为主(见表4-3、表4-4)。

表4-3 2005~2017年泾源县流行性出血热鼠密度监测表

时间	野外				居民区			
	布夹/笼	捕鼠/只	鼠密度/%	优势鼠种/%	布夹/笼	捕鼠/只	鼠密度/%	优势鼠种/%
2005	1 320	76	5.76	大仓鼠(67.10)	1 190	55	4.62	褐家鼠(96.36)
2006	5 447	447	8.21	大林姬鼠(31.10)	2 002	169	8.44	褐家鼠(45.50)
2007	2 600	32	1.23	灰仓鼠(87.50)	1 625	49	3.02	褐家鼠(91.84)
2008	8 016	195	2.43	黑线姬鼠(27.18)	2 370	78	3.29	小家鼠(69.23)
2009	6 881	144	2.09	黑线姬鼠(60.42)	2 200	46	2.09	褐家鼠(83.59)
2010	10 149	273	2.69	黑线姬鼠(47.62)	4 445	128	2.88	褐家鼠(83.59)
2011	10 710	314	2.93	黑线姬鼠(43.95)	4 139	184	4.45	小家鼠(65.76)
2012	5 807	438	7.54	黑线姬鼠(46.80)	2 890	185	6.40	小家鼠(56.22)
2013	7 975	303	3.8	黑线姬鼠(34.98)	2 875	119	4.14	小家鼠(82.35)
2014	7 838	187	2.39	灰仓鼠(38.50)	3 409	73	2.14	小家鼠(82.19)
2015	7 425	183	2.46	黑线姬鼠(39.89)	2 800	59	2.11	小家鼠(84.75)
2016	8 275	300	3.63	黑线姬鼠(24.67)	2 800	61	2.18	小家鼠(84.75)
2017	8 300	208	2.51	灰仓鼠(36.06)	3 250	69	2.12	小家鼠(56.52)
合计	90 743	3 100	3.42		35 995	1 275	3.54	

表4-4 2005~2017年泾源县流行性出血热鼠间感染带毒监测表

时间	鼠肺数	抗原阳性数	阳性率/%	鼠血数	抗体阳性数	阳性率/%
2005	198	0	0.00	0	0	0.00
2006	612	0	0.00	0	0	0.00
2007	81	0	0.00	81	0	0.00
2008	266	1	0.38	236	1	0.42
2009	190	0	0.00	190	2	1.05
2010	401	0	0.00	401	0	0.00
2011	481	4	0.83	476	3	0.63
2012	622	6	0.96	619	4	0.65
2013	420	5	1.19	417	4	0.96
2014	260	0	0.00	260	2	0.77
2015	236	3	1.27	236	3	1.27
2016	361	4	1.11	361	3	0.83
2017	277	3	1.08	277	3	1.08
合计	4 405	26	0.59	3 554	25	0.70

2. 西吉县

2015~2017年共捕鼠596只,总鼠密度为5.40%,其中野外区鼠密度为5.29%,呈逐年下降趋势,优势鼠种为长尾仓鼠;居民区鼠密度为5.88%,也呈逐年下降趋势,优势鼠种为小家鼠。流行性出血热野外区主要鼠类传染源黑线姬鼠优势排位由2015年第二位降至2017年第六位。2015年西吉县开展野外鼠密度监测中共计捕鼠92只,检测发现7只鼠标本阳性(4份鼠肺阳性,3份鼠血阳性,其中2只鼠肺和鼠血均阳性),其中野外区5只,野外鼠感染率为5.43%,均为黑线姬鼠。此后2016~2017年未监测到鼠间感染带毒情况(见表4-5、表4-6)。

表4-5 2015~2017年西吉县流行性出血热鼠密度监测表

年份	野外区				居民区			
	布夹/笼	捕鼠/只	鼠密度/%	优势鼠种/%	布夹/笼	捕鼠/只	鼠密度/%	优势鼠种/%
2015	1 600	92	5.75	长尾仓鼠(60.87)	640	94	14.69	小家鼠(94.68)
2016	3 600	195	5.42	长尾仓鼠(89.23)	800	5	0.63	小家鼠(94.68)
2017	3 800	189	4.97	长尾仓鼠(66.89)	600	21	3.50	小家鼠(76.19)
合计	9 000	476	5.29	长尾仓鼠(69.12)	2 040	120	5.88	小家鼠(91.67)

表4-6 2015~2017年西吉县流行性出血热鼠间感染带毒监测表

年份	抗原			抗体		
	鼠肺数	抗原阳性数	阳性率/%	鼠血数	抗体阳性数	阳性率/%
2015	186	4	2.15	186	3	1.61
2016	200	0	0.00	200	0	0.00
2017	210	0	0.00	210	0	0.00

3. 原州区

2015~2017年共捕鼠542只,总鼠密度为2.33%,其中野外区鼠密度为2.42%,呈逐年上升趋势,优势鼠种为黑线姬鼠;居民区鼠密度为2.11%,也呈逐年上升趋势,优势鼠种为小家鼠。三年间共检测出3份鼠肺抗原阳性,阳性率为0.55%,均为野外区黑线姬鼠(见表4-7、表4-8)。

表4-7 2015~2017年原州区流行性出血热鼠密度监测表

年份	野外区				居民区			
	布夹/笼	捕鼠/只	鼠密度/%	优势鼠种/%	布夹/笼	捕鼠/只	鼠密度/%	优势鼠种/%
2015	3 000	72	2.40	黑线姬鼠(56.90)	1 500	29	1.93	小家鼠(93.10)
2016	7 000	169	2.41	黑线姬鼠(35.50)	2 900	62	2.14	小家鼠(93.55)
2017	6 300	153	2.43	黑线姬鼠(46.41)	2 600	57	2.19	小家鼠(54.39)
合计	16 300	394	2.42	黑线姬鼠(43.65)	7 000	148	2.11	小家鼠(78.38)

表4-8 2015~2017年原州区流行性出血热鼠间感染带毒监测表

年份	抗原			抗体		
	鼠肺数	抗原阳性数	阳性率/%	鼠血数	抗体阳性数	阳性率/%
2015	100	2	2.00	100	0	0.00
2016	231	1	0.43	231	0	0.00
2017	210	0	0.00	210	0	0.00

(三)培训与健康宣教

2006年后,宁夏疾病预防控制中心每年在相关的传染病防控技术培训班上,都将流行性出血热监测工作作为重点进行通报和培训。同时,固原市及监测项目县(区)也每年举办相关培训班,提高辖区疾病预防控制中心监测技术和防控能力,以及医疗机构对疾病的识别诊治能力。监测项目县(区)利用卫生宣传日、集市日、健康教育与健康促进行动以及动宿主动物监测期间,通过进学校、进社区、走访居民等多种方式在县城和有集市的乡(镇)积极开展流行性出血热防治知识健康教育宣传活动,积极倡导居民养成良好的生活习惯与方式,正确认识疾病,提升自我防病意识,在有效预防流行性出血热等方面起到了一定的效果。

(四)人群抗体水平监测及疫苗接种

自从1991年泾源县报告发生了宁夏首例流行性出血热病例以来,截至2005年,泾源县辖区内共接种出血热疫苗6万多人份,覆盖了16~60岁重点人群的70%以上,起到了一定的保护作用,降低了出血热的发生。后续又在2006年、2007年、2014年和2016年,根据全区流行性出血热疫情形势和宿主动物监测结果,结合当地实际情况,对各县(区)疫区乡(镇)的16~60岁的人群开展了流行性出血热疫苗实施接种(见表4-9),进一步强化了疫区人群免疫屏障,降低了流行性出血热发病和暴发流行风险。

表4-9　近年来宁夏流行性出血热疫苗接种情况

地区	2005年		2006年		2007年		2014年		2016年	
	全程接种人数	全程接种率/%	全程接种人数	全程接种率/%	全程接种人数	全程接种率/%	全程接种人数	全程接种率/%	全程接种人数	全程接种率/%
原州区	547	98.03	—	—	660	82.5	—	—		
隆德县	4 845	98.76	2 988	99.6	1 479	98.6	—	—		
泾源县	6 856	97.61	4 480	89.6	4 927	96.6	2 994	—	—	—
西吉县	—	—	—	—	—	—	—	—	1 500	100.00
合计	12 248	98.08	7 468	93.35	7 066	95.49	2 994	—	—	—

2008年，在原宁夏卫生厅的大力支持下，宁夏疾病预防控制中心对泾源县开展了较为全面的大规模流行性出血热人群血清学抗体水平调查。采用统计学多阶段随机抽样方法，随机抽取泾源县的3个乡镇12个行政村24个样本队（组）及县城机关单位职工，即新民乡的王家沟、西贤、高家沟、马河滩；香水镇的沙南、米岗、暖水、惠台；兴盛乡的红旗、上金、红星、上黄。以样本队（组）中研究现场当地居住村民为研究对象，按每10岁为1个年龄组和男女各半的原则进行一般人群流行性出血热IgG阳性率调查。

此次调查本次共采集人群血标本1 572份，检出IgG抗体阳性287份，抗体阳性率18.26%。男性728份（占46.31%），检出阳性125例，阳性率17.17%；女性844份（占53.69%），检出阳性162例，阳性率19.19%；年龄分布在6～84岁之间，平均（34.0±19.7）岁。分年龄组抗体阳性率监测（见表4-10）。

表4-10　2008年泾源县不同年龄组男女性肾综合征出血热IgG阳性率

年龄组/岁	男			女			合计		
	调查数	阳性数	阳性率/%	调查数	阳性数	阳性率/%	调查数	阳性数	阳性率/%
0~	98	4	4.1	104	3	2.9	202	7	3.5
10~	117	3	2.6	137	10	7.3	254	13	5.1
20~	74	18	24.3	141	32	22.7	215	50	23.3
30~	111	21	18.9	182	45	24.7	293	66	22.5
40~	104	25	24.0	103	33	32.0	207	58	28.0
50~	105	24	22.9	91	23	25.3	196	47	24.0
60~	119	30	25.2	86	16	18.6	205	46	22.4
合计	728	125	17.2	844	162	19.2	1572	287	18.3

汉族40人，检出阳性9人，阳性率22.50%；回族1 532人，检出阳性278人，阳性率18.15%。各乡（镇）人群流行性出血热抗体水平阳性率从高到低依次为：县城（26.6%）、香水镇（19.8%）、新民乡（16.7%）和兴盛乡（15.8%）。

不同职业人群间流行性出血热抗体阳性率从高到低依次为：司机（57.1%）、商服人员（44.4%）、医务人员（31.6%）、干部职员（29.9%）、教师（28.0%）、农民（22.6%）、工人（21.2%）、学生（3.5%）。不同文化程度间流行性出血热抗体阳性率从高到低依次为：本科及以上（47.7%）、初中（26.6%）、大专（25.8%）、高中（20.3%）、小学及以下（16.0%）。

流行病学调查中显示有鼠类接触史者流行性出血热IgG阳性率为22.1%，无鼠类接触史者流行性出血热IgG阳性率为15.3%。既往史中存在流行性出血热病史者的IgG阳性率为59.1%，无流行性出血热病史者的IgG阳性率为17.7%。

2010年永宁县玉泉营农场发生1例出血热确诊病例后，由于该地区为非流行性出血热疫区，为了确定该地区流行性出血热流行现状及人群感染情况，宁夏疾病预防控制中心制定了《宁夏银川市永宁县流行性出血热疫点人群抗体水平调查方案》，11月15日，对患者现居住地永宁县玉泉营农场及其周边地区黄羊滩农场和闽宁镇开展了流行性出血热人群抗体水平调查工作。共采集96份人群血液标本。经宁夏疾病预防控制中心实验室检测显示，结果均为IgG抗体阴性。

2012~2013年间泾源县连续两年报告流行性出血热病例，为进一步加强防控工作，在原宁夏卫生计生委的安排下，2014年1月宁夏疾病预防控制中心对泾源县（黄花乡、泾河源镇、香水镇）开展了健康人群流行性出血热抗体水平和预防知识知晓情况调查工作。结果显示：健康人群流行性出血热IgG抗体阳性率为5.32%，明显低于2008年调查水平（18.26%）；年龄分布中以35~44岁年龄段人群阳性率最高（18.18%），其次是≥25岁组（9.62%）和＜25岁组（0.00%）；地区分布中黄花乡、泾河源镇和香水镇人群IgG抗体阳性率分别为6.67%、3.33%和5.88%；家中有鼠类活动者IgG抗体阳性率为6.25%，家中无鼠类活动者IgG抗体阳性率为4.35%。流行性出血热预防知识知晓调查显示：42.02%的居民听说过流行性出血热，相关信息获得渠道主要为医务人员（50.63%）、朋友或熟人（46.84%）；68.09%的人不知道鼠可以传播流行性出血热，仅20.74%的人认为应该注意饮食卫生，95.74%的人表示愿意接种流行性出血热疫苗。

三、效果评价

2005年以来,在中央转移支付项目的大力支持下,宁夏流行性出血热防控取得了重大成效,主要体现在以下几方面。

(一)疫情较之前有了大幅度下降

1991年发现首例至2004年共报告554例,2005~2017年报告24例,后者较前者下降95.67%,一直保持在低流行水平,平均每年报告1~2例。另外,也与2004年、2005年、2006年、2007年、2014年、2016年陆续在泾源县、隆德县、原州区和西吉县疫情发生乡(镇)实施了流行性出血热疫苗接种,覆盖了疫区乡(镇)16~60岁重点人群的70%以上,起到了一定的保护作用,降低出血热的发生密不可分。

(二)疫情监测和应急处置有了较大提升

自2012年宁夏实现了流行性出血热单病种自动预警以来,所有已报告病例均无流行病学关联,提升了病例监测的敏感性。在疫情应急处置方面,也未有流行性出血热聚集性疫情发生,及时有效的阻止了人间疫情的进一步蔓延。

(三)宿主动物监测常规有序开展

项目覆盖县(区)每年按照《全国肾综合征出血热监测方案(试行)》中调查点设置要求,合理选取代表性监测区域,各县(区)均能按时超额完成宿主动物监测年度任务。

(四)健康宣传教育成效显著

通过多年的持续健康宣教,一方面居民大多已养成良好的饮食卫生习惯,减少了鼠类及排泄物等传染源的直接暴露。另一方面对疾病的正确认识与防病意识有了较大提升,提高了防鼠灭鼠能力,加固了家庭的防鼠设施。

第三节 手足口病监测项目

一、项目介绍

2008年3月,我国安徽省阜阳县发生手足口病疫情,患病人数和重症患儿死亡人数较往年明显增加,安徽以外部分省份的手足口病疫情较往年也有所上升。原卫生部于2008年4月下发通知,指导各地完善手足口病防控工作方案,加大监测工作力度,加强重症病例临床救治,大力开展爱国卫生运动,强化公众健康教育,切实做好手足口病等病毒感染性疾病的防控工作。2008年5月2日,国家正式将该病纳入丙类法定传染病进行报告管理。

二、项目内容

为做好宁夏手足口病防控工作,原宁夏卫生厅对手足口病的防控工作实行层级负责制和责任追究制,成立了手足口病防控工作领导小组、手足口病防控专家诊断小组;宁夏疾病预防控制中心成立手足口病领导小组及专业技术组;各地也相继成立专家诊断组和防控技术小组。

2009年为科学指导全区规范开展防控工作,切实落实全区手足口病防控工作措施,原宁夏卫生厅组织制定了《宁夏手足口病监测方案(试行)》《宁夏手足口病医院感染预防控制实施方案(试行)》和《宁夏手足口病消毒隔离技术方案(试行)》。2010年3月原宁夏卫生厅组织专家制定了《宁夏手足口病监测方案(2010年版)》和《宁夏手足口病督导考核方案(试行)》,2009年印发的《宁夏手足口病监测方案(试行)》同时废止。2012年原卫生部办公厅印发《手足口病聚集性和暴发疫情处置工作规范(2012版)》(卫办疾控发〔2012〕80号),为手足口病聚集性疫情和暴发疫情处置提供指导方针和参考依据。随着对手足口病监测的深入开展,为了更深入的了解重症手足口病病例的分布特征和临床严重程度,及其变化趋势,掌握手足口病病原学变化规律,2014年出版《全国手足口病监测方案(2014版)》。

宁夏手足口病监测防治工作在全区22个县(市、区)开展。各级疾控机构负责收集、整理、分析和探索手足口病在儿童人群中的发生及其影响因素的相关分析,及时发现传染源,了解各种传播因素,掌握疫情的动态分布、流行规律及其影响因素,用于疾病预防控制策略和措施的制定、调整和评价。各级医疗单位根据《传染病防治法》和《传染病信息报告管理规定》的要求,严格按照手足口病诊断治疗指南进行诊断,同时采集生物样本上送宁夏疾病预防控制中心进行病原学检测。自开展手足口病病原学监测工作以来,病原学监测采样完成率从2012年的73%上升至2017年的174%,完成年度采样任务的县区从2012年的5个上升到2017年的18个,手足口病监测工作更加规范有效。手足口病聚集性疫情和暴发疫情处置率100%,有效减少了暴发疫情的发生,2016年和2017年连续两年无手足口病暴发疫情报告。重症和死亡病例调查率和采样率均达到100%。

三、工作进展

(一)采样完成情况

按照监测方案要求,每个县区每月至少采集5份手足口病标本,全年不少于

60份。自2012年以来,手足口病标本采集完成率逐年提高,标本采集完成县区逐年增加(见表4-11)。

表4-11 2012~2017年宁夏各县(市、区)手足口病病原学监测采样情况

单位:份

地区	应采样数	实际采样数					
		2012年	2013年	2014年	2015年	2016年	2017年
兴庆区	60	59	59	227	115	96	125
西夏区	60	54	54	68	91	61	76
金凤区	60	50	50	74	104	54	75
永宁县	60	33	33	74	64	64	67
贺兰县	60	50	50	69	60	64	98
灵武市	60	25	25	34	38	22	69
大武口	60	107	107	136	139	92	198
惠农区	60	51	51	108	124	82	88
平罗县	60	60	60	48	111	61	118
利通区	60	65	65	61	61	57	62
青铜峡	60	43	66	75	94	54	100
同心县	60	9	9	34	71	3	68
盐池县	60	15	15	71	63	49	73
红寺堡	60	55	55	54	75	7	65
原州区	60	35	35	54	88	8	63
西吉县	60	15	15	17	41	10	53
隆德县	60	5	5	36	30	3	47
泾源县	60	16	16	12	48	2	61
彭阳县	60	13	13	11	75	0	41
沙坡头	60	131	131	173	235	204	577
中宁县	60	31	31	66	139	91	113
海原县	60	19	19	21	79	50	58

(二)病原学监测情况

2008~2017年,宁夏手足口病病原体主要以CV-A16为主,占36.70%,特别是2009~2016年Cox A16占46.42%,Cox A16型和EV-71型交替成为手足口病优势型病毒(见表4-12)。

表4-12　2008~2017年宁夏手足口病病原分析

年份	EV-71	Cox A16	其他EV
2008	84	49	30
2009	58	18	60
2010	231	284	100
2011	155	70	67
2012	160	285	122
2013	104	412	280
2014	415	439	184
2015	144	723	534
2016	44	182	128
2017	918	105	610

四、效果评价

通过项目实施，及时发现手足口病疑似病例、临床诊断病例和确诊病例，及时采取疫情控制措施；及时发现手足口病暴发疫情，进行流行病学调查处理，防止疫情蔓延；动态掌握疫情流行趋势和流行特征，掌握手足口病病原型别和分布特征，为防治手足口病提供科学依据。

第四节　艾滋病性病防制项目

一、宁夏实施中国－欧盟性病艾滋病防治合作项目

（一）项目介绍

中国－欧盟性病艾滋病防治合作项目在中国的沈阳、银川、西宁、西安、南昌、深圳、武汉、济南8个城市实施，项目实施的目的是利用社区卫生服务网络，提供可接受的性传播疾病服务。这些服务包括：为性病和艾滋病传播的高危人群（包括有症状的男性和女性患者及女性性工作者）提供基本的生殖道感染医疗服务，应用病症处理包和处理流程来治疗性病；针对没有症状的女性性工作者、嫖客和有症状的性病患者进行外展活动，对危险行为和求医行为开展干预；病原学监测将用于验证治疗方案的选择。探索一种具有可接受性、可及性、可负担性，而且能够将性病卫生服务与社区卫生服务相结合的医疗服务模式，从而降低性病和艾滋病传播的高危人群性病发病率。银川市作为8个项目城市之一，遵照项目指南的要求,在银川市兴庆区新宁、高台寺、南桥三个社区卫生服务站实施中国-欧盟性病艾滋病防治合作项目。项目于2003年完成了组织建设、人员培训和项目活动的基础工作,2004~2006年是项目的具体实施阶段。

(二)项目活动

1.建立项目管理组织,明确各自职责

原宁夏卫生厅总体负责项目的管理和实施。宁夏疾病预防控制中心提供必要的技术服务,原银川市卫生局成立了项目领导小组和项目管理办公室,银川市疾病预防控制中心具体负责项目的人员培训、业务指导及督导评估工作。

2.项目实施情况

项目社区提供的临床服务模式是以性病的病症管理方法,来替代传统的病原学诊断及临床诊断,为广大医务人员提供了一种快捷、价廉、简便、准确的诊疗手段。

(1)临床服务开展情况。项目社区卫生服务站从2004年3月份开始实施项目临床服务,应用病症处理的方法对性病患者进行治疗。按照中国-欧盟性病艾滋病防治合作项目的门诊登记要求,认真填写社区卫生服务站门诊登记表。对于男性生殖器感染患者填写男性门诊处理病历,女性生殖器感染患者填写女性门诊处理病历。在完成健康教育、咨询、正确使用安全套演示后,发放病症处理包,详细解释病症处理包的内容及其使用方法,并在门诊登记表上记录发放的是何种病症处理包。截至2006年10月份,就诊602人,其中:女性510人,男性92人。诊断生殖道感染患者472例,130名诊断为非生殖道感染。

(2)外展服务和社区健康教育工作开展情况。外展服务是指工作人员深入目标人群的工作场所或者住所,将服务直接提供给项目目标人群。是针对个体或群体的与性病艾滋病感染有关的危险行为及其影响因素,采取一系列促进干预对象改变、减少和避免危险行为,保持低危或安全行为的措施和行动。外展服务包括普及性病艾滋病防治、生殖健康知识和安全套促进。外展人员与目标人群进行一对一谈话,讲授如何进行个人危险因素评估、协商使用安全套,讲授安全套防病作用和使用技能,包括如何购买、储存、使用和弃置安全套,增强目标人群正确使用安全套的意识,促进目标人群不安全性行为改变和不良求医行为的改变。免费发放安全套43 207只。使项目社区娱乐场所商业性性行为人员最近一次安全套使用率由项目初期的56.1%上升到84.2%。

通过对项目工作的宣传,促进项目社区居委会对项目活动的支持和参与。外展人员与项目社区居委会合作,利用社区联谊会、"三八妇女节"、假期校外学生联谊会以及"真爱洒银川"义诊等活动,组织社区育龄妇女687人次进行生殖健康和生殖道感染防治知识讲座,参加性病艾滋病防治知识的宣传教育和咨询活动,发放健康教育处方、就诊卡853张、健康手册972册和安全套344个。社区宣传教育和咨询活动的开展,提高了社区居民性病艾滋病防治知识和预防生殖感染的知识水平。

(3)实验室检测工作。遵照项目要求,项目社区卫生服务站开展了实验室检测工作。同时还进行了梅毒筛查试验(RPR纸片检测法)和有症状病人生殖道分泌物采样、收集工作,并将采集的样品送国家项目办指定的检测中心进行淋球菌和衣原体的检测。采集、保存每一位生殖道感染者的分泌物,按要求转送国家指定的检测中心,进行淋球菌和沙眼衣原体的PCR检测。2005年9月至2006年7月,在开展梅毒快速诊断试剂研究过程中,共采集血样884人份,梅毒快速诊断试剂检测阳性30例,RPR检测(复检)阳性21例。符合率70%。在项目活动初期,为加强项目社区卫生服务站艾滋病防治工作能力,依托社区卫生服务站开展免费自愿咨询检测服务,在新宁、高台寺和南桥社区卫生服务站建立VCT点,并提供转介服务。完成541人次HIV抗体检测血样采集工作,经银川市疾病预防控制中心艾滋病初筛实验室检测,结果均为阴性。

(4)督导检查。督导检查采取定期和不定期相结合的方式进行。由项目协调员、外展服务技术指导组和银川市疾病预防控制中心负责管理月督导活动。督导的内容主要包括社区卫生服务站病例的书写、项目活动资料的收集和整理、标本的采集与保存、外展活动的实施和宣传资料的发放等,及时指导和解决督导中发现的问题。项目实施以来共接受国家项目办督导5次,每月定期督导共32次,不定期督导共17次。

(三)项目取得的成效

1.建立有利于项目实施的管理体系,争取有关政策,加强组织实施与协调管理

成立了项目协调组和项目管理办公室。根据项目进展情况,适时召开会议,及时解决项目执行过程中存在的困难和问题。原银川市卫生局制定了《银川市项目管理手册》。明确了银川市项目办、银川市疾控中心、项目社区卫生服务站及项目转诊中心的任务、职责职能以及管理制度和考核办法。原银川市卫生局先后下

发了《银川市卫生局关于在中国-欧盟性病艾滋病防治合作项目社区卫生服务机构增加皮肤性病诊疗科目的通知》《关于中国-欧盟防治艾滋病、性病项目专用药品在我市项目点开始使用的通知》(银药招办字〔2004〕1号)和《银川市卫生局关于欧盟项目社区卫生服务站性病防治用药问题的批复》(银卫发〔2005〕341号)等文件。解决了社区卫生服务机构无皮肤性病诊疗科目不能从事皮肤性病诊疗业务的问题,保证了项目社区卫生服务机构性病患者的临床用药。

2.加强社区项目工作人员的培训和技术指导

在项目实施期间,自治区、银川市疾病预防控制人员对项目实施进展情况随时进行沟通交流。以项目社区卫生服务站为主,成立外展工作小组,银川市疾病预防控制中心工作人员与社区的医务人员一起,参与外展和咨询服务,协助并指导社区开展工作。

3.社区工作人员积极努力工作,宣传干预相结合,促进项目工作扎实开展

与社区居委会密切合作,发放健康教育处方、就诊卡、健康手册和安全套,进行生殖健康和生殖道感染防治知识讲座,开展育龄妇女相关知识的培训。在外展服务过程中实施临床诊疗,特别是疾病预防控制人员和医务人员共同开展外展服务,相互弥补专业知识的短板,与目标人群面对面,充分发挥各自优势,使宣传教育活动得以顺利进行,有力的保证外展服务的效果。

4.项目活动与艾滋病综合防治示范区工作和全球基金艾滋病项目相结合,相互促进,推动示范区工作的开展

银川市实施项目的三个社区位于银川市兴庆区,是全国艾滋病综合防治示范区,也是全球基金艾滋病项目地区。项目将一些活动与示范区和全球基金艾滋病项目工作结合起来,在项目社区开展免费VCT服务,并将在项目社区取得的外展服务经验向其他社区推广,为其他社区开展高危人群干预工作提供了可借鉴的经验。

二、宁夏实施中国-美国艾滋病防治合作项目

(一)项目介绍

中国疾病预防控制中心与美国疾病预防控制中心合作的中美艾滋病防治合作项目(China-US Cooperation-Global AIDS Progiam,以下简称GAP)是美国疾病预防控制中心就艾滋病防治在世界25个国家开展的合作项目之一。美国疾病预防控制中心全球艾滋病项目直接通过其驻地的项目办公室向当地政府、技术部门及有关合作者提供技术和经济方面的援助。2002年6月,美国卫生与人类服务部部

长和原中国卫生部部长在美国华盛顿签署了中美艾滋病防治合作详解备忘录。在此框架下,中美艾滋病防治合作项目在北京设立了项目办公室,并于2003年10月正式启动,由原卫生部领导,中国疾病预防控制中心负责项目执行与协调。该项目的主要任务是帮助资源有限的国家预防艾滋病感染的传播,改善艾滋病患者治疗、关怀环境,提供支持并加强机构能力建设。项目总目标是指通过防止艾滋病的二代传播,控制源头人群经桥梁人群向普通人群的传播,使艾滋病流行局限化,使艾滋病的感染率或发病率降低或保持低流行态势。

(二)项目活动

1. 加强领导,明确职责,确保项目顺利实施

宁夏被确定为GAP项目省以来,原宁夏卫生厅高度重视,成立了宁夏GAP项目工作办公室,并将GAP项目纳入到宁夏艾滋病防治整体工作,统筹规划,协调解决工作中存在的困难和问题。疾控机构为项目具体实施单位,负责项目的技术培训、资金安排、督导和技术支持、信息收集和资料分析利用等方面的工作。各市、县(市、区)按照属地管理、分工合作的原则开展宁夏GAP项目工作。

2. 根据宁夏艾滋病疫情现状,逐步增加高危人群监测点

2005~2006年度宁夏GAP项目办在国家项目官员的指导下,根据宁夏人口分布、文化背景、经济水平以及艾滋病疫情、艾滋病防治工作现状等实际情况,有针对性地在全区范围内确定了13个GAP项目监测点,其中包括7个吸毒者、4个性病门诊就诊者、2个暗娼监测点。2006~2007年度,根据上年度项目执行情况,又新增了4个监测点:1个吸毒点、1个暗娼、2个性病门诊就诊者监测点。至此宁夏GAP监测点增设到了17个,目的是以增设监测点为出发点结合日常检测服务提高HIV检出率,从而推动宁夏的艾滋病防治工作。

3. 制定病例发现和管理奖励机制

为最大限度地发现HIV/AIDS,调动工作人员积极性,开展有效管理工作,在国家GAP项目官员的指导下,原宁夏卫生厅根据宁夏艾滋病低流行、现阶段发现的感染者少、随访率低等情况制订了《宁夏回族自治区艾滋病发现与管理实施方案》,目的是为了尽快摸清本地艾滋病高危人群的情况,积极探索HIV/AIDS发现-管理的工作机制,有效遏制艾滋病的二代传播。方案对病例发现和管理方面的任务、预期目标、技术要求、质量控制、评估考核指标及奖励金额等都做了明确规定。此方案的制定极大地激发了艾滋病防治人员的工作热情,以前项目执行单位

都是在宁夏项目办的督促下被动地去各大高危场所进行HIV监测,发现HIV初筛阳性者后不能及时送检做确证,致使一部分确认阳性者随访不到,无形中增加了HIV传播的潜在危险。现在每发现一例初筛阳性者他们总是想尽办法与其保持联系,直到拿到确证报告为止。宁夏HIV/AIDS中吸毒人群占60.8%,这类人群流动性大,失访率高,管理比较困难。奖励机制实施后,绝大多数HIV/AIDS能够主动与工作人员保持联系,还有一部分HIV/AIDS每到随访或做CD4时间还会主动寻求关怀、支持和帮助。从而使宁夏HIV/AIDS的管理率得到提升。

4. 强化培训,提高病例发现和管理水平

为了拓宽艾滋病防治人员的工作思路,提高HIV/AIDS病例发现和管理水平,2005~2007年,宁夏GAP项目办先后举办了"GAP项目监测检测培训班""公安司法系统协调会""艾滋病防治战略规则培训班"等7期会议暨培训班,培训项目点负责人、专业技术人员共计458名,为宁夏培养了一批艾滋病防治骨干力量。

5. 技术支持情况

2005~2007年国家GAP项目办除经费上支持外,还从技术上对宁夏进行了大力的支持。自项目启动以来,先后有十多位国内外的专家来宁夏督导检查、指导,从政策倡导、监测技术、数据分析及示范区艾滋病防治战略规划的制定提供了技术支持,并支持宁夏举办了示范区艾滋病防治战略规划技术培训班、项目管理人员培训班、监测检测技术培训班等。另外还支持工作人员到泰国、新疆等地进行考察活动。

6. 项目执行情况

自从项目启动以来,在国家项目官员的帮助和支持下,宁夏历年的项目执行率均达到100%,并能够按时提交完工报告。

(三)项目取得的成效

1. 2005~2007年17个监测点共进行HIV检测78 949人次,检出HIV感染者49例,有效提高了病例发现能力。

2. 出台《宁夏回族自治区艾滋病病例发现与管理实施方案》,提高病例发现与管理率。这一举措对从源头上控制宁夏艾滋病传播具有极大的促进作用。GAP项目实施以来HIV/AIDS发现率与管理率在逐年上升,项目实施仅仅两年宁夏病例发现数翻了一番,管理率由原来的46.5%提高到53.1%。

3. GAP项目的引进极大地激发了工作人员的工作积极性,健全和完善了宁夏艾滋病监测工作机制,使艾滋病监测工作向更深更广的领域迈进。

4. 通过项目的实施,引入了项目管理的理念和方法,培训和锻炼了一支艾滋病防治骨干力量,使他们更好地服务于艾滋病防治工作。

三、宁夏实施第五轮全球基金艾滋病项目

(一)项目介绍

2006年宁夏启动第五轮全球基金艾滋病项目(GF5)。紧紧围绕"通过以控制性传播为主的艾滋病综合干预措施,遏制艾滋病在高危和脆弱人群中的继续蔓延"总目标,项目通过开展媒体和社区的反歧视、各层面政策倡导、大众及重点人群提高艾滋病知识宣传等活动努力营造支持性社会环境,不断促进政策落实。通过在暗娼、男男性行为人群、流动人群开展外展服务、安全套推广和加强检测咨询等活动,全面实施综合干预措施减少高危人群中高危行为的发生以控制艾滋病经性传播。通过改善向暗娼、男男性行为人群、流动人群等目标人群提供的性病服务、倡导和推广性病规范化诊疗服务、建立规范化性病门诊为目标人群提供优惠服务、开展性病门诊医生外展等活动改善了性病服务和管理及其与艾滋病预防活动的联系。通过支持民间组织、社会团体参与艾滋病预防活动,建立了民间组织、社会团体和政府多部门间的交流和合作平台,加强与NGO的交流、合作,促进和提高了社会团体计划和执行艾滋病预防活动的能力。通过开展加强监测系统、评价防治效果的专题调查、强化督导检查和工作人员数据整合、分析及利用能力建设,提高了全区对艾滋病形势分析能力。

(二)项目活动

1. 项目管理

一是建立各级项目管理网络。根据第五轮中国全球基金艾滋病项目的要求,宁夏成立了自治区、市级项目管理办公室,各项目市也确定了项目县(区)级的执行单位,由当地的疾病预防控制中心承担项目县(区)的项目管理工作。为了项目工作的顺利实施,将责任落实到人,自治区项目办与各市项目办签订了项目目标工作委托协议书(各市项目办与各项目执行单位也签订了项目目标工作委托协议书)。各级项目管理机构根据要求制定了项目管理制度,为确保项目的顺利实施奠定了基础。二是信息管理。根据国家项目办的有关要求,各级项目管理机构指定了专人负责信息的收集和管理工作,保证定期向国家项目办上报项目活动进展情况。三是财务管理。各级项目办及项目执行单位的项目资金由财务专人管理,设

有专账。自治区项目办收到国家项目办拨付的经费后,在10个工作日内拨付给各市项目办。各市项目办收到项目经费后,采取预付60%的经费管理方式,将项目经费拨付给项目执行单位,为了保证项目执行质量,各市项目办加强对项目执行单位经费使用情况的检查,发现问题后限期整改,经过考核合格后,拨付剩余的项目经费。

2. 营造支持性社会环境,促进政策落实

组织召开多部门协调会、政府官员、医务人员、社区居民防治政策倡导及反歧视培训活动,以及100%安全套使用项目启动会、《艾滋病防治条例》宣传教育等活动,接受政策倡导及培训8 622人次。自治区项目办分别与多家媒体合作开展艾滋病反歧视宣传活动,均取得了良好的宣传效果。在全区订阅量较大的《宁夏广播电视报》中的艾滋病防制专栏上刊登艾滋病反歧视故事、艾滋病防制知识100期,上稿量400多篇,共计20万字;在宁夏收视率较高的《新时空》栏目中插播大众艾滋病反歧视宣传广告,播放艾滋病反歧视宣传广告176次;根据一名感染者亲身经历改编的首部艾滋病反歧视广播剧《拥抱生命的阳光》,在宁夏收听率较高的宁夏交通广播中播出以来,引起听众们的关注,并得到一致的好评。

3. 综合措施干预高危人群

通过综合干预措施减少暗娼(FSW)、男男性行为人群(MSM)、流动人群及其性伴中高危行为的发生和艾滋病的传播。加强干预队伍能力建设,充分发挥非政府组织、性病门诊和社区卫生服务等单位参与项目工作的积极性,并邀请性病诊疗服务专家、妇产科专家等成为高干队员,以满足性服务人群的需求,提高干预质量。培训咨询员、干预人员和同伴教育者1 219人次,针对目标人群实施综合干预措施,其中FSW人群干预47 125人次、发放安全套420 335只;MSM人群干预7 763人次,发放安全套40 494只;流动人群干预54 723人次,发放安全套220 970只。为推动目标人群的自愿咨询检测工作,促进更多的目标人群主动进行艾滋病咨询检测。培训25个VCT服务点医务人员621人次,目标人群同伴教育者和社区志愿者465人次,积极倡导推广HIV快速检测在VCT服务点的应用,接受艾滋病自愿咨询检测并被告知结果的目标人群37 611人次。

4. 改善性病服务和管理及其与艾滋病预防活动的联系

加强规范性病诊疗服务培训,培训为目标人群的干预及VCT服务提供保障的性病门诊医务人员321人次,促进了规范化性病服务的开展,提供优惠性病诊疗服务,吸引目标人群8 737人次前来就诊。

5. 提高社会团体计划和执行艾滋病预防活动的能力

为了使大众及社会组织更好地了解宁夏全球基金艾滋病项目,掌握预防艾滋病基本知识,加强项目实施进度的公开化、透明化,更好地配合项目地区开展工作。2007年11月,宁夏全球基金艾滋病项目办在宁夏疾病预防控制中心的网站上增设了宁夏全球基金艾滋病项目专栏,并设置了项目动态,NGO参与和公告栏等板块,搭建了一个能够与NGO、相关政府组织、社会团体、学术机构等进行信息交流与共享平台。为加强非政府组织执行艾滋病防治活动的能力,提高项目实施质量,减少对艾滋病感染者或病人的歧视,倡导非政府组织在艾滋病防治工作中发挥积极作用。培训宁夏夏雨工作组、宁夏阳光工作室及HIV感染者小组的成员32人次。

(三)项目取得的成效

1. 逐步健全多部门参与艾滋病防治工作的机制

通过组织参加培训、考察、交流及项目的实施,参与项目的多部门及社会组织能力得到较大的提高,建立了一支具备一定能力的艾滋病防制队伍。多部门逐步参与到艾滋病防制的大众宣传、高危人群干预工作中来,改善了艾滋病防治工作中由卫生部门单独承担的局面。

2. 提高社会组织的执行项目能力

通过项目活动的实施,使社会组织参与到艾滋病防制工作中,提高了项目实施能力。

3. 探索针对暗娼、流动人群的有效的干预模式

结合项目,在项目资金的大力支持下,积极探索在低档场所中建立FSW干预点、流动人群干预日常化的有效干预模式,为今后的高危人群干预工作质量的提高奠定基础。

4. MSM人群的干预工作初见成效

在项目启动以前,男男性行为人群领域的艾滋病防治工作在宁夏属于空白,项目启动后,通过学习、考察等工作的开展,逐步打开宁夏艾滋病防治工作的新局面,填补了宁夏艾滋病防治工作的空白。

四、宁夏实施全球基金艾滋病滚动整合项目

(一)项目介绍

在全球基金的资助下,全球基金艾滋病滚动整合项目(RCC)于2010年1月1日正式实施,此项目是将正在执行的第三、四、五、六轮和第八轮中国全球基金艾

滋病项目整合起来,以疾病预防控制中心为实施主体,全面推进我国的艾滋病防治工作。项目通过管理整合,资源整合,计划整合,活动整合,督导整合,以进一步扩大艾滋病预防、治疗和关怀服务,促进高危人群、艾滋病病毒感染者和病人对艾滋病综合防治服务的全面可及为总目标。通过支持政策宣讲、多部门协调会议等方式,提高各级政府官员(县(处)级或区(科)级以上)和公众对艾滋病防治政策的了解及反歧视的意识,继续加强艾滋病防治工作支持性环境,保证艾滋病防治服务的全面可及性。为目标人群提供促进落实改变高危行为的综合干预服务,提高抗病毒治疗、关怀和二代传播预防服务的可及性和服务质量。加强艾滋病监测、检测和督导评估工作具体的四个目标21个领域中开展活动。宁夏疾病预防控制中心被定为RCC项目宁夏的实施机构。该项目的实施,进一步推进了宁夏艾滋病防治工作各项指标和措施的落实,对提高宁夏艾滋病防治能力起到了积极作用。

(二)项目活动

1. 项目管理

自治区、市、县级卫生行政部门负责全球基金项目在本辖区的领导协调和组织实施。确定本级的项目目标、工作计划和经费预算,下发批准后的项目工作计划,并报上级主管部门备案。协调同级财政部门保证本级艾滋病防治经费的投入,组织督导和检查项目实施进展。协调本级防艾委的相关成员单位参与项目活动,解决项目实施过程中的重大问题。自治区、市、县级疾病预防控制中心为本级项目执行机构。政府部门、社会组织、学术机构等参与全球基金项目的实施。各级项目办主要围绕项目四大目标开展活动。除项目管理、政策倡导和宣传教育外,项目核心活动主要是针对吸毒、暗娼和男男性行为接触人群开展综合干预、针对感染者和病人进行关怀治疗服务。

2. 营造支持性的社会环境,促进政策落实

项目重视发挥政府多部门和社会各界(包括人民团体、社会组织、学术机构以及目标人群等)在艾滋病防治工作中的作用,并促进其参与,以创造支持性的社会环境。项目通过考察、会议、培训等形式提高相关部门对艾滋病防治工作的认识。2010~2012年,宁夏项目办举办以国家相关艾滋病防治工作政策、多部门及社会组织参与艾滋病防治工作的重要意义等为主要内容,由公安、司法、工商、广播电视总局、文化、妇联、计生、红十字会、财政、总工会、教育、团委、交通、建设、宗教、劳动保障等20多个部门及相关社会组织参加的协调会五期,共有500余人次

参加会议。2010年的3月和6月,宁夏项目办分别组织了宁夏党校中青班的24名学员及多部门的同志参加艾滋病防治工作考察2期。为加强项目地区社会组织参与项目工作,宁夏全球基金艾滋病项目办公室于2010年4月初启动社会组织参与全球基金艾滋病项目的公开招投标工作。截至2012年年底,项目共支持12个社会组织参与艾滋病防治工作。

3. 针对高危人群特点开展综合干预工作

一是2010~2012年度从高危人群干预、性病管理培训、VCT、美沙酮服务、预防母婴传播、抗病毒治疗、实验室外部质量控制、督导评估等领域进行全面的培训,并多次聘请国家级专家前来授课,共开展培训20期,来自各市、县(区)疾病预防控制中心艾滋病防治科科长、业务骨干、社会医生、性病医生及社会组织代表的1 500余人次参加了培训,培训达到良好的效果。二是吸毒人群行为干预。在吸毒同伴教育者的支持和协助下,召集社会吸毒人群开展艾滋病相关知识教育、高危行为干预和咨询检测活动。2010~2012年年底,累计干预吸毒人员7 844人,发放宣传材料69 099份,安全套117 206只。三是暗娼人群行为干预。项目主要通过支持对暗娼人群实施外展行为干预和安全套推广策略,并提出在原有干预工作基础上推广性病规范化诊疗服务,降低性病艾滋病在暗娼人群中的传播。通过举办专业技能培训班,包括外展干预知识技能培训、行为交流改变的技能培训和同伴教育培训班。在中国疾病预防控制中心性病控制中心的帮助下在项目地区全面推广规范化性病诊疗服务,并积极参与创建国家级及自治区级规范化性病诊疗工作示范点。银川市第二人民医院成功创建成为国家级性病规范化门诊示范点,宁夏第三人民医院,银川市第三人民医院,银川市妇幼保健院为自治区级性病规范化门诊示范点。为了取得干预场所业主的支持,为暗娼干预和安全套推广等活动营造良好的环境,各项目市、县(区)的卫生、公安、文化等部门联合对娱乐场所业主进行培训,培训内容涉及当地的艾滋病流行趋势、基本知识、业主应配合开展工作的要求,并签订责任书。得到广大业主的支持配合后,各项目执行机构工作人员及社区医生定期深入娱乐场所,对暗娼人群开展安全套推广、咨询检测等面对面干预活动。2010~2012年年底,共有8 491名暗娼接受过综合干预服务,发放宣传材料98 610余份,安全套683 053只。四是MSM人群行为干预。项目支持MSM人群的社会组织进行MSM人群综合干预工作。为其社会组织提供工作经费、技术支持,并确定在银川市第二人民医院为男男性接触人群开展规范的性病咨询、诊疗服务。通过社会组织的不断努力,截至2012年年底,累计干预MSM人群3 875人,累计发放宣传材料15 949份,安全套51 778只。

4. 积极开展VCT/PITC工作

为进一步扩大艾滋病检测咨询的覆盖面,让更多的人得到艾滋病检测、治疗和预防服务,加强项目地区对艾滋病的预防控制。项目于2010年启动了"医疗卫生机构的医务人员主动提供的艾滋病检测咨询(PITC)",并要求在全区二级以上医疗机构内医务人员主动提供的HIV检测咨询工作。为促进PITC工作的开展,各项目市分别组织了PITC专业技术培训,提高各大综合医院、妇幼保健院咨询检测门诊工作人员自身能力和专业技术水平。2010~2012年,有61 474人在自愿咨询检测点和相关卫生部门接受咨询、检测和告知服务。在自愿咨询检测点检测出的艾滋病病毒感染者,98.6%接受了结核病症状筛查。

5. HIV感染者和病人综合管理

项目市、县(区)对新报告的HIV感染者和病人建档、随访和网络直报工作、CD4检测工作质量不断提高。2010年艾滋病病毒感染者和病人接受艾滋病抗病毒治疗的规范随访为71.1%,2012年底达到94.9%。

6. 开展抗病毒治疗和关怀服务

宁夏项目办为各个项目市、县(区)分发了治疗与关怀培训教材《国家免费抗病毒治疗手册》,提高基层一线工作人员的工作技能,并支持原宁夏卫生厅在2010~2012年分别举办艾滋病抗病毒治疗培训班。为保证培训质量及效果,特邀请广西鹿寨艾滋病治疗临床医生培训基地老师和首都医科大学附属北京佑安医院感染中心北京市性病艾滋病临床诊疗专家、新疆传染病医院专家担任师资。通过系统的培训,提高了各项目市、县(区)抗病毒治疗工作能力和水平,来自各级综合医院、妇幼保健院、传染病医院、监管场所的临床医生、艾滋病抗病毒治疗医生网络成员、疾病预防控制中心艾滋病防制科科长及负责抗病毒治疗的工作人员250余人参加了培训。通过开展HIV感染者和病人的流调建档、随访和CD4检测工作,及时掌握HIV感染者和病人的疾病进程,积极动员符合抗病毒治疗要求条件的病人接受抗病毒治疗。2012年年底,有128人纳入抗病毒治疗。

(三)项目取得的成效

1. 受益人群数量逐年增加,影响范围广

项目地区月均干预暗娼人数逐年增加,从2010年的月均803人,增加到2012

年的月均2 636人。全区的MSM人群干预工作主要由银川市和吴忠两市承担，2010~2012年分别月均干预227、653、878人，累计占全区干预工作量的98.0%。通过连续调查宁夏部分高校的学生（800人/年）调查结果发现，在项目支持下，青少年知识知晓率达到了85%以上。青少年参与艾滋病预防的数量也在逐年上升，2012年较2010年自愿参加HIV抗体检测的比例及首次性行为安全套比例均上升。

2. 高危人群知行为明显改善

我们对2010~2012年监测数据进行了整理，采用多监测点取其中位数指标或符合当地实际的指标来分析暗娼、吸毒人群及MSM人群的不同监测年度的核心指标，以观察年度变化趋势。从结果可以看出，暗娼最近一次发生商业性行为时安全套使用率均高于项目指标的要求（大于85%）。男男性行为者最近一次性行为时使用安全套的比例除2011年较低外（73.5%），2010（80.2%）与2012年（79.9%）均达到项目要求（大于77%）。

3. HIV和梅毒感染率趋于稳定

从监测数据可知，项目地区内3个监测年度3种高危目标人群的HIV感染率变化不明显。MSM人群的阳性率最高，在3.7%~7.0%之间波动；吸毒人群的阳性率次之，2012年降低到了0.04%；暗娼的阳性率最低，近两年均为0.05%，提示通过项目开展的大量干预活动，高危人群的行为方式逐步在改变，降低了感染疾病的风险性。

五、宁夏人民政府民生计划艾滋病关怀救助工程项目

（一）项目介绍

艾滋病关怀救助工程项目自2013~2015年被纳入宁夏人民政府关于每年实施10项民生计划为民办30件实事的计划中。项目主要通过加强组织领导，明确职责分工，在全区范围内开展实验室能力建设、咨询检测、随访管理、免费抗病毒治疗管理及美沙酮维持治疗，稳步推进艾滋病防治工作。

（二）项目活动

1. 科学制订方案

原宁夏卫生和计生委认真贯彻落实宁夏民生计划任务，结合中央补助地方公共卫生专项艾滋病防治项目工作和宁夏艾滋病防治工作实际，制订并下发了实施方案和考核评估方案。严格按照工作计划整体推进项目工作。各市、县（区）结合宁夏工作方案制订了具有地方可操作性的工作方案。

2. 精心组织安排

各地成立了民生艾滋病关怀救治工程项目工作领导小组、办公室及技术指导小组,制订了工作计划和实施方案,按照工作计划有序开展工作。各地积极召开了民生专题工作会议,将任务完成情况作为年度综合目标管理考核的一项重要内容,签订目标管理责任书,形成了一级抓一级,层层抓落实的工作机制。制定了详细的工作实施计划,明确了医疗机构艾滋病检测任务,推进了医疗机构医务人员主动提供艾滋病检测咨询工作的落实,扩大了检测咨询范围。

3. 强化督导

严格按照考评方案要求,原宁夏卫生和计生委选派专家,组建督导/考评小组,开展了民生艾滋病关怀救治工程项目中期督导及终期验收评估工作,严格按照项目要求实施,保证了工作进度,促进了工作质量的提高。并不定期开展民生项目工作重点县区调研,解决实际问题,提出建设性建议。各市级对于县区级的督导不少于2次。各地区对于督导检查中存在的不足进行了自查及整改,确保了督导结果能反馈到各相关单位,及时跟踪整改,保证了项目工作的顺利完成。对新建立的艾滋病筛查实验室开展督导工作,持续提高了艾滋病实验室的检测能力和水平。

4. 工作指标完成情况

(1)免费咨询检测 推进二级以上医疗机构建立艾滋病筛查实验室工作,不断扩大免费咨询检测人数。2013年全区艾滋病免费咨询检测23 779人次,完成率为118.8%。2014年全区免费咨询检测22 533人,目标任务完成率112.7%。2015年全区免费咨询检测24 276人,目标任务完成率121.4%。通过免费提供艾滋病防治相关知识的咨询服务,给予发生艾滋病高危行为的人群提供面对面的免费检测及检测结果的告知,及早了解感染状态,缓解心理压力,及时提供转介服务,对于减少艾滋病的传播意义重大。

(2)免费抗病毒治疗药物治疗艾滋病感染者/病人 各市、县(区)疾病预防控制中心,对发现的HIV/AIDS病例积极联系,鼓励其接受CD4检测、病毒载量检测,将抗病毒治疗药物及时送到病人手中,感动了病人,获得了信任,使得随访管理工作顺利开展。

(3)艾滋病病毒感染者/艾滋病病人随访干预 各级疾病预防控制中心对于发现的每一例艾滋病HIV/AIDS及时开展流行病学调查(流行病学调查及时率100%),定期开展随访干预工作,将艾滋病的预防信息,免费救助政策详细的告知艾滋病患者,让患者体会到党和政府对于他们的关怀,并提供干预措施,预防二代传播。连续三年艾滋病病毒感染者/病人随访干预比例均大于90%以上。2013~2015年分别为97.5%、97.3%和97.9%。

(4)戒毒药物维持治疗 卫生、公安、药监部门及时沟通,加强协助,开展形式多样的宣教、倡导工作,鼓励更多的阿片类成瘾者参与到戒毒药物维持治疗中,减少毒品的伤害,预防共用注射针具传播传染病。2013年目标任务量完成率为128.3%。2014年全区建立8家戒毒药物维持治疗门诊在治2 685人,目标任务完成率116.7%。2015年全区在治1 775人,目标任务完成率88.9%。2015年因社会综合治理,公安"大收戒"影响,维持治疗病人明显减少。

(5)二级以上医疗机构建立艾滋病筛查实验室工作 2013年民生艾滋病关怀救助工程二级以上医疗机构筛查实验室的建立,为扩大检测提供了硬件支持,艾滋病检测咨询覆盖范围逐步扩大。各市、县(区)严格按照原宁夏卫生厅《2013年自治区民生计划艾滋病关怀救治工程实施方案》要求,精心组织,积极创造条件,在二级以上医疗机构建立艾滋病筛查实验室或检测点。2013年全区90.5%的二级以上医疗机构建立了艾滋病筛查实验室或检测点,完成率为166.6%。

(三)项目取得的成效

1. 机制建设进一步完善

民生艾滋病关怀救治工程项目,以扩大监测、加强随访干预、广泛开展宣传教育、全面落实"四免一关怀"救助政策等为任务指标。在落实民生计划的工作中,通过成立领导小组,召开启动会议,健全了组织管理机制,落实了各部门职责,及时协调解决了艾滋病防治工作中的难题,形成了一套防治工作的系统思路,促进了艾滋病防治常规工作的质量提升,保障了各项防治措施的有效落实。

2. 艾滋病患者随访转介、筛查实验室网络运行稳定

加强管理,信息共享,依托艾滋病综合防治信息系统的网络平台,各地及时进行信息共享,对于流动性大的艾滋病患者实时跟踪干预,免费提供CD4、病毒载量等检测及咨询服务,对于外出的抗病毒治疗的患者能够及时将救治信息反馈到外出地,并协调供给免费抗病毒治疗药物,保障了药物的及时足量供应。全区二级以上医疗机构建立的106家艾滋病筛查实验室或检测点,运转正常,质控到位,保证了艾滋病检测的覆盖面及及时性。

3. 工作内容接地气,工作方式有创新

各单位积极探索工作方法,创新工作形式,取得了良好的效果。银川市管理全区三分之二的艾滋病患者,工作难度大,各级疾控工作人员在人员少、任务重的情况下,不耐其烦的对符合治疗的艾滋病感染者/艾滋病病人宣传国家抗病毒治疗相关政策,耐心细致劝说、讲解抗病毒治疗对于恢复身体健康益处,从生活上关心患者,晓之以理,动之以情,让符合治疗的感染者/病人认识到积极治疗的益处,从而入组,开展治疗。西吉县积极落实民生政策,卫生、民政密切配合,为一例父亲为残疾人的艾滋病儿童,落实了长期经费救助,并保护了患儿的隐私。海原县艾滋病患者大部分为外出务工人员,为控制好疫情,切断传播纽带,海原县针对流动人口开展了有针对性的宣传教育、干预和扩大检测工作,积极在预防传染病的发生上想办法,发现疫情,控制疫情,工作目标明确。石嘴山市创新了宣传教育模式,在石嘴山市戒毒所、石嘴山联合学院、锦林清真寺分别建设了3个艾滋病宣传教育基地,成功举办了"大武口区校园艾滋病防治宣传栏大赛",将社区、学校、娱乐场所、监管场所作为宣传教育的重点场所,针对不同人群特点,宣传的内容各有侧重,取得良好效果。

第五节 结核病防制项目

一、宁夏实施全球基金结核病项目

肺结核是宁夏重点控制的传染病之一。2003年以来,宁夏结核病控制工作进一步完善了以政府领导、多部门合作和全社会参与的结核病防治可持续发展的工作机制,全面推行现代结核病控制策略,稳步巩固了以县为单位100%覆盖率,新涂阳发现率达到70%以上,涂阳肺结核患者治愈率始终保持在85%以上,如期实现现代结核病控制策略三大目标。从治疗管理传染性肺结核患者到活动性肺结核、耐药性肺结核患者全覆盖;从基本DOTS到积极应对流动人口、耐多药肺结核、HIV/TB双重感染三大策略全面落实。对肺结核患者采取免费治疗,对报病的乡村医生提供报病费,为实施全程督导的医生提供管理费,以及开展督导、培训、健康促进等现代结核病控制策略等各项措施,使得宁夏结核病防治工作成效逐年提高,结核病防治专业机构能力建设不断加强。

一、项目背景

全球抗击艾滋病、结核病和疟疾基金于2002年1月成立,致力于吸纳各种外部资金(包括机构或个人捐款),预防和治疗艾滋病、结核病和疟疾三种重大疾病。我国先后成功申请了第一轮(含滚动)、第四轮、第五轮、第七轮、第八轮、第九轮和整合的全球基金结核病控制项目(简称全球基金结核病项目)。项目涉及全国31个省(自治区、直辖市)和新疆生产建设兵团,司法部监狱管理局、司法部戒毒管理局及中国医药国际交流中心,每个领域覆盖范围不同。

2003年4月~2014年6月宁夏获得全球抗艾滋病、结核病和疟疾基金(简称"全球基金")的第一轮、第四轮、第八轮、滚动期及耐多药项目各轮次的支持。项目覆盖全区5个市、22个县(市、区),总受益人口达650万。项目总资金为1 553.21万元。2003年7月12日全球基金中央执行机构与原宁夏卫生厅签订了《关于利用全球艾滋病、结核病、疟疾基金实施结核病控制项目执行协议书》。2004年1月30日原宁夏卫生厅与银川市、石嘴山、吴忠市、固原市卫生局主管局长签订了项目协议书。四市卫生局分别于辖区各市、县(区)签订了项目执行协议书。

(一)全球基金第一轮

2003年4月1日~2005年3月31日实施全球基金第一轮一期项目。覆盖全区5个市22个县(市、区)。目标是减少结核感染、发病和死亡,提高人群健康水平。

2005年4月1日~2008年3月31日实施全球基金第一轮二期项目。覆盖全区5个市22个县(市、区);目标是减少结核感染、发病和死亡,提高人群健康水平。

2008年4月1日~2009年1月30日实施全球基金第一轮三期项目。覆盖全区5个市22个县(市、区)。目标是求高质量的DOTS扩展和提升。

(二)全球基金第四轮

2005年7月1日~2007年6月30日实施全球基金第四轮一期项目;覆盖全区5个市22个县(市、区)。目标:降低结核病的患病率和死亡率,并保持70%的发现率和85%治愈率。项目内容:加强综合性医疗机构和结防机构之间的合作,提高患者发现率;提高全人口的结核病知识知晓率来增加患者的发现率;加强省级人力资源能力建设,提高患者发现率和规划实施质量。

2007年7月1日~2010年6月30日实施全球基金第四轮二期项目。覆盖全区5个市22个县(区)。目标是降低结核病的患管理和各级项目办公室的能力建设,提高项目管理水平及项目实施质量。项目内容包括加强综合性医疗机构和结防机构之间的合作,提高患者发现率;提高全人口的结核病知识知晓率来增加患者的发现率;加强省级人力资源能力建设,提高病人发现率和规划实施质量;加强项目管理和各级项目办公室的能力建设,提高项目管理水平及项目实施质量。

(三)全球基金第八轮

2009年10月1日~2011年9月30日实施全球基金第八轮一期项目,覆盖2个县区(灵武市和惠农区)。总目标是提高综合医院诊治结核病患者的能力;具体目标是促进定点医院DOTS扩展和提升和调动所有卫生工作者。项目内容包括定点医院为可疑肺结核症状者提供免费诊断、进行定点医院直接镜检的室间质量评价,在患者治疗过程中为患者提供免费抗结核药物、肝功能检查、胸部X线检查。

2010年7月1日~2013年6月30日实施全球基金整合项目。宁夏全球基金结核病项目定点医院结核病防治领域,覆盖灵武市、惠农县、原州区、利通区。目标是促进定点医院DOTS扩展和提升。

(四)全球基金滚动期及耐多药项目

2011年7月1日~2014年6月30日实施全球基金结核病项目管理、定点医院及耐多药结核病防治领域。覆盖全区5个市22个县(区)。总目标是加强支持系统确保高质量的结核病卫生服务;加强监控与评价及项目管理,以提高项目执行的绩效;扩展耐多药结核病防治加强模式。

二、项目内容

中国全球基金结核病项目是全国结核病防治规划的重要补充,其目的是降低中国结核病的患病率和死亡率,包括五个主要目标:一是通过加强基本DOTS质量和关注脆弱人群,提高结核病卫生服务的可及性。二是在中国引入并扩展耐多药结核病防治加强模式。三是加强支持系统建设,确保高质量的结核病卫生服务。四是加强监控与评估及项目管理,以提高项目实施质量。五是提高中国生产的抗艾滋病、肺结核病、疟疾药品的质量,以提高药品的可获得性,改善病患的愈后。

(一)项目督导与培训

2003~2014年上半年,省级督导市县级851次,市级督导县级1 040次,县级督导乡级16 691次,访视患者61 101人次。

2003~2014年上半年,参加中央级培训92期,培训164人;省级先后举办了项目管理、PPMDOTS、督导、定点医院、肺结核诊疗、涂阴肺结核诊断、NGO结核病防治、财务培训、实验室质量控制、耐多药肺结核治疗管理、多部门合作健康促进工作等120期培训班,培训3 907人次;市级培训309期,培训3 831人次;县级2 175期,培训56 551人次。

先后召开了全球基金一轮、四轮、八轮、过渡期启动会,医防合作试点工作总结会、经费预算会、定点医院项目工作研讨会、结核病控制项目工作会议、项目管理、数据分析会。

(二)健康促进活动

项目期间自治区每年都将集中开展"3·24世界防治结核病日"大型的健康教育活动,电视播放结核病核心信息1 749天,报刊发表健康教育文章153篇,编印并下发健康教育材料4 559 060万份,刷制墙体标语8 767条,设置健康教育宣传栏2 954处。自编《宁夏乡村医生结核病防治培训教材》。开展进工厂、进学校、进工地、进清真寺、百千万结核病防治知识传播志愿者活动;老年大学骑游防治结核病知识宣传活动;"结核病防治知识有奖竞答"活动。学校结核病防治健康大讲堂等。并将结核病防治宣传工作常态化。公众知道或听说过肺结核病的有92.19%,知道肺结核病是能够传染的有82.61%,知道肺结核病的传播方式、途径、预防方法的有60.53%。完成了所有项目活动,实现了项目目标。

(三)实验室工作

1. 实验室工作开展情况

宁夏行政设置结核病实验室25家,其中省级1家、市级5家、县级19家,省级实验室隶属宁夏第四人民医院,市级5家均隶属各市疾病预防控制中心,其中中卫市、石嘴山市、吴忠市疾病预防控制中心承担了市及所辖区两级的工作,县级有19家结核病实验室隶属当地的定点医院,其余3家目前还设置在当地的疾病预防控制中心。全区开展痰涂片镜检的有23家,使用LED显微镜的有13家,分枝杆菌培养8家,药敏1家,分子生物学诊断8家。全区各级实验室每年查痰约1.6万例左右,涂片5万多张,其中初诊可疑者查痰率≥90%,涂片阳性检出率在10%左右。罗氏培养阳性率约为25%,涂阴培养率和涂阳培阴率均为13%,污染率≤5%。

在项目的支持下,宁夏有8家单位开展了LED荧光显微镜技术,省级参比室于2013年年底引进线性探针技术(HAIN),开展了结核病耐药基因检测工作。截至2014年年底,共检测509例,发现MDR患者43例。

2. 实验室质量控制

一是加强技术培训、提高业务水平。省级参比室人员参加了国家级举办的实验室会议及培训,为宁夏省级参比室培养了很好业务骨干和师资力量。为提高全区市、县级结核病实验室生物安全意识,规范操作程序,提高检测质量,自治区级每年从不同的方面举办实验室诊断技术及质量控制培训班,同时为各级新上岗的实验室人员提供免费来省级参比室学习的机会。

二是县(区)级实验室按要求做好室内质控,市级实验室每季度对所辖县(区)的实验室进行督导检查及镜检涂片的盲法复检(EQA),自治区级每半年对全区所有有实验室进行现场评价及室间质控。并就出现定性偏差的实验室要求限期进行整改,并对其工作人员进行了重新培训及考核,合格后上岗。

(四)药品管理

为确保抗结核药品的持续不间断供应,肺结核病人得到免费治疗。通过对各级药品管理人员培训,使其掌握了药品管理的基本技能,显著提高了各级药品管理人员的素质。

(五)工作指标完成情况

1. DOTS覆盖率

自1994年,宁夏开始执行世行卫Ⅴ项目以来,DOTS覆盖率一直保持在100%。

2. 肺结核患者登记情况

(1)2003~2014年上半年,发现新涂阳肺结核患者17 866例,复治涂阳患者1 860例,涂阴患者13 316例。

(2)耐多药肺结核患者发现与治疗。2012年1月1日~2014年6月30日,药敏试验筛查疑似耐多药肺结核患者1 132例。全球基金耐多药项目共发现MDR/XDR-TB患者119例,纳入治疗的MDR/XDR-TB患者63例。

(3)非结防机构网络报告肺结核患者转诊/追踪到位情况。2005~2014年上半年,非结防机构网络报告肺结核患者45 984例,应转诊患者40 596例,总体到位33 816例,总体到位率为83.30%。

(4)初诊患者检查情况。2003~2014年上半年,初诊患者293 279例,拍片人次207 861例,拍片率70.87%;查痰人次168 504例,查痰率57.46%。

(5)涂阳肺结核患者2、3月末痰阴转情况。2005~2013年全区登记治疗16 657例涂阳患者,治疗2月末转阴13 569例,2月末痰菌阴转率为81.46%。

(6)涂阳肺结核患者治疗转归情况。2003~2013年,登记涂阳患者19 153例,涂阳患者治愈17 537例,治愈率91.56%。2010年8月宁夏组织了第5次结核病流行病学抽样调查工作,估算宁夏目前涂阳患病率为50.20/10万,比1990年涂阳患病率下降了70.12%,年递降率为5.86%。提前实现了世界卫生组织提出的到2015年发病率和死亡率各降低50%的千年发展目标。

三、项目成果

项目实施取得的主要成就和经验有:一是现代结核病控制策略(DOTS)以县为单位全区覆盖率高达100%,目前宁夏肺结核患者发现率达80%、涂阳患者治愈率达85.29%,如期实现了《规划》要求的DOTS覆盖率达100%,发现率达70%,患者治愈率达85%的目标。二是建立了有效的结核病防控模式,推进防治结合,进一步提升结核病防治规划实施质量,力争为结核病防治工作深入开展提供可借鉴和可推广的经验。三是建立和完善了省、市、县、乡村综合结核病控制服务体系。健全服务网络,加强队伍建设,各级结核病定点医疗机构门诊和住院部按照传染病房有关规范要求建设,积极改善诊疗条件,落实分级诊疗制度,方便患者就医,基本实现普通肺结核患者诊治不出县。所有定点医疗机构要达到呼吸道传染病诊疗和防护条件。四是建立健全了结核病监控和评价系统。加强监控与评价,是做好医防合作的重要保证。结核病防治工作的效果如何,包括医防合作的效果确定都有赖于监控与评价系统的建立。在《宁夏回族自治区结核病防治规划(2001~2010)实施办法》实施之初,自治区项目办,确定了督导的具体目标,制订了相应的督导方案,如医防合作的具体量化等。对医防合作工作的进展进行了动态的、可持续的监测,发现问题及时纠正,及时总结试点实施经验,对下一步工作的开展提供事实依据,保证了医防合作的顺利开展。五是取得了巨大的社会效益和经济效益,10年来治愈了15 652例涂阳肺结核患者,传染性肺结核病患者恢复了健康,避免了156 520~234 780人受结核病菌的感染,挽回经济损失16 363.93万元。

10年来实施全球基金结核病项目取得的主要经验一是加强政府承诺,建立以政府投入为主、多渠道筹措经费和"政府领导、多部门合作、全社会参与"的工作机制,建立健全结核病防治服务体系。加强领导。落实责任,落实各部门公共卫生职责分工和实施有效的监督考核机制,形成齐抓共管的良好局面。二是大力开展技术培训,提高培训质量,规范工作流程、加强人员义务素质、提高各级执行规划工作的能力和质量。加强健康促进,大力开展结核病健康教育,普及结核病防治知识,动员全社会参与结核病防治工作。三是加强转诊与追踪和实施全程督导治疗,加强监测检查,切实提高结核病患者发现率,采取措施解决流动人口等重点人群的结核病患者发现和治疗管理。规范结核病患者的治疗管理,减少耐多药患者的产生,有效提高结核病患者治愈率。四是建立健全抗结核药品供应体系,药品管理严格按照《国家结核病防治规划抗结核药品管理手册》进行,统一发放使用单位。提高药品的可获得性,改善病人的愈后。五是加强监控与评价,完善政策环境,制定技术规范。六是加强研究及国际合作与交流等,形成了有效的结核病防治模式,为全国结核病控制做出了应有的贡献。为宁夏结核病防控提前实现了世界卫生组织提出的到2015年发病率和死亡率各降低50%的千年发展目标奠定了基础。

二、中盖结核病项目

(一)项目介绍

宁夏回族自治区中盖结核病项目二期执行时间为2013年1月~2015年12月,项目覆盖区内12个单位。自治区项目办设在原宁夏卫生和计划生育委医改办,经费收支在原宁夏卫生计生委财务部门进行核算,物资接收及调拨委托宁夏第四人民医院进行管理,项目办成员共8名,均为兼职人员。2016年宁夏继续申请中盖结核病项目三期执行时间为2016年1月~2019年6月,项目覆盖全区5市、22个县区。

(二)项目内容及进展

1. 积极协调,多渠道筹措结核病防治经费

在国家结核病防治"十二五"规划和《宁夏结核病防治"十二五"规划》政策的支持下,两县政府高度重视此项工作,多途径筹措结核病防治经费。两县政府财政均落实了人均1元钱的结核病防治经费,并纳入政府财政预算。同时也落实了人均1元钱的公共卫生服务均等化经费,用于基层结核病防治工作。

2. 加强政策制定,提高政策执行力度

(1)通过整合防治经费,盐池县、海原县均实施肺结核可疑症状的免费筛查政策,即定点医院门诊免费为疑似肺结核患者拍胸片和查痰。两县均落实了结核病患者医疗保障政策。普通结核病患者门诊和住院报销比例提高到80%;耐药结核病患者诊疗费用报销比例提高到90%,并在治疗期间由县民政局给予3 000元的交通和营养补助。盐池县耐药结核病患者报销后剩余10%由县民政予以救助。

(2)两县政府均制订下发了《盐池县(海原县)结核病患者发现、转诊、治疗管理绩效补偿方案》,对承担患者发现、转诊、治疗管理工作的基层医疗卫生机构进

行了工作绩效补偿,对转诊到位的疑似肺结核患者给予了交通及误餐补助。极大地提高了乡村医生发现及管理结核病人的积极性,提高了结核病防治工作质量,目前两县的乡镇卫生院转诊到位率达95%。

(3)新型结核病防治模式有效建立 两县将结核患者的诊断和治疗工作由疾控中心移交到定点医院,由定点医院负责结核病患者的诊疗,县疾控中心负责疫情报告和信息监测、患者的追踪、落实患者的管理、督导、培训、健康教育及质量控制等工作,乡镇卫生院(社区卫生服务中心)、村卫生室则负责可疑者的推荐、患者的追踪、治疗管理、健康教育及主动筛查等工作。为了新型防治模式的有效运转,自治区项目办加大对定点医院及基层结核病防治工作人员的培训,抽调业务骨干深入各乡镇培训乡村级结核病防治人员,同时也邀请国家和自治区专家进行集中讲座,使各级结核病防治人员明确了各自工作职责,规范了工作流程。新经过一年多的运行,"三位一体"结核病医防合作防治体系稳步推进。

(4)新的诊断仪器使用及新的患者管理模式的应用 在项目支持下,给两县分别配备了LED荧光显微镜和结核病分子生物学耐药基因检测仪器Genepert新的诊断工具,大大缩短了工作人员的镜检时间和耐多药患者的诊断时间(原为3个月,现为1天),为耐药结核病的诊疗提供了更快捷、科学的依据,从而也减少了耐药结核病的传播机会。

根据项目要求,两县在确诊的肺结核患者中实行了手机短信管理模式,截至2014年年底,海原县已纳入手机管理患者17例(含2013年纳入2例)、盐池县纳入手机管理患者20例(含2013年纳入3例),切实解决了两县因结核病因治疗时间长、患者依从性较差而导致患者治愈率低的问题。

2018年9月中盖结核病项目为宁夏配备8台快速耐药基因检测(Gene-Xpert)设备。截至2018年年底,5个市级结核病实验室均可开展结核菌药敏试验。全区22个县结核病实验室均开展结核菌培养工作和快速分子生物学检测。

(5)患者的发现、治疗、管理情况 两个县均建立了院内各科室间报告、转诊与登记工作规范和流程,以及相应的核查机制,县医院各科室发现肺结核患者和疑似肺结核患者转诊到结核科同时报卡到院感科;院感科定期对漏报情况进行检查。两县均按项目实施细则要求对结核进行诊疗,涂阴肺结核由涂阴诊断小组负责诊断。

海原和盐池县2014年年初诊疑似患者登记分别为2 021例和701例,较去年的805例和546例分别增长150%及28%;海原县确诊的活动性患者为356例较去年的298例增长19%,盐池县为92例与去年持平。从两县患者的来源情况看,两县2014年转诊的可疑患者中被确诊为活动性肺结核也较2013年明显提高;转诊的可疑患者中被确诊为活动性肺结核患者占全年活动性肺结核的比例也较上年提高,海原县由原来的2.34%提高到22.19%,盐池县由原来的2.11%提高到9.78%,这也间接表明了由于乡村两级可疑者转诊率提高减少了患者诊断及治疗的延误。

两县登记管理耐多药肺结核患者分别为13例和1例;两县均开展了65岁及以上糖尿病患者主动筛查结核病的工作,海原县确诊4例,盐池县无确诊病例;两县均开展了筛查涂阳患者密切接触者筛查,均未发现确诊患者;海原县对全县寄宿制高中进行了6 000余人次的免费结核病筛查,盐池县对高中1 207名入学新生进行了X线筛查,均未发现确诊病例。

两县均能够按照项目实施细则的要求对患者进行规范的治疗管理。海原县、盐池县的治疗完成率分别为82.36%和95.79%,较去年的64.56%和83.05%明显提高。通过现场访视病人发现,两县患者的治疗管理质量较去年有很大的提高。

6.工作指标完成情况

(1)耐多药肺结核患者发现与治疗 2013~2015年,共发现MDR/XDR-TB患者150例,纳入治疗的MDR/XDR-TB患者88例。2016~2018年,共发现共发现MDR/XDR-TB患者250例,纳入治疗的MDR/XDR-TB患者178例

(2)非结防机构推荐转诊情况 2013~2015年,非结防机构网络报告肺结核患者17 933例,应转诊患者14 881例,总体到位13 442例,总体到位率为90.33%。2016~2018年,非结防机构网络报告肺结核患者18 913例,应转诊患者15 363例,总体到位14 862例,总体到位率为96.73%。

(3)初诊患者检查情况 2013~2015年,初诊患者42 681例,拍片人数42 182例,拍片率98.83%;查痰人次38 350例,查痰率89.85%。2016~2018年全区初诊查痰、拍片率继续保持在90%。

(4)涂阳肺结核患者治疗转归情况 2013~2015年,登记涂阳患者2 276例,涂阳患者治愈1 949例,治愈率85.33%。2016~2017年,登记涂阳患者1 721例,涂阳患者治愈1 527例,治愈率88.72%。

(三)项目取得效果

一是通过完善筹资模式,提高了普通肺结核患者和耐药肺结核患者的治疗的

依从性和基础结核病防治工作人员管理肺结核患者的积极性。

二是建立有效的新型结核病防治服务体系,采用新的诊断设备和技术,提高了患者的发现率、诊断率和治愈率,宁夏肺结核报告发病率从2013年的44.59/10万下降到2015年的42.33/10万,使得宁夏结核病疫情得到有效控制。

三是2018年7月~2019年2月,全区5个市先后推广使用了电子药盒管理肺结核患者,共571例肺结核患者使用电子药盒,肺结核患者电子药盒服药管理率为65.3%;电子药盒管理肺结核患者规则服药率为77.4%。有效地提高了患者的服药依从性。

四是2018年1月1日正式实施耐多药肺结核患者《关于调整城乡居民基本医疗保险有关政策的通知》(宁人社发〔2017〕133号)文件要求;继续做好基本公共卫生服务项目和结核病医疗救助"一站式"服务。

第六节 其他传染病监测项目

一、霍乱

(一)项目介绍

根据《全国霍乱监测方案(试行)》和《卫生部办公厅关于加强以霍乱为重点的肠道传染病防治工作的通知》(卫办疾控发〔2004〕53号)要求,2005年在全国开展霍乱监测工作。

(二)项目内容

原宁夏卫生厅印发了《宁夏霍乱防治方案》,并及时下发了《关于加强肠道传染病防治工作的通知》,要求各地加强以霍乱为主的肠道传染病防治工作。全区各级疾控机构认真履行职责,严格按照《宁夏霍乱防治方案》开展监测工作,认真落实各项防治措施,进行必要的应急物资储备。重点加强对医疗机构感染性疾病科(肠道门诊)的督导工作,同时结合实际对医疗机构感染性疾病科(肠道门诊)的设置给予技术指导,并要求各医疗机构认真做好传染病预检分诊工作。各级疾病预防控制机构严格报告制度,加强对霍乱病例的主动搜索,及时发现和识别疫情,严格霍乱监测信息报告管理系统的报告管理工作。

每年5月1日至10月31日,全区县级及以上综合医疗机构,按照"逢泻必登、逢疑必检"的基本要求开展监测工作。医疗机构的预防保健人员每两周深入监测科室开展霍乱病例监测的主动搜索工作。县(市、区)级疾病预防控制中心每月对霍乱的监测工作进行督导检查,市级疾病预防控制中心每季度对辖区霍乱的监测工作进行督导检查,宁夏疾病预防控制中心每半年对全区霍乱监测工作进行督导检查。各级疾病预防控制中心对辖区霍乱监测结果实行周报告和零报告制度。市级疾控机构每周一将上一周的霍乱疫情汇总后报宁夏疾病预防控制中心。

(三)效果评价

在监测期内,各单位均按要求进行了报告,2004~2017年宁夏未发现霍乱病例。通过项目的实施,对及时发现霍乱疫情,早期识别暴发疫情,加强流行病学调查与处置,做好疫情的监测、预警、溯源及控制起到了积极的作用。

二、细菌性痢疾

(一)项目介绍

细菌性痢疾是由志贺氏菌引起的一种急性肠道传染病,也是《中华人民共和国传染病防治法》规定的乙类传染病。2003~2004年宁夏细菌性痢疾报告发病率居宁夏传染病报告发病率之首,2005~2008年报告发病率仅次乙肝,位居第二。为进一步加强宁夏细菌性痢疾的防治工作,有效控制细菌性痢疾的发生,2007年宁夏人民政府将细菌性痢疾纳入政府"四病防治规划",并制定了《宁夏回族自治区细菌性痢疾防治方案》。

(二)项目内容

根据《宁夏回族自治区细菌性痢疾防治方案》,宁夏疾病预防控制中心组织制订了《2007年全区细菌性痢疾防治实施方案》,在全区范围内选取10所市、县(区)及综合医院作为监测点,并在已设立县级监测医院的县(区)中,选择1个乡(镇)中心卫生院作为监测点。全区共选取了15个细菌性痢疾监测点(银川市第一人民医院、银川市第三人民医院、兴庆区掌政卫生院、石嘴山市第二人民医院、平罗县人民医院、平罗县黄渠桥卫生院、吴忠市人民医院、青铜峡市人民医院、青铜峡市瞿靖卫生院、固原市人民医院、原州区人民医院、原州区寨科卫生院、中卫市人民医院、中宁县人民医院、中宁县石空镇中心卫生院)开展病原学监测工作。

2008~2010年,全区15个细菌性痢疾监测点共报告细菌性痢疾1 562例,采集1 082份粪便标本进行检测,实验室诊断病例281例,实验室检出率为25.97%,分离到的菌株以宋内和福氏志贺菌为主。

开展细菌性痢疾防治工作以来,细菌性痢疾发病数和发病率呈现明显的下降趋势,发病率从2004年最高的184.11/10万下降至2017年历史最低值14.36/10万。发病率顺位也由2004~2008年的前三位,下降至2009~2017年的第六至第九位,防控工作取得明显成效。

(三)效果评价

本项目的实施,掌握了全区菌痢真实的发病情况和特征,逐步提高了医疗机构的诊断水平和质量;通过收集菌痢暴发疫情资料,掌握暴发流行的主要特征;了解志贺氏菌血清型别和耐药谱的变化,为指导临床用药和菌苗株的选择提供依据。

三、狂犬病防控项目

(一)项目介绍

狂犬病又名恐水症,是由狂犬病病毒引起的一种侵犯中枢神经系统为主的急性人兽共患传染病。《中华人民共和国传染病防治法》规定的乙类传染病。狂犬病毒通常由病兽通过唾液以咬伤方式传给人,临床表现为特有的恐水、怕风、恐惧不安、咽肌痉挛、进行性瘫痪等。迄今为止,一旦发病,病死率达100%,严重危害人民群众健康。

2012年在《全国狂犬病监测方案(试行)》的基础上,结合宁夏狂犬病疫情面临形势,原宁夏卫生厅下发了《宁夏狂犬病暴露预防处置门诊建设方案》,进一步规范了暴露后处置。2014年原宁夏卫生计生委联合农牧厅、公安厅、住房和城乡建设厅三个部门下发了《关于进一步加强全区狂犬病防控工作方案的》的通知。2015年原宁夏卫生和计划生育委员会又安排防控专项资金140万,纳入宁夏项目管理方案,主要是开展人间狂犬病疫情监测、疫情调查与处置、防治技术培训和健康教育等,项目实施范围覆盖全区22个县(市、区),在项目的有效推动下,全区狂犬病疫情上升势头得到有效遏制。

(二)工作进展

1. 病例监测

1959年宁夏同心县报告1例狂犬病病例,但未见转归资料。1985年9月和11月,灵武市和盐池县各报告1例狂犬病病例,后经病毒学鉴定确诊为狂犬病,首次证实了宁夏有狂犬病的存在。

此后,分别于1986年报告1例(盐池县),1991年报告4例(平罗县和惠农区各2例),1995年报告1例(盐池县),1996~2010年间除2002年同心县和泾源县各报告1例狂犬病外,无病例报告,上述报告年份病例,均发生在农村地区。

2011~2017年，宁夏每年均有狂犬病病例报告，共报告38例，均死亡。报告地区以兴庆区、红寺堡区和原州区报告病例最多，各报告病例4例；6个县区（青铜峡市、盐池县、泾源县、彭阳县、沙坡头区和中宁县）尚无狂犬病病例报告。报告病例中各年龄段均有分布，其中农民居多（47.37%），学生和儿童共有13例（34.21%）；实验室与临床诊断所占比例分别为78.95%和21.05%。所有报告病例均有县级或基层医疗机构就诊史。

流行病学个案调查显示：所有报告病例中除4例暴露史不详外，34例均具有详细的暴露史，5~10月报告27例（占79.41%）。暴露部位情况为：手部19例、头面部8例、下肢4例、上肢1例、上下肢2例；二级暴5露例，三级暴露29例。暴露后处置：自行处理8例，医生处理10例，主要是酒精消毒或包扎伤口，未做任何处理16例。接种了狂犬疫苗5例（12.12%），其中2例接种4剂次后发病死亡，1例接种3剂次后发病死亡，1例接种1剂次后发病死亡，1例自述接种剂次不详；未接种狂犬疫苗29例（87.88%）。所有病例均未注射狂犬病免疫球蛋白或血清。暴露因素中犬伤33例，其中家养犬伤19例，流浪犬伤13例，流浪和家养犬共伤1例；猫伤1例。所有致伤动物均未实行免疫接种。

表4-13 2011~2017年宁夏狂犬病报告病例地区分布

单位：例

年份	兴庆区	金凤区	西夏区	永宁县	灵武市	贺兰县	大武口区	惠农区	平罗县	利通区	青铜峡市	红寺堡区	盐池县	同心县	原州区	隆德县	西吉县	泾源县	彭阳县	沙坡头区	中宁县	海原县	合计
2011	—	—	1	1	—	—	—	—	—	—	—	—	—	—	—	—	—	—	—	—	—	—	2
2012	—	—	—	—	—	—	1	1	1	—	—	—	—	—	—	—	—	—	—	—	—	—	3
2013	2	—	2	—	—	—	—	—	—	1	—	1	—	—	1	—	1	—	—	—	—	—	8
2014	—	1	—	1	1	—	2	1	1	—	—	2	—	1	1	1	2	—	—	—	—	—	14
2015	1	—	—	—	1	1	—	—	—	—	—	1	—	1	1	—	—	—	—	—	—	2	8
2016	1	—	—	—	—	—	—	—	—	—	—	—	—	—	1	—	—	—	—	—	—	—	2
2017	—	—	—	—	—	—	—	—	—	—	—	—	—	—	—	—	—	—	—	—	—	1	1
合计	4	1	3	2	2	1	3	2	2	1	0	4	0	2	4	1	3	0	0	0	0	3	38

2. 风险评估

2014年3月，西吉县报告了辖区历史上首例狂犬病病例，为了加强宁夏狂犬病防控工作，落实原宁夏卫生计生委等四个委（厅、局）关于《进一步加强全区狂犬病防控工作方案》的通知，宁夏疾病预防控制中心对西吉县开展狂犬病风险评估工作。按照东、南、西、北、中五个方位，分别选取县城所在地、偏城乡、兴坪乡、田坪乡和火石寨，共调查居民及学生共计250名。评估显示：居民犬只饲养率为58.80%，均无犬只准养证，87.16%的犬为拴养，12.24%的犬为散居或与人同居，基本上未开展狂犬病疫苗接种；暴露后预防处置情况：24.40%有被犬伤史，77.05%的伤者未做任何暴露后预防处置；其中，暴露后未到医疗机构清创处理的主要原因为"不知道或没有必要处理"（占93.75%），未接种狂犬病疫苗和免疫球蛋白的主要原因为"自认为没有必要或不知道去哪里接种"（占85.41%）。居民知晓情况：有20.80%的居民未听说过狂犬病，39.60%的居民不知道或不认为狂犬病发病后会死亡，仅12.00%的居民认为通常情况下狂犬病不会人传人，44.40%的居民不知道有人用狂犬病疫苗。

被调查的28名医务人员中，50.00%不知道狂犬病的平均潜伏期，78.57%不能完全掌握狂犬病实验室诊断所需标本，64.29%不掌握狂犬病临床分期，85.71%不掌握狂犬病诊断分类，75∶00%的未参加过狂犬病病例预防处置培训，60.71%不了解狂犬病暴露后规范的预防处置方法；西吉县兽用狂犬病疫苗接种率很低。

为进一步了解宁夏狂犬病防控工作现状，掌握全区狂犬病防控工作落实情况，及时发现防控工作薄弱环节，进一步做好狂犬病防控工作，2016年宁夏疾病预防控制中心下发《全区狂犬病防治工作调查方案》，于当年4~5月份开展全区狂犬病防治工作现场调查。调查工作内容包括居民狂犬病健康教育情况、医务人员狂犬病防治知识培训掌握情况和狂犬病暴露预防处置门诊建设情况。全区共计调查居民6 924人、医务人员652人、门诊133家，共计完成调查问卷7 709份。

（1）居民狂犬病健康教育　该次调查应完成6 900份问卷，实际收集有效问卷6 924份，问卷完成率100.35%。6 924人中，汉族占62.56%，回族占37.24%，男女比例为1.17∶1，职业以农民和学生为主，分别占50.98%和21.54%，文化程度集中在小学和初中，共占64.07%，农村居民占69.17%。

A.居民犬只饲养及疫苗接种情况　被调查者中共有2 731户居民饲养犬只，其中城镇居民占11.46%，农村居民占88.54%；犬只饲养率为39.30%，其中农村居民饲养率为50.50%，城镇居民饲养率为14.65%；农村养犬的主要目的是看家护院，城镇是宠物饲养。犬只疫苗接种率为23.24%，其中城镇居民犬只疫苗接种率为49.84%，农村居民犬只疫苗接种率为19.81%；未接种疫苗的主要原因是"自认为没有必要"或"不知道有疫苗",占73.84%。

B.居民狂犬病相关知识知晓情况 91.74%的居民听说过狂犬病,其中61.71%的居民认为人得狂犬病后会必然死亡,22.49%的居民不知道是否会导致死亡;在被犬咬伤后的处理中,91.10%的居民知道需要接种疫苗,其中41.66%的居民知道正确的处理方法,即"到医院处理伤口+接种免疫球蛋白+接种疫苗",仍有1.68%的居民认为不需要做任何处理。如果被犬咬伤后,91.61%的居民愿意到狂犬病暴露预防处置门诊就诊,能接受的费用多在300~600元之间,但44.12%的居民不知道当地有狂犬病暴露预防处置门诊。

以上调查结果与2014年宁夏疾病预防控制中心在西吉县所做的狂犬病调查评估结果相比,听说过狂犬病的居民为91.74%,高于2014年的79.20%;知道狂犬病会导致死亡的居民为77.51%,高于2014年的60.40%;狂犬病疫苗的知晓率为91.10%,高于2014年的55.60%。

C.居民被犬咬伤及咬伤后处置情况 被调查的6 924人中,有犬咬伤史的占14.76%,被自家或邻居家的犬咬伤的,占被咬伤者的87.07%。被犬伤造成Ⅰ级暴露者,占8.90%,Ⅱ级暴露者,占53.82%,Ⅲ级暴露者,占37.28%,咬伤部位大多在下肢,占56.46%。在被犬伤后的处理方式中,有23.72%的暴露者采取"医疗机构处理伤口+注射免疫球蛋白+接种疫苗",30.63%的暴露者选择到"医疗机构处理伤口+接种疫苗"或"接种疫苗",39.87%的暴露者未处理伤口,亦未接种疫苗及免疫制剂,5.78%的暴露者仅做伤口处理或采取其他措施。未接种疫苗及被动免疫制剂的主要原因是自认为没有必要或不知道要接种。

(2)医务人员狂犬病防治知识培训 本次共对全区120家医疗卫生机构的652名医务人员进行了狂犬病基本知识问卷调查,其中县级以上医疗机构占15.03%,县级医院占20.25%,乡镇卫生院占63.50%。被调查医务人员以内科为主(多数乡镇卫生院不设置外科),外科和急诊科医务人员占被调查者的30.06%。学历以本科和专科为主,分占48.47%和46.32%,初级和中级职称医务人员占被调查者的62.15%。

狂犬病知识掌握情况调查结果显示,医务人员对狂犬病相关知识基本掌握,相关知识回答总体正确率为73.47%,其中狂犬病基本知识回答正确率为70.38%;狂犬病预防知识回答正确率为76.94%。但调查结果也显示,医务人员对狂犬病临床分期、狂犬病诊断标准、标本的采集类型及暴露后狂犬病疫苗接种的相关知识掌握相对欠缺,回答平均正确率为55.33%,低于本次调查的平均水平。

本次调查结果与2014年宁夏疾病预防控制中心在西吉县所做的狂犬病调查评估结果相比,71.93%的医务人员知道狂犬病的平均潜伏期,高于2014年的50.00%;53.99%的医务人员知道狂犬病临床表现,高于2014年的35.71;52.76%的医务人员了解狂犬病实验室标本采集类型,高于2014年的21.43;78.99%的医务人员了解狂犬病暴露后伤口处理,高于2014年的42.86%。

(3)狂犬病暴露预防处置门诊设置 在对全区133家设有狂犬病暴露预防处置门诊的医疗机构进行了设置现状调查。调查显示,133家医疗机构中,85.71%的医疗机构有当地卫生局批准颁发的"狂犬病暴露预防处置门诊"的标牌,14.29%狂犬病暴露预防处置门诊未挂标牌。设有狂犬病暴露预防处置门诊的医疗机构中,96.24%的医疗机构具有预防接种资质,门诊具有至少1名外科资质人员的医疗机构有83.46%,且基本在近两年内参加过培训。设有狂犬病暴露预防处置门诊的医疗机构中,具有相应设备或耗材统计,见表4-14。

表4-14 狂犬病暴露预防处置门诊中相应设备或耗材统计

单位:%

项目	冲洗设备	外科清理器械	消毒剂	疫苗	被动生物免疫制剂	冷链设备
有	77.95	81.10	86.61	53.38	15.79	76.92
无	22.05	18.90	13.39	46.62	84.21	23.08

3.培训及健康教育

宁夏疾病预防控制中心每年在相关的传染病防控技术培训班上,都将狂犬病监测工作作为重点进行通报和培训。同时,各县区级也每年举办狂犬病相关专业知识的培训班,提升医务人员对狂犬病诊疗和暴露后处置能力。每年利用"9·28"世界狂犬病日,通过卫生宣传日、集市日、健康教育与健康促进项目、进学校、入社区和走访居民等多种途径、多种形式,借助各种媒体及手机微信大力宣传狂犬病预防知识,致力于积极倡导居民文明养犬,强化犬只免疫与管理,正确认识疾病危害,努力提高全区狂犬病健康宣传教育实效和居民暴露后规范处置意识。

四、严重住院急性呼吸道感染病例监测

(一)项目介绍

随着近年甲流、人感染H7N9禽流感、中东呼吸综合征等呼吸道传染病新发、对人民生命健康造成重大影响。为持续掌握我国流感临床严重性变化，了解流感重症病例的临床和流行病学特征，分析重症病例中病毒变异情况，原国家卫生计生委开展了我国首个呼吸道传染病住院病例哨点监测项目，即住院严重急性呼吸道感染病例(SARI)监测项目，该项目于2009年12月建立，并在北京市等10省市实施了住院严重急性呼吸道感染病例监测项目，原卫生部印发了《住院严重急性呼吸道感染病例哨点监测方案(2011年版)》。此项目的开展，为及时判断我国流感疫情形势、监控大流行临床严重性变化提供了科学依据，也在一定程度上丰富了流感监测工作的内涵。

为进一步提高监测质量和工作水平，更好地为流感防控工作服务，原国家卫生计生委于2014年在原有10个省份监测网络的基础上新增了包括宁夏在内的15个省份的哨点医院和网络实验室开展此项工作，并组织对监测方案进行了修订，于4月底印发了《住院严重急性呼吸道感染病例监测方案(2015版)》，同时针对2015年版监测方案由中科软开发了基于网络的信息报告和管理系统，宁夏也被首次纳入到监测范围内，并将宁夏医科大学总医院定为SARI哨点医院，2015年7月，该项目在宁夏正式开始实施。

(二)项目进展

2015年，宁夏被纳入住院严重急性呼吸道感染病例监测项目，并于同年7月份开始监测工作。根据监测方案要求，哨点医院每年完成300例的监测任务。2015年项目开始，SARI病例数登记较少，2016年、2017年均达到每年300例的监测任务。SARI%以2016年最高，达到7.16%，其次为2017年，为5.42%(见表4-15)。

表4-15 2015~2017年度宁夏住院严重急性呼吸道感染病例监测情况

年份	住院病例数	SARI病例数	SARI%
2015	2 465	57	2.31
2016	5 155	369	7.16
2017	6 194	336	5.42

根据宁夏疾病预防控制中心流感网络实验室检测结果显示，2015年度检测标本59份，检出阳性2份，阳性率为3.39%，均为B型；2016年度检测标本376份，检出阳性19份，阳性率5.09%，其中14份为季A(H3N2)型，3分为甲型H1N1型；2017年度检测标本332份，检出阳性6份，阳性率为1.81%(见表4-16)。

表4-16 2005~2017年度宁夏住院严重急性呼吸道感染病例流感病毒检测情况

年度	收样数	检测数	阳性标本数	型别构成				
				阳性率/%	甲型(H_1N_1)	季A(H_3N_2)	A未分型	B型
2015	59	59	2	3.39	0	0	0	2
2016	376	376	19	5.09	3	14	0	2
2017	332	332	6	1.81	1	5	0	0

(三)效果评价

通过项目的实施,初步掌握宁夏住院严重急性呼吸道感染病例中流感病毒的活动强度及其变化趋势,对早期发现重症及不明原因肺炎病例,监控、识别和确定疾病危险因素,分析病原学特性,开展其他呼吸道病原监测等研究提供了平台。

第五章 面临的困难与未来的设想

SARS后,我国公共卫生发展迅速。2009年,我国启动国家基本公共卫生服务项目,覆盖人群逐步增多,服务项目不断扩展,迄今共包含11类内容。国家规定的人均基本公共卫生服务经费标准,也由最初的每人每年15元增至2015年的每人每年40元。与此同时,疾控机构与医疗机构、乡镇卫生院和社区卫生服务机构传染病联防联控机制初步建立。

我国传染病联防联控还"走出国门"。2014年3月,埃博拉病毒疫情迅速在西非蔓延,仅仅数月,近3万人感染,1万多人死亡。同年9月16日,中国政府派出59名(后增至62人)工作人员组成首批中国疾病预防控制中心移动实验室检测队,出征塞拉利昂首都弗里敦,开展埃博拉出血热检测工作。

伴随着全国公共卫生事业的蓬勃发展,宁夏疾病预防控制事业也得到了快速的发展,一些严重威胁民众健康的传染病得到了有效控制,计划免疫接种使麻疹、乙肝、流腮、风疹等传染病的发病率大幅度下降,实现了无脊髓灰质炎,狂犬病、皮肤炭疽、布病、包虫病等人畜共患病,发病趋于缓和,但我们必须清醒地认识到,疫病从来就与人类相伴而行,人类与疾病的斗争永远也不会终止。传染病控制是一场持久的、不断发展变化的、没有硝烟的战争,当前传染病防控工作还存在着诸多问题和挑战,形势依然严峻。

一、传染病防制仍面临挑战

(一)面临传统传染病和新发传染病的双重威胁

传统传染病依然存在,新发传染病不断发生,传染病防控面临双重威胁。部分传染病虽然得到有效控制,但近年一些原有传染病肺结核、布病发病明显出现上升的趋势;艾滋病、结核病等传染病传播流行出现新特点;梅毒等性传播疾病大幅上升;乙型肝炎虽有下降但仍处于较高发病水平;手足口病、其他感染性腹泻病等肠道传染病依然有较高的发病率。而SARS、禽流感、狂犬病等的威胁仍然存在。

(二)人口大规模流动增加了防治工作难度

流动人口容易成为传染病的易感人群,预防接种等防控措施难于落实。频繁的商贸往来加剧了传染病跨国界、跨省的传播风险,宁夏曾报告疟疾、登革热等多种输入性病例。

(三)环境和生产生活方式的变化增加了传染病防治工作的复杂性

宁夏牛羊贸易的增加,个别城乡环境卫生状况差以及传统的生产生活陋习,使一些人畜共患病持续发生。不安全性行为的增加导致梅毒发病数居高不下,性途径传播占比较高。

二、长效工作机制有待进一步完善

(一)重医轻防的意识和现象依然存在

社会对疾控工作的重要性认识不足,认为疾控机构只是处置突发卫生事件的应急机构,没有充分认识其工作的常态性。疾控机构在经费保障、人才配备、科研力量、检测能力等方面与医疗机构都有较大落差。

(二)联防联控机制有待进一步加强,传染病源头控制、重点人群防控等方面的责任措施落实还不到位

动物传染源监管责任不明确,部分工作部门协作机制尚不健全,相关部门相互配合协调主动性不够,信息沟通不畅,存在推诿现象。如新闻媒体参与传染病防治工作积极性有待进一步提高,劳务中介部门服务机构对务工人员宣传教育不到位。

(三)传染病防控发挥社会力量参与传染病防治工作的机制有待完善

社会对传染病防控责任认识不足,尚未形成社会力量参与传染病防控机制。一些市民群众缺乏防病意识和科学态度,遇到疫情或疏于防范导致传染,或过度紧张造成恐慌。预防传染病的健康教育还需要加强,一些新闻媒体对传染病防治法规定的无偿开展传染病防治和公共卫生教育的公益宣传责任有待进一步落实。

三、突发急性传染病防治体系尚存短板

一些突发急性传染病应对能力不能满足当前复杂严峻的疫情防治形势需要。主要表现在:突发急性传染病源头控制、社会参与等早期预防措施,以及疫情监测、预警和早期发现技术水平有待继续提高;卫生应急指挥决策信息化水平亟待大幅提升;突发急性传染病应急检测和应急队伍,尤其是基层快速反应能力有待加强;突发急性传染病现场处置、病例安全转运和定点医疗救治尚需整体性、系

统性提升;专业人才培养和学科建设亟须加快推进。

(一)基层疾控机构能力建设亟待加强

"SARS"之后,疾控系统在党中央的扶持下,市、县级疾控中心基础设施建设项目全面完成,工作条件有了很大改善,实验室设备同时得到了更新,疾病监测手段和技术服务能力明显提高。但相对于基层疾病预防控制中心所面临的工作任务,疾病预防控制力量还是相当薄弱,明显不能完全适应当前工作需求,流行病学调查能力不足,技术水平较差,实验室检测人员技术力量薄弱,仪器设备落后,应急能力不足。

(二)传染病防控缺乏优势学科建设

目前,宁夏尚无传染病防控相关重点实验室、P3实验室、优势学科。长期以来,宁夏未将传染病防控优势学科建设纳入议事日程,未采取必要的措施吸引高级人才投身到宁夏传染病防控中,未建立一批有分量、有能力的传染病防控优势学科,带领宁夏传染病防控向更高水平发展。

(三)卫生应急能力亟待加强

一是卫生应急物资储备仍需加强。按照原卫生部《卫生应急物资装备目录(试行)》要求,宁夏疾病预防控制中心卫生应急物资储备率、装备率还不能达到省级疾控机构储备要求,不能满足重特大突发公共卫生事件和传染病疫情的应对和处置需要;缺少重大传染病应急救援大型设备,全区该项物资储备还处于空白。二是宁夏疾病预防控制中心卫生应急队伍标准化建设有待进一步加强。目前疾控中心人才队伍应对重大、新发传染病疫情、不明原因突发事件时严重缺乏相关的人才,队伍也缺乏相应的锻炼。多开展和组织全区高级卫生应急人才培训,提高卫生应急技术能力,促进卫生应急工作。三是舆情监测能力仍需加强。疾病预防控制中心针对新发再发传染病、重点传染病和突发公共卫生事件的舆情监测手段相对落后,也缺乏专业技术人员,制约了舆情信息的收集和管理。四是多部门联动机制亟须加强。卫生应急工作业务跨度大、涉及范围广、联动部门多,只有多部门联动、协调配合才能做好卫生应急工作。

(四)传染病防控人才队伍不稳定

一是传染病防控人才缺乏,防控人才数量和结构还不尽合理,尤其是高层次的传染病防治人才数量普遍偏少。特别是市、县级疾病预防控制中心人员已无法满足当前传染病防控的需要,部分县级疾病预防控制中心近十多年未增加传染病防控人员,有的平均年龄接近50岁。照目前情况10年后,现有的工作人员都陆续退休的年龄,势必会面临人员断层的危机。二是由于传染病防治工作存在职业暴露、危险性高、环境艰苦、待遇低等因素,相关人员不愿从事该行业,甚至部分在职人员放弃现有的事业编制,出现传染病防控人员流失现象。因此需加快人才培养引进,加强人才队伍建设,一方面要事业留人、感情留人,更重要的还是要提升待遇,稳住现有人才,培养新的人才,以求达到适应当前疾病预防控制事业发展的要求。

四、信息化建设是未来的重要工作

疾控机构信息化建设的总目标是建立和完善由中央和地方有机组成的全国统一的疾病预防控制信息系统网络,实现数据快速收集、综合分析和多方数据的利用和共享;实现公共卫生信息横向到边、纵向到底、信息互通、资源共享的系统建设目标;规范和完善公共卫生信息的收集、整理、分析方法和提高信息利用能力。宁夏要建设上连国家,下通基层各卫生机构主题数据库的疫情防控专用系统,实现传染病的实时监控和预警报告,系统能实现与医疗机构联网,完善传染病的上报流程,提高上报效率和质量。同时建立疾控信息的及时性和权威性,提高信息服务质量。

探索构建覆盖全生命周期的"互联网+公共卫生"平台。医院的公共卫生任务种类、数量日益增多、要求不断提高,传染病疫情报告管理工作是重头戏,以往手工报卡模式已不能适应工作需求,开发基于HIS系统的传染病报告管理子系统势在必行,其科学性、可行性、实用性毋庸置疑。比如在医疗机构HIS系统电子病历增加公共卫生疾病监测模块,包括法定报告传染病、肿瘤、死亡病例的自动拦截、自动推送报告和异常情况自动预警等。提高信息利用率和各类疾病监测特别是公共卫生事件早期预警能力,并逐步建立以全员人口信息、电子健康档案和电子病历三大数据库为支撑的互联互通的数据共享机制。

附录一

科研项目

自治区科技攻关项目

1. 宁夏流行麻疹病毒的分离鉴定及分子流行病学研究

项目由宁夏疾病预防控制中心韩玉霞主持,于2006年立项。本项目应用细胞培养和病毒分离技术分离麻疹病毒,建立宁夏麻疹病毒毒株库;同时应用逆转录聚合酶链式反应(RT-PCR)技术,扩增麻疹病毒分离株H基因,摸清宁夏流行麻疹病毒的基因型及分布,掌握宁夏流行麻疹病毒的分子特征及变异程度,为国家研制开发新一代疫苗,降低宁夏麻疹传染病的发病,保障人民身体健康,制定麻疹免疫接种策略和预防干预措施提供科学依据。

2. 宁夏甲型H1N1流感流行病学特征与人群抗体水平研究

项目由宁夏疾病预防控制中心闫立民、李丽主持,于2009年立项。本项目针对全区报告的甲型H1N1流感病例和暴发疫情进行流行病分析,掌握宁夏甲型H1N1流感疫情三间分布的特点。对医院门急诊病例和流感样病例咽拭子标本进行甲型H1N1流感病毒的实验室核酸检测,分析不同时期流感病例的病原学特征、分布以及变异情况。在2009~2010年选择了银川市辖区医疗机构两周内无流感样病例的普通就诊者,开展了甲型H1N1流感人群抗体水平调查。

自然科学基金项目

1. 宁夏手足口病病原分布特征及危险因素分析

项目由宁夏疾病预防控制中心夏清、李丽主持,于2009年立项。本项目通过收集2009~2010年宁夏手足口病报告病例数据,分析其三间分布特征及聚集性疫情、突发公共卫生事件、重症病例、死亡病例的分布特征。对2010年手足口病重症病例、死亡病例及部分轻症病例进行个案调查,分析手足口病临床特征及流行因素,用病例对照的方法分析重症手足口病发生的危险因素。采集2010年宁夏22个县(区)报告的手足口病部分病例及所有重症病例及死亡病例的临床标本,采用病毒分离培养结合荧光定量PCR法进行手足口病病原型别鉴定。研究结果表明，宁夏手足口病发病主要集中在夏秋季节，地区分布特征总体表现为平原高于山区、城市高于农村，发病水平与人群密度及人际交往频度密切相关，不良卫生习惯是手足口病发病的危险因素。宁夏手足口病病原型别构成以CVA16为主，占47.37%，其次为EV71，占38.20%。重症病例中EV71感染占62.50%，CVA16型感染占6.25%。不同类型标本病毒分离阳性率差别具有统计学意义。

2. 宁夏EV71病毒基因特征研究

项目由宁夏疾病预防控制中心马江涛主持。本项目应用分子生物学技术获得宁夏地区流行EV71毒株VP1区全基因片段，并进一步测定该片段核苷酸序列，序列资料与EV71各基因型的代表株以及以外中国分离株进行同源分析，分析宁夏与其他省份流行EV71基因遗传距离和变异情况，预测宁夏手足口病流行趋势，探讨宁夏由EV71引起的重症病例与其他省份重症或死亡病例的相关性，同时为国家HFMD监测系统提供准确、可靠的病原学资料，有效的预测EV71的流行，以避免大流行的暴发。

3. 宁夏HIV感染者不同时期/AIDS患者治疗前后免疫学和病毒学指标的研究

项目由宁夏疾病预防控制中心关光玉主持。本项目拟将病毒载量、CD4+T淋巴细胞计数、体重指标和随访档案中有无存在机会性感染列为抗病毒治疗效果的指标。在此基础上连续2~3年对宁夏HIV感染者/AIDS患者在不同时期病毒学和免疫学治疗进行检测，综合分析患者治疗前后免疫学和病毒学指标的变化。有助于监测宁夏HIV感染者/AIDS患者病的病情进展状况，评估抗病毒治疗效果，对艾滋病的防治具有重要意义，为抗病毒治疗工作顺利开展提供更科学的理论保障。

4. 宁夏麻疹强免后发病流行病学和病毒学基因特征研究

项目由宁夏疾病预防控制中心周莉薇主持。本研究通过对宁夏2010~2011年监测系统报告的疑似麻疹病例的调查、诊断，结合实验室监测结果，分析宁夏麻疹流行现况。本次研究完善了宁夏麻疹野病毒毒株库。通过对2009和2010年宁夏麻疹疑似病例临床标本的收集和病毒分离工作，建立了麻疹病毒毒株N蛋白羧基(COOH)末端450个核苷酸片段的RT-PCR基因扩增方法；完成了对分离到的麻疹毒株进行病毒RNA提取、目的基因扩增和核苷酸序列测定工作。确定2009~2011年宁夏流行麻疹病毒绝对优势株为H1a，2010年发现一例输入病例，基因型别为D9型，并确定在宁夏没有发生本土传播。

5. 宁夏甲型H1N1流感病毒耐药性的研究

项目由宁夏疾病预防控制中心詹军主持。本项目通过对2011～2012年宁夏全区甲型H1N1阳性标本进行病毒分离培养,获得宁夏流行甲型H1N1毒株。进一步在细胞水平上通过抗病毒药物敏感试验,分析甲型H1N1流感病毒对M2离子通道蛋白抑制剂和神经氨酸酶抑制剂类抗病毒药物的敏感性,确定耐药情况,同时结合宁夏流感流行病学资料,阐明耐药性甲型H1N1毒株在宁夏的流行情况,为流感病例的临床治疗和用药提供一定的指导。并及时了解耐药变异株变化趋势,为预测变异株是否具有演变为自然界优势株而引起流行的可能性提供参考数据。

6. 宁夏病毒性腹泻病原谱研究

项目主持人:马江涛;项目编号:N13219,资助金额3万元;起止时间:2013年8月～2015年12月。本项目该项目以宁夏2012～2015年腹泻病例为研究对象,采用基因扩增技术对病毒性病原进行检测和基因特征研究,建立和完善了病毒性腹泻常见病原体——轮状病毒、杯状病毒、星状病毒和肠道腺病毒RT-PCR快速检测技术和基因分型技术。同时结合个案流行病学资料,了解到了不同病毒性腹泻病原体在宁夏的流行现状和分布特点,一方面可以为病毒性腹泻的诊治提供理论依据;另一方面通过阐明宁夏腹泻症候群病毒病原谱的流行特征和变化趋势,可以为宁夏病毒性腹泻防控策略的制定提供理论依据,也为腹泻病毒疫苗的研制和应用提供宁夏地区的资料。同时,通过该项目的实施,可以进一步提高腹泻病实验室诊断、监测预警、突发疫情的处置能力。通过本项目的开展,本实验室在建立了比较完善的诺如病毒的基础上,顺利承接了国家食品安全风险监测中心的《我国部分地区双壳贝类及腹泻病人粪便样本中诺如病毒基因型分布及测序工作》项目,这为以后开展其他类别食品中诺如病毒的检测奠定了基础。

7. 宁夏食源性疾病暨腹泻病溯源平台建立与应用研究

项目主持人:郭邦成;项目编号:N13220;起止时间:2013年6月～2015年6月。本研究通过食源性致病菌监测项目、宁夏腹泻病监测网络和食源性疾病监测网络,对哨点医院感染性腹泻病例、腹泻病暴发疫情及食物中毒病例开展了流行病学调查和实验室检测,构建了不同来源的致病菌信息数据库,了解宁夏细菌性腹泻的流行特征和病原谱构成;采用脉冲场凝胶电泳(PFGE)技术对主要致腹泻病原菌和食源性致病菌(副溶血弧菌、单增李斯特、小肠结肠炎耶尔森菌等)全基因组进行研究,建立宁夏pulsenet网络数据库。探讨不同地区病例之间的关联性以及食品污染菌和腹泻病的相关性,从分子水平上发现分布广泛的聚集性病例,追踪暴发疫情的传染源和传播途径,提出有针对性的干预措施,提升宁夏细菌性腹泻病和食物中毒的应急处置能力。

8. 宁夏地区流行诺如病毒基因特征分析及进化机制研究

项目主持人:马江涛;项目编号:N16211;资助金额3万元,起止时间:2016年8月~2019年4月。本研究以宁夏流行诺如病毒衣壳蛋白VP1来描述其基因特征,通过监测腹泻病例中诺如病毒的变异情况,科学描述了宁夏流行诺如病毒的基因特征和变异情况;通过不同民族(回、汉)腹泻病例中诺如病毒的基因特征和变异情况,并结合病例地域特征和饮食差别等因素,分析了不同地区、不同民族病例中诺如病毒的遗传多样性,掌握了其基因型别、病毒重组和流行传播规律,为疾病的防控提供理论依据;同时,在开展病毒基因特征研究的基础上,获取了不同基因型别诺如病毒P蛋白的P2区氨基酸序列,分析P2蛋白序列信息,通过模拟P2区蛋白晶体变化,初步探讨了P2区上变异热点的改变与病毒的流行的相关性,阐述了诺如病毒在不同人群中的进化机制,以期预测宁夏诺如病毒病毒进化趋势,并为相关部门开发抗病毒药物提供宁夏地区的资料。

9. 宁夏HIV-1基因型耐药及流行特征分析

项目主持人:曹懋;项目编号:NZ17215;起止时间:2017年8月~2019年8月。本项目收集2017年6月~2018年6月宁夏已接受HAART>6个月的AIDS病人血浆标本及同期经蛋白印迹实验新确认为HIV抗体阳性、未经治疗的HIV感染者血浆标本。采用In-house的RT-PCR方法及生物信息学分析,通过对目前主要抗病毒药物针对的靶位点pol区基因序列进行基因进化特征分析,描述原发耐药及继发耐药的耐药突变位点发生类型、频次情况,阐明HIV-1耐药株的亚型分布及流行规律,判断宁夏HIV-I耐药株的传播水平,为艾滋病患者的临床治疗和用药方案提供一定的理论指导,为宁夏艾滋病防治策略的制定提供实验室资料。

10. 宁夏丙型肝炎分子流行病学研究与干预模式研究

宁夏科技支撑项目国际合作专项,项目编号:2013ZYH193;主持人:吴忠兰;起止时间:2013年9月~2016年12月。本研究以2013年宁夏艾滋病/丙肝监测哨点为依托,对暗娼人群(FSW)、吸毒人群(DUS)、性病门诊男性就诊者、男男同性性行为人群(MSM)、长卡司机、流动人群、青年学生、孕产妇、无偿献血人群进行监测检测,在抗体阳性病例中进行HCV-RNA检测和流行病学调查,采用反向点杂交法对抗体阳性病例进行基因分型鉴定。采用直接测序法,对HCV基因组NS5B基因片段、core基因片段进行巢式PCR扩增和产物测序,将两个片段序列分别建立ML系统进化树,确定基因亚型,探讨分型结果的可靠性;在GenBank下载中国HCV病毒NS5B区的所有序列,共计475条,采用贝叶斯系统进化分析方法以NS5B序列为依据,绘制贝叶斯系统进化树,推测出宁夏吸毒人群HCV病毒在中国区内的传播来源及在本地区的进化时间;NS5B区是DAA(直接抗病毒治疗)设计药物的主要靶位之一,根据NS5B序列信息,发现宁夏HCV患者中存在天然的核苷酸突变。

项目研究了丙型肝炎病毒在宁夏不同人群抗体流行水平,首次在宁夏地区采用分子生物学技术研究吸毒人群丙型肝炎的分子流行病学情况,用国际上领先的技术即贝叶斯系统进化研究方法,结合毒品的传播路径,推测丙型肝炎在宁夏的进化演变时间和来源,查找NS5B区耐药位点,发现在未接受过DAA治疗的宁夏地区存在DAA天然耐药突变。借助项目的实施,已建立了宁夏吸毒人群的丙型肝炎NS5B基因片段、core基因片段的数据库,更好地为宁夏地区传染病的控制提供技术支撑和理论依据,推动了宁夏传染防治的发展和检验医学的进步。

该项目获得宁夏科技厅成果登记,登记号(2016232),同时获得宁夏第九届医学科技进步奖二等奖。

卫生厅重点科研项目

1. 在同心县吸毒人群中开展艾滋病监测及宣传教育

项目由宁夏疾病预防控制中心王秀珍主持,于2004年立项。本项目通过对同心县目标人群进行性病艾滋病防治知识知晓率调查、采样检测HIV和预防干预措施,评价干预后效果。

2. 宁夏流感病毒学监测及病毒序列分析研究

项目由宁夏疾病预防控制中心韩玉霞主持。课题综合分析宁夏流感流行趋势,为宁夏防治SARS和禽流感提供科学依据。流感样病例的实验室诊断、病毒分离和毒株鉴定。建立逆转录聚合酶链(RT-PCR)新技术方法,连续开展流感病毒学监测及病毒基因序列分析,了解宁夏流感病毒抗原性变异情况。

3. 宁夏细菌性痢疾菌群分布及耐药性特征研究

项目由宁夏疾病预防控制中心夏清主持。研究依托全区15个细菌性痢疾监测点,对各监测点每年分离上送的痢疾菌株进行血清学分型,掌握目前宁夏志贺氏菌的感染的优势菌株及其各血清型的分布特点;选择本区志贺菌感染优势菌株的30%,做耐药性试验,掌握其耐药特点,指导临床用药;通过以上研究,与以往监测资料进行对比,探讨宁夏志贺菌感染的主要优势菌株及其耐药性的变化规律。

4. RT-PCR在流感疫情监测中的应用效果研究

项目由宁夏疾病预防控制中心孙晓强主持,于2009年立项。本项目通过对流感RT-PCT反应体系和扩增条件的优化,提高了RT-PCR的检测效果,并建立流感RT-PCR快速诊断的方法,提高实验室流感、禽流感快速诊断能力。RT-PCR快速诊断方法与流感病毒分离效果相比,有利于提高宁夏流感检测质量及流感实验室的分子生物学检测水平。

5. EV71病毒VP1衣壳蛋白的高效表达与活性检测

项目由宁夏疾病预防控制中心马学旻主持,项目编号:2009051;起止时间:2010年3月~2013年11月。本研究以宁夏地区流行EV71毒株VP1区基因为模板对目的基因进行RT-PCR扩增,构建表达载体,利用大肠杆菌表达系统表达EV71重组外壳蛋白VP1,从而获得免疫原性良好、纯度较高的重组外壳蛋白,并对重组蛋白的活性进行初步评价。

6. 宁夏艾滋病网络实验室质控血清的研究

项目由宁夏疾病预防控制中心杨东智主持,项目编号:2009052;起止时间:2009年4月~2012年4月。本研究通过对质控血清的研究,自制效价稳定的考核血清,作为日常检测的外部对照和艾滋病筛查实验室的定性及半定量指标。完善宁夏艾滋病网络筛查实验室的质量方案。

7. 宁夏维持无脊髓灰质炎现状调查

项目由宁夏疾病预防控制中心李海军主持,于2011年立项。本研究主要通过设计调查表的方法,利用调查表对全区各市、县(区)维持无脊灰各项指标进行现况调查,收集、整理数据,对数据进行描述性分析,通过对分析结果进行综合评价,如实掌握宁夏目前维持无脊灰各项措施落实情况,针对落实不利的措施,提出建议,指导宁夏进一步巩固无脊灰成果。同时,为宁夏防范脊灰野病毒输入和VDVP的发生提供科学依据。

8. 宁夏成人麻疹危险因素研究及防控策略探讨

项目由宁夏疾病预防控制中心周莉薇主持,于2011年立项。本项目通过对宁夏2011~2012年监测系统报告的发热出疹病例的调查和诊断,对重点人群病例开展对照研究,结合实验室监测结果,分析宁夏麻疹流行情况,分析成人麻疹发病影响因素,以及常规免疫接种、麻疹强化免疫和查漏补种成果。通过调查、检测,分析宁夏麻疹流行情况,如实掌握宁夏目前成人麻疹病例发病特点和影响因素,有效控制成人麻疹发病,为宁夏加快消除麻疹进程,制定切实可行的防控措施提供科学依据,加速麻疹消除,降低因麻疹发病造成的医疗成本和社会负担,保护人群身体健康,促进宁夏社会经济发展。

9. 宁夏HIV/AIDS随访干预影响影响因素调查分析

项目由宁夏疾病预防控制中心赵立华主持,于2011年立项。本研究回顾性调查1994~2010年宁夏发现的所有艾滋病病毒感染者及病人,了解其随访干预实施情况。建立模型,利用相关统计学原理分析可能影响随访干预实施的因素,包括艾滋病病毒感染者及病人的人口学情况,性行为情况,治疗情况等。借鉴国内外工作进展,结合本地实际,提出随访干预实施的建议,为决策者提供依据。创新点在于从艾滋病患者角度探讨影响管理依从性的因素。项目致力于提高宁夏艾滋病患者随访干预比例,提出艾滋病患者有效管理建议,阻断二代传播。

10. 宁夏美沙酮药物维持治疗门诊受治人员HIV新发感染率调查

项目由宁夏疾病预防控制中心蒋岸主持,于2011年立项。本研究采用对2006年10月至2011年12月31日参加社区美沙酮维持治疗,且入组时为未感染HIV,治疗过程中有随访检测的人员进行HIV新发感染分析,并探讨门诊接受治疗人员发生HIV感染的影响因素,为提高美沙酮维持治疗的干预效果提供建议和可行措施,评价美沙酮维持治疗在预防吸毒人群艾滋病传播方面的效果,多方面探讨分析接受治疗人员感染HIV的影响因素。

11. 宁夏传染病自动预警信息系统运行现状及效果评价

项目由龚瑞主持,于2011年立项。本次研究通过客观评价自动预警信息系统预警效果,了解宁夏传染病预警信息系统运行现状;评价宁夏传染病自动预警信息系统的预警效果;积极探索适合宁夏的、不同病种的参数设置。为宁夏传染病自动预警信息系统的参数设置和改善预警效果提供科学依据。

12. 宁夏EV71病毒基因特征研究

项目主持人:马江涛;项目编号:N09190,资助金额2万元;起止时间:2009年4月~2011年12月。本项目自实施以来,建立了一种快速、敏感、特异的肠道病毒分型技术暨EV71核酸检测诊断技术,这为宁夏手足口病的早期诊断、早期治疗、及时了解和控制疫情提供了技术保障。通过对宁夏流行EV71基因特征的研究,比较科学的分析宁夏流行EV71的优势毒株以及流行趋势,初步阐明了宁夏流行EV71的变异情况和和传播途径,对手足口病科学防控提供了指导。初步建立了宁夏自有的样品库、毒种库和基因库等信息源,这为本实验室开展后续的研究以及为国家疾病预防控制中心了解手足口病全国疫情提供了重要的病原学资料,同时为进行EV71疫苗研制奠定了基础。

13. 宁夏婴幼儿腹泻A组轮状病毒分子流行病学研究

项目主持人:马江涛;项目编号:2012040;起止时间:2012年1月~2013年12月。本项目对2012~2013年宁夏地区婴幼儿腹泻病原展开了调查研究,阐述了宁夏引起的婴幼儿腹泻A组轮状病毒的流行情况和病原特征,确定了宁夏A组轮状病毒的流行优势株及其分布特点与变化规律,为宁夏轮状病毒感染性腹泻的科学防控提供理论依据。

14. 宁夏禽流感监测点环境中H9N2病毒分布及职业暴露人群血清学调查

项目主持人:孙晓强;项目编号:2012082;起止时间:2011年7月~2014年7月。本研究采用马红细胞血凝抑制试验检测职业暴露人群A(H9N2)血凝素抗体;采用Real-time RT-PCR方法对环境标本进行H5、H7、H9禽流感病毒核酸检测,对采集的环境标本增加H7N9核酸检测,了解宁夏职业暴露人群H5N1禽流感病毒抗体水平和环境中禽流感病毒的分布情况,掌握禽流感监测数据,为禽流感的防控提供科学依据。

15. 职业人群感染猪流感病毒的现况调查

项目由宁夏疾病预防控制中心杜建财主持,于2012年立项。本项目采用现况调查的方法,利用随机抽样选择规模养殖场,屠宰场和散养户作为监测点,采集职业人群的血标本,进行血清分离,采用血凝抑制试验(HI),掌握职业人群猪流感抗体水平及阳性率。采集监测点的环境标本,利用免疫荧光定量PCR或real-time PCR和病毒分离的方法,对环境标本进行检测。采用统一调查问卷,记录相关资料,并对参与人员进行培训,严格控制调查质量。以了解宁夏职业人群感染流感病的现状。

16. 2012~2013年宁夏流感流行优势毒株分子特征研究

项目由宁夏疾病预防控制中心温秋芳主持,于2012年立项。本项目根据血凝抑制实验结果抽取宁夏流感监测网络 2012～2013 年分离到流感流行优势毒株,提取毒株 RNA,扩增流感病毒的 HA1 基因片段,并进行基因测序,对序列进行核苷酸和氨基酸序列比较分析,构建系统发生树,分析宁夏流感流行优势株变异情况、流行原因,了解其基因特征、预测流行趋势。且研究方法也将为以后开展流感病毒的全基因分析打下良好的基础,具有较好的理论意义和应用价值。

17. 宁夏流感流行优势毒株基因特性研究

项目主持人:温秋芳;项目编号:2012110;起止时间:2012 年 6 月～2015 年 3 月。本研究通过宁夏流感监测网络,对哨点医院采集的 ILI 样本进行流感病毒病原检测和分离,通过病毒分离技术获得流感毒株,对 2013 年 10 月 1 日～2014 年 9 月 30 日宁夏流感流行优势毒株甲型 H1N1(共 126 株)的 HA1 基因进行了扩增、序列测定,确定抗原决定簇和受体结合位点氨基酸的变异情况,建立了流感病毒 HA 基因的分析方法;阐明了 2013～2014 监测年度宁夏流感流行优势毒株甲型 H1N1 的 HA1 区的变异和其毒株流行的内在关系。从基因水平研究了宁夏流感病毒优势毒株的变异特点,从本质上揭示流感病毒分子结构的变异与流行关系。而且研究方法也将为宁夏开展流感病毒全基因研究打下良好的基础。

18. 宁夏 HIV 感染者/AIDS 患者合并梅毒感染状况调查研究

项目主持人:曹懋;项目编号:2014-NW-053;起止时间:2015 年 1 月～2016 年 6 月。本项目采用回顾性调查分析的方法,对宁夏籍经确证的 HIV 感染者血清采用 TP-ELISA 方法与甲苯胺红不加热血清试验(TRUST)联合检测梅毒抗体,掌握了宁夏 HIV 感染者/AIDS 患者合并梅毒感染的基本状况,并分析了解了合并感染的影响因素,提出了有针对性的干预措施与防治策略。

19. 宁夏在校大学生男性性行为特征及网络调查研究

项目主持人:吴忠兰;项目编号:2017006;执行时间:2017 年 9 月～2018 年 03 月。本研究采用新型网络匿名调查方式,对宁夏大学在学大学男生性行为知识、性行为方式和相关艾滋病、性病知识进行了调查,采用以大课堂的形式对艾滋病及性病知识进行了宣讲。项目共收到 840 份有效问卷,设计四个方面 31 个问题,调查对象均为男性在校学生(含在校研究生),平均年龄 21 岁,其中本地学生 589 人,占调查人数的 70.12%,外省籍学生 251 人,占调查人数的 29.88%。在调查的 840 例学生中,有 65.8%的人有女/男朋友,80.71%的人发生过性行为,51.31%的人在性行为时戴安全套;存在商业性行为、有多个临时性伴发生性行为现象、有注射毒品行为。86.19%的人渴望获得艾滋病知识和信息;91%的人认为对大学生行为干预宣传是必要的,9.2%的人做过艾滋病病毒检测。通过项目的实施形成如下建议:一是定期采用网络形式对艾滋病、性病进行科普,将此项工作常态化。二是采用大课堂的形式对艾滋病、性病进行科普,分享案例(邀请相关的专业人士进行)。三是建立政府社会学校共同参与的社会支持机制。四是在校园附近建立艾滋病检测筛查点,及时满足学生的检测需求。

附录二

大 事 记

2004年

1月4~5日,在宁夏卫生厅的组织下,对原州区、西吉县、同心县、红寺堡区、盐池县、中宁县、西夏区、灵武市、永宁县、贺兰县,进行脊灰糖丸强化免疫督导检查,并进行现场迅速评估。

2月5日上午,宁夏疾病预防控制中心(以下简称"中心")召开应急组紧急会议,传达国务院副总理回良玉、卫生部副部长王陇德的重要讲话及禽流感防控工作的会议精神。

2月16~17日,宁夏疾病预防控制中心应急组成员参加卫生厅举办全区疾控系统高致病性禽流感防治知识培训班,宁夏卫生厅马玉章厅长、刘天锡副厅长、疾控处肖保平处长以及有关专家分别讲授了相关内容。

3月26日至4月1日,国家计免咨询委员会副理事赵世立、中国疾病预防控制中心免疫规划中心尤雪丹受GAVI项目办公室和卫生部委托,对宁夏新生儿乙肝疫苗接种和安全注射项目进行了督导检查。

4月2日,协助内蒙古公安局、言诚律师所对输血引发的HIV感染者提供相应的调查取证,确认宁夏报告首例输血HIV感染病例。

4月4~8日,日本国际事业协力机构永井和重博士受JICA委派,针对宁夏2003年麻疹发病率相对较高的情况进行了流行病学调查。

4月6~10日,世界卫生组织(WHO)官员Dr Sigrun Roesel女士和李爱兰女士等专家,对宁夏消除新生儿破伤风和安全注射项目执行情况进行评估。

4月10日,中国家庭教育学会、宁夏家庭教育学会、宁夏妇联、宁夏家庭研究会、银川市家庭教育促进会等单位主办的"预防和遏制艾滋病宣传周"在银川市光明广场隆重举行。4月15日,《新知讯报》对此次活动做了报道。

4月16日,接待来自红十字会北欧国际世界联合学院在宁夏大学执教的外籍教师为宁夏艾滋病感染者捐款。

5月12日,海源县海城鼠防监测点发现一份间接血凝阳性检材,宁夏卫生厅马玉章厅长带领疾控处张国新主任、中心闫立民主任、夏清副主任及秦长育等专业人员赶赴现场处理疫情。

6月9日,接待美国塔夫兹大学韩蕃博士来宁夏疾病预防控制中心进行营养健康状况、艾滋病防治考察,商讨引进资金,开展项目合作等工作。

6月15~17日,日本JICA项目专家唐牛良明先生和国家脊灰实验室祝双利对宁夏疾病预防控制中心脊灰实验室工作进行了检查。

7月2日上午,宁夏卫生厅马玉章厅长到中心传达卫生部关于今年4月北京、安徽"非典"疫情调查结果和责任追究情况,并对实验室生物安全管理提出安全方面要求。

9月6~9日,JICA病毒学专家唐牛良明先生及中国疾病预防控制中心国家脊灰实验室赵蓉一行到中心脊灰实验室进行了实地考察。

9月11~14日,JICA实验室器材管理、仪器维修专家内山宽先生、国家疾病预防控制中心脊灰实验室刘中华博士一行对宁夏脊灰实验室仪器维修、保养、设备零部件更换等进行指导。

11月1~8日,卫生部计划免疫综合审评组对宁夏进行计划免疫综合审评。此次卫生部审评组由山东疾控中心赵世立主任等四名专家组成,分别对西夏区、青铜峡市和中宁县县、乡、村三级进行了综合审评。审评工作结束后,专家组肯定了我区计划免疫工作并提出了一些建议。

12月1日,第17个世界艾滋病日。宁夏组织开展以"关注妇女,抗击艾滋"为主题的宣传活动。冯炯华副主席、雷志明副秘书长、宁夏妇联副主席杨惠茹、刘天锡副厅长参加银川市南门广场启动仪式。

12月5日,日本国际协力机构(JICA)中国加强扩大免疫规划项目首席顾问帖佐撒、专家南村亚矢子、翻译陈逾眉抵银,对宁夏JICA项目进行评估。

2005年

1月5~8日,进行2004~2005年度脊髓灰质炎强化免疫活动第二轮督导。

3月15~18日,受WHO委托,JICA专家吉田弘及国家脊灰实验室侯晓辉副研究员一行,对宁夏脊灰实验室进行现场考核。

3月20日晚6时,宁夏疾病预防控制中心派芮建国等紧急赶赴红寺堡区疾控中心,协助调查处理一起接种A群流脑多糖疫苗出现疑似预防接种异常反应的事件。

3月29~4月1日,卫生部专家曲书泉研究员一行四人对宁夏羁押人员和既往有偿献血人员HIV抗体筛查工作进行了督导检查。卫生厅刘天锡副厅长、疾控处肖保平处长、中心闫立民主任等参加了督导活动。

4月21~24日,中国军事医学科学院李敬云教授和福建省疾病预防控制中心严延生主任一行二人,受卫生部艾滋病专家咨询委员会、中国疾病预防控制中心派遣,对宁夏艾滋病确认、初筛实验室和自愿咨询检测(VCT)工作情况进行了督查。

4月25日,全国儿童预防接种宣传日活动,在宁夏卫生厅统一安排下中心由闫立民主任、夏清副主任带领免疫规划与生物制品管理科及相关科室15名专业人员,参加了此次宣传活动。宁夏人大余今晓副主任、人大教科文卫委员会李玉华主任、宁夏人民政府办公厅雷志明副秘书长、宁夏卫生厅刘天锡副厅长、银川市政府马云海副市长等领导也参加了此次宣传。

5月8日,银川市月牙湖鼠疫监测点从一只自毙长爪沙鼠体内分离出一株鼠疫菌,经中心鼠疫检验人员复判后,确认为鼠疫菌。证实该地区正在发生动物鼠疫流行。

5月16日上午,银川市月牙湖鼠疫防治指挥部在月牙湖召开鼠疫疫情通报分析会议,宁夏卫生厅刘天锡副厅长、疾控处肖保平处长,张国新主任,宁夏疾病预防控制中心闫立民主任,夏清副主任,鼠防科白学礼科长、细菌科郝琼科长参加。

6月1日,盐池县报告从自毙长爪沙鼠检出第一株鼠疫菌,6月4日上午9:40又报告在花马池镇陈记圈油坊庄自然村(与第一株菌同地点)散捕的长爪沙鼠体内捡出2株鼠疫菌。

7月5~7日,受卫生部委派,中国疾病预防控制中心传染病所副所长张建中及鼠防专家俞东征教授等一行四人调研宁夏鼠疫防治工作。刘天锡副厅长出席汇报会并讲话,疾控处、规财处、医政处、宁夏疾病预防控制中心、银川市卫生局、银川市疾病预防控制中心、兴区卫生局相关负责人参加。

7月6~9日,卫生部免疫规划专家委员会委员楚金贵、免疫规划中心综合业务室主任周玉清和安徽省疾病预防控制中心免疫预防科科长沈永刚三位专家代表中国疾控中心免疫规划中心对宁夏预防接种安全注射实施工作进行了调研指导。

7月26日下午,宁夏疾病预防控制中心在网络直报审核时发现,平罗县报告辖区宝丰镇发生13例疑似炭疽病例,经宁夏疾病预防控制中心、石嘴山市、平罗县卫生防疫站核实,判定为因剥食病死牛肉造成的皮肤炭疽暴发。

11月19日17:24,接到报告在银川市兴庆区大兴镇上前城五队出现第二例不明原因发热儿童,宁夏疾病预防控制中心及时安排调查采样,实验室检测结果为甲型流感。

12月1日,第十八个"世界艾滋病日",宁夏防治艾滋病工作委员会成员单位参加宣传活动,卫生厅刘天锡副厅长、宁夏总工会副主席朱俊玲、疾控处肖保平处长、中心闫立民主任、夏清副主任等领导亲临现场。

12月2~5日,中国疾病预防控制中心信息中心传染病监测室施小明主任等一行4人代表卫生部对宁夏疾控机构和医院法定传染病及死亡病例管理和报告质量进行了督导检查。

2006年

1月12~17日,宁夏卫生厅组织对2005~2006年度宁夏脊髓灰质炎强化免疫活动第二轮督导。2月23~25日,中日JICA合作项目中川一行三人对宁夏疾病预防控制中心、银川市第一人民医院、固原市的原州区、隆德县的免疫规划针对疾病监测及相关工作进行考察。

3月7日,WHO官员倪大新、高岛裕夫和海斯文一行三人对宁夏乙肝报表、乙肝报告接种率、首针及时接种率以及宁夏儿童乙肝感染状况进行了座谈,并就如何提高乙肝首针接种率交换了意见。

4月12日,协助欧盟项目国家项目办在宁夏举办中国-欧盟性病/艾滋病防治合作项目第四年度总结会中国艾滋病防治协会副会长沈洁、中国疾病预防控制中心性艾中心项目办王晓春主任、中国欧盟项目中方代表安威尼曼应邀参加并授课。

4月19日,GAP项目官员叶雷博士、赵金扣博士对宁夏监测点的督导检查,并随同到银川市、吴忠市、固原市、同心县对项目点的监测工作进行了督导检查。

7月9日接到盐池县地防所报告:在距离盐池县沙窝镇(307国道)11千米的花

马池镇芨芨沟村三道湾自然村南1.2千米处发现自毙鼠,检出1株鼠疫菌。宁夏疾控中心鼠防科专业技术人员等一行四人于7月10到盐池县疫点实地了解疫情发展情况,协助做好疫区处理工作。

7月24~28日,JICA项目专家唐牛良明先生和国家疾病预防控制中心免疫规划中心宁夏主任医师,对宁夏执行日中免疫规划疫苗针对传染病监测与控制项目进行了事前考察。

7月31日,召开全区艾滋病防治工作会议暨全球基金艾滋病项目启动仪式,会上卫生厅刘天锡副厅长分别与银川市及吴忠市卫生局签订了协议书。

9月15~16日,国家第五轮全球基金艾滋病项目办官员晋灿瑞、王丽艳、NGO代表安然来宁夏进行项目督导检查,对银川、吴忠两个项目市第一季度工作开展情况进行了督导检查,对存在的问题给予了现场指导和及时解决。

10月25~28日,由卫生部疾控局免疫规划处处长崔钢、福建省疾控中心副主任郑金凤、内蒙古疾病预防控制中心主任医师南丽娟、云南省疾控中心副主任医师罗梅、青海省疾控中心主管医师胡苑笙5人组成的卫生部专家检查组,对宁夏永宁县、盐池县和兴庆区的免疫规划工作进行了检查。

12月2日,中国疾病预防控制中心性艾中心项目办王立秋副主任、GAP项目高级官员赵金扣博士、姚凌云和GF5国家项目办官员蒋宁来银督导GF5项目。

2007年

1月5~9日,宁夏卫生厅组织2006~2007年度宁夏脊髓灰质炎强化免疫活动和第二轮督导。

1月30日,"12320"公共卫生公益电话开通。宁夏卫生厅刘天锡厅长、马秀珍副厅长以及卫生厅办公室、规财处等领导参加了开通仪式。

4月28~29日,西北第二民族学院陆续发生了麻疹病例,宁夏疾病预防控制中心立即指导银川市采取麻疹疫苗应急接种的果断措施并得到响应。4月30日上午9点在校方的积极配合下,提供10 000人份麻疹疫苗开展应急接种,阻断了校园暴发麻疹的可能性。

5月23日上午,陈啸宏副部长在宁夏人民政府郑小明副主席、宁夏卫生厅刘天锡厅长、李春虹、马秀珍副厅长及宁夏疾病预防控制中心领导的陪同下视察了中心P3实验室,及突发公共卫生事件应急网络直报和全区传染病网络直报情况。

5月28日国家性病中心干预室梁国钧主任、性艾中心项目办刘惠副主任来宁进行GF5项目规范性性病门诊示范点建设进展督导工作。

8月31日由宁夏卫生厅、共青团宁夏回族自治区委员会、宁夏青少年维权主办,宁夏全球基金项目办、宁夏疾病预防控制中心、宁夏大学教育科学学院承办"宁夏艾滋病预防知识进校园"主题报告会在宁夏大学教育科学学院学术报告厅隆重举行。

12月31日 宁夏疾病预防控制中心对吴忠市医院报告的3例家庭聚集性不明原因肺炎病例进行流行病学调查、采样,排除了人禽流感和"SARS"。

2008年

1月5~7日,在全区范围内开展第二轮脊灰疫苗强化免疫查漏补种活动。

1月10日,宁夏全球基金艾滋病项目办在银川市召开项目经验交流会,来自宁夏总工会、团委、妇联和吴忠市劳协等14个社会团体与非政府组织28名代表和自治区、银川、吴忠市全球基金艾滋病项目办官员参加了经验交流会。同日,宁夏媒体工作者举办了"宁夏全球基金艾滋病项目媒体反歧视协调会议"。

3月6日,宁夏疾病预防控制中心在传染病疫情网上监测到同心县人民医院报告的一例疑似流行性脑脊髓膜炎病例,宁夏疾病预防控制中心专业技术人员会同吴忠市、同心县疾控中心相关人员对疑似流脑病例展开了流行病学调查。经宁夏疾病预防控制中心对13份标本检测,其中4份为脑膜炎奈瑟菌。

3月21~23日,国际扶轮社香港地区助理总监洪为民先生、扶轮社3450区乙肝免疫项目主任陈嘉龄先生、卫生部国合司台港澳办公室田甜女士、中国肝炎防治基金会官员李敬华先生就贫困地区小学生普种乙肝疫苗和健康教育项目来宁夏进行可行性考察。

4月21日,宁夏传染病自动预警信息系统正式启动。

4月25日 是第23个全国儿童预防接种宣传日,围绕"预防接种,健康的保障"的活动主题,宁夏广泛宣传预防接种对保护人民群众健康的重要意义以及扩大国家免疫规划相关的政策和措施。宁夏人大副主任冯炯华、宁夏卫生厅厅长刘天锡、银川市副市长马迎秋、卫生厅疾控处处长张波、宁夏疾病预防控制中心主任闫立民,以及银川市和兴庆区疾控中心等有关领导来到主会场参加活动。

6月26日,在原州区第六小学举行了"宁夏原州区小学生肝炎健康促进项目"启动仪式。参加启动会的有中国肝炎防治基金会秘书长苏崇鳌、项目官员张建敏、宁夏卫生厅疾控处副处长袁静琴、宁夏教育厅副处长石丽文、宁夏疾病预防控制中心疾控所副所长芮建国及免疫规划科副科长周莉薇及固原市、原州区相关部门领导等1000余人。

8月12日,中国疾病预防控制中心性病控制中心性病参比实验室向宁夏疾病预防控制中心反馈了质控考核结果,结果为梅毒质控血清检测成绩为优秀(100分);沙眼衣原体质控拭子检测成绩为优秀(100分);淋球菌培养检测室间质评为预试验,检测结果为正确,同时中国疾病预防控制中心性病控制中心授予宁夏疾控中心室间质评合格证书。

10月23~24日,香港择善基金会总裁李旺盛、项目总管唐悦文和中国肝炎防治基金会项目主管李敬华,对宁夏大中专院校学生和中小学校学生普种乙肝疫苗和乙肝健康教育合作项目进行必要性、可行性的考察。

11月21日上午,日本国际协力组织(JICA)中方负责人唐佳女士、计算机设备中标到场验收技术专家马振林先生、宁夏卫生厅疾控处胡少文调研员、宁夏疾病预防控制中心闫立民主任、夏清副主任等参加了JICA项目支持宁夏儿童预防接种信息系统设备验收仪式。

12月1日,第21个"世界艾滋病日",以"遏制艾滋、履行承诺"为主题,中心举办了形式多样的宣传活动。

2009年

3月1~5日,宁夏疾病预防控制中心在全区范围内对8月龄至6周岁儿童开展麻疹疫苗后续强化免疫活动。活动中未发生严重预防接种异常反应病例,达到了后续强化免疫活动95%的接种率目标。

3月10~13日,美国疾病预防控制中心全球艾滋病项目中国办事处项目官员冯育基博士、张楠楠等一行三人来宁夏对此次调查活动的前期工作情况进行了检查,并提供了技术支持。

3月27日,免疫规划专用冷藏运输车辆发车仪式在宁夏疾病预防控制中心举行，宁夏卫生厅刘天锡厅长、疾控处张波处长、规财处肖保平处长，宁夏财政厅社会保障处李国强副处长、宁夏疾病预防控制中心闫立民主任、马福海副主任、夏清副主任参加了此次仪式。

4月3日，宁夏疾病预防控制中心接到宁夏卫生厅电话通知：宁夏党委陈建国书记对平罗县陶乐镇中学发生风疹疫情做出重要批示。根据陈书记的批示和卫生厅刘天锡厅长的要求，宁夏疾控中心夏清副主任即刻带领中心疾控所芮建国副所长及相关科室人员赴平罗县陶乐镇中学指导疫情防控。

4月9～12日，由中国疾病预防控制中心传染病预防控制所、疾病控制与应急处理办公室和鼠疫布鲁氏菌病预防控制基地共同组成的专家组一行4人，对宁夏布鲁氏菌病防控工作现状及新增设的国家级布病监测点建点工作进行了调查评估。

4月17日11时35分，宁夏疾病预防控制中心接到平罗县疾控中心关于一份胶体金法血清鼠疫F1抗体检测阳性结果的报告，中心立即派4名鼠疫防治专业技术人员赴监测点指导现场和实验室检测工作。

4月22日，宁夏卫生厅应急办李怀松主任、宁夏疾病预防控制中心李丽副主任、综合业务科付益仁科长共赴平罗县陶乐鼠疫监测指导疫区处理工作，随后又对月牙湖监测点、灵武临河监测点进行指导。

4月23日13时30分，宁夏疾病预防控制中心接到银川市疾控中心电话：银川大学发生麻疹暴发疫情已构成突发事件，芮建国副所长带领2名专业人员，20分钟后赶到现场开展疫情调查。

5月13日，宁夏疾病预防控制中心召开全体中层干部会议，传达了5月11日晚全国卫生系统甲型H1N1流感防控工作电视电话会议精神和5月12日全区卫生系统甲型H1N1流感防控工作会议精神。

5月25日，宁夏疾病预防控制中心举办甲型H1N1流感应急处置模拟演练，原宁夏卫生厅应急办李怀松主任、疾控处张波处长现场给予指导，宁夏疾病预防控制中心30余人参加了演练。

7月15～16日，由中国肝炎防治基金会主办，宁夏卫生厅、宁夏疾病预防控制中心、原州区卫生局、原州区教育局和原州区疾控中心协办的"京、甘、宁"三地小学生肝炎健康促进项目交流活动在宁夏固原市六盘山举办。中国肝炎防治基金会王钊副理事长，杨希忠秘书长，原宁夏卫生厅疾控处张波处长，宁夏疾病预防控制中心闫立民主任和芮建国副所长,原州区政府冶三奎副区长、教育局唐伦生副局长、卫生局梁俊辉局长、原州区疾病预防控制中心解玉明主任,以及来自北京延庆县、甘肃武山县、宁夏原州区师生130余人参加了活动。

8月7日,海原县报告5例皮肤炭疽疫情。宁夏卫生厅疾控处组织中心相关工作人员前往海原县协助调查处理该起疫情。

9月2日,宁夏第三人民医院接诊一例国外归来学生发热病例。9月3日下午4时,宁夏疾病预防控制中心病毒学检验科接到该病例咽拭子标本,于当晚8时56分,经real-time RT-PCR检测为甲型H1N1流感阳性,凌晨0时10分,又经RT-PCR检测为甲型H1N1流感阳性,该病例是我区首例甲型H1N1流感检测阳性的病例。

9月15日,同心县报告不明原因病毒性脑膜脑炎聚集性病例,有51名患儿入院治疗。宁夏卫生厅高度重视,刘天锡厅长亲自部署应急处置方案,并带领疾控处、医政处负责人和宁夏疾病预防控制中心相关专家赴同心县现场指导疫情处置。

2010年

3月1～6日,宁夏疾病预防控制中心召开国家传染病科技重大专项"宁夏细菌性传染病病原谱流行规律与变异研究技术培训班",宁夏人民医院、中卫市疾控中心、中卫市人民医院、海原县疾控中心及海原县人民医院相关的工作人员接受了培训。

4月25日是第25个全国儿童预防接种宣传日,今年的宣传主题是"消除麻疹 控制乙肝 你我共参与"。上午,卫生厅厅长刘天锡亲临银川市各个活动现场,在银川市、永宁县政府领导的陪同下视察并参与了银川市主会场的宣传活动。

7月2日,宁夏疾病预防控制中心闫立民主任、李丽副主任、詹军副主任带领应急办、免疫规划科、病毒学检验科等科室28名相关工作人员在主会场参加了"全区维持无脊灰状态及防范脊灰野病毒输入视频会议",宁夏卫生厅疾控处处长张波对近年来宁夏维持无脊灰成果给予了肯定,同时指出了目前工作中存在的问题和挑战,并对下一步防控工作做了安排部署。

11月22日下午,宁夏儿童免疫和重大疾病防控领导小组召开了"2010~2011年度宁夏脊灰疫苗强化免疫/查漏补种活动"视频启动会议,安排部署宁夏强免活动。

宁夏卫生厅吉燕副巡视员、宁夏卫生厅疾控处张波处长、宁夏疾病预防控制中心闫立民主任、李丽副主任等领导出席会议。

12月1日上午,宁夏疾控中心性病艾滋病防治科在南门广场集中进行"遏制艾滋,履行承诺"的主题宣传,覆盖全区各市县,全区各大媒体均进行了疫情通报、反歧视倡导,政策落实方面全面报道。

2011年

1月2日,"12320"公共卫生公益热线接到了疫情报告,宁夏疾病预防控制中心组织相关专业技术人员对收治的一例疑似毒鼠强病人进行流行病毒学调查,经样品检测,确定为毒鼠强中毒。

1月4日,宁夏回族自治区政府姚爱兴副主席视察银川九中甲流疫情,宁夏卫生厅刘天锡厅长、崔学光副厅长、疾控处张波处长等领导陪同,宁夏疾病预防控制中心李丽副主任、付益仁、张征科长参加了会议,听取汇报后,姚副主席、刘厅长分别对甲流防控工作提出具体要求。

1月13~16日,宁夏疾病预防控制中心与日本JICA项目专家建野正毅、土井正彦、高桥及江田佳代子等一行对隆德县执行"入托、入学查验儿童预防接种证"项目进行督导和评估。

1月20~29日,宁夏疾病预防控制中心开展"世界防治麻风病日"活动,相关专业人员深入到各居民社区、卫生医疗站、村卫生所开展了宣传活动,对医务人员进行有关麻风病防治知识的讲解,发放了4 000余份宣传资料。

3月25日,宁夏疾病预防控制中心相关专业技术人员对中宁县渠口农场九年制学校部分学生出现寒冷性多形性红斑/冻疮公共卫生事件进行了核查处置。

3月29日,中国疾病预防控制中心专家对宁夏一例VDPV病例进行现场核实,并召开了工作研讨会。

3月,由宁夏卫生厅推荐,经层层选拔和现场答辩,宁夏疾病预防控制中心性病艾滋病防制科荣获"国家级巾帼文明岗"称号。

4月8日,宁夏疾病预防控制中心对宁夏人民医院报告的1例斑疹伤寒病例进行流行病学调查与疫情处置。最终诊断为轻型流行性斑疹伤寒确诊病例。

2011年"4·25"预防接种宣传周活动主题是"接种疫苗,宝宝健康",在宣传周期间同时开展脊灰疫苗、麻疹疫苗查漏补种工作。根据宁夏卫生厅要求,4月25～28日,成立3个督导组,于4·25预防接种宣传周期间,对全区活动开展情况进行了督导检查。

5月5日,宁夏疾病预防控制中心对宁夏医科大学附属医院调查麻疹院感情况进行调查,经核实有5例麻疹病例发生了医院内感染,造成1起3例同源暴发。

5月5～7日,中国疾病预防控制中心在银川召开"国家脊灰疫苗衍生病毒调查处置研讨会"。中国疾病预防控制中心免疫规划中心罗会明副主任及4省专家们参加了会议,会议针对宁夏、贵州、福建和西藏报告的4起VDPV病毒事件进行了研讨,一致认定宁夏报告的VDPV病毒携带者为免疫缺陷VDPV病例。

5月17～19日,中国肝炎防治基金会杨希忠秘书长、项目官员李敬华和唐志红,以及中国疾病预防控制中心免疫规划中心专家龚晓红、陈园生和缪宁一行6人对宁夏执行"大学生和高中生乙肝健康教育和疫苗接种项目"进行了终期评估。

6月13日,JICA项目终期评估会在宁夏卫生厅召开,卫生部免疫规划处李全乐处长、中国疾病预防控制中心免疫中心王华庆副主任和日本JICA项目专家对宁夏执行JICA项目和隆德县执行的查验儿童预防接种证项目进行了终期评估,并顺利通过了现场评审,宁夏卫生厅党组书记、厅长刘天锡,吉燕副巡视员、疾控处张波处长,宁夏疾病预防控制中心李丽主任、疾控所芮建国副所长、检验检测所关光玉副所长、免疫规划科周莉薇科长参加了会议。

6月29～30日,宁夏疾病预防控制中心李丽主任、赵建华副主任、鼠疫防制科毛川涛科长参加盐池县举办的"沙鼠疫源地三省7县区市旗的鼠疫联防会议"。

7月18～21日,在固原市原州区召开了五省区的鼠疫联防会议,内蒙古、河北、陕西、山西和宁夏五省、自治区疾控中心和宁夏部分市县疾控中心,各联防省(区)疾控中心、鼠疫防治所、地方病防治中心的56名专业技术人员参加了此次学术研讨会。

7月22～24日,宁夏疾病预防控制中心李丽主任及相关工作人员陪同中国疾病预防控制中心病毒所李德新研究员一行对宁夏发热伴血小板减少综合征监测工作进行了调研。

9月19～25日,宁夏疾病预防控制中心刘吉祥副主任带领十名应急人员前往经贸论坛现场及附近宾馆进行督查、巡查,圆满完成了"2011年中国(宁夏)国际投资贸易洽谈会暨第二届中国·阿拉伯国家经贸论坛"卫生防疫保障工作。

10月3～18日，根据卫生部的统一要求，宁夏疾病预防控制中心疾控所芮建国副所长、免疫规划科李海军副科长受宁夏卫生厅选派赴新疆克州乌恰县，开展援疆脊灰防控工作。

10月8日，宁夏疾病预防控制中心与中国医学科学院合作项目"人体生理常数数据库扩大调查项目"在宁丰宾馆召开了项目启动会和协调会，宁夏卫生厅党组书记刘天锡厅长出席会议并做了动员讲话。

10月9日，宁夏疾病预防控制中心相关职工参加了宁夏政府办公厅在银川召开的"全区维持无脊髓灰质炎暨2011年脊灰疫苗强化免疫工作会议"。宁夏回族自治区人民政府姚爱兴副主席出席本次会议。参加会议的人员还有宁夏教育厅、民委、公安厅、财政厅、交通运输厅、卫生厅和人口计生委、工商局、广电局、农垦局、妇联、通信管理局等厅局负责人共218人。

10月30日至11月2日，由宁夏卫生厅应急办李怀松主任、张银豪副主任带队，宁夏疾病预防控制中心毛川涛、秦迎旭、白学礼观摩了西吉县鼠疫应急模拟演练，并参加了甘宁两省阿拉善黄鼠疫源地鼠疫防制会。

12月1日，宁夏疾病预防控制中心在南门广场组织开展了"12·1"世界艾滋病日宣传活动，李丽主任、赵建华副主任陪同自治区、银川市、兴庆区三级领导出席了银川市疾病预防控制中心、安康医院美沙酮门诊、中建八局华雁湖畔工地、男子戒毒所等宣传活动。

2012年

3月21~29日宁夏卫生厅应急办组织全区18名鼠防骨干前往云南省考察学习，宁夏疾病预防控制中心赵建华副主任、毛川涛、秦迎旭参加了学习。宁夏卫生厅应急办主任李怀松带队，考察团先后赴云南省卫生厅、云南省地方病防治所，西双版纳州疾控中心等单位进行了考察学习，重点了解云南省鼠疫防治工作的组织管理、人员培训、队伍建设、部门管理、基础建设、科研成果及科研动态等内容。

3月30日20:00，宁夏疾病预防控制中心应急组4人紧急赴银川九中对学生发生19例疑似群体"淋巴结炎"调查核实。后继调查证实为流行性腮腺炎6例。三级疾控和卫生局相关领导对疫情进行了研究和评估。

4月16～26日，宁夏疾病预防控制中心鼠防科3名专业技术人员，对全区7个监测市、县(市、区)、9个固定鼠疫监测点开展指导工作。采取听汇报、随同各监测点工作人员共同开展样方调查、现场培训和座谈讨论等方式,实地解决和探讨监测过程中存在的具体问题,并就新形势下如何做好鼠防工作进行交流。

4月18～27日,由宁夏卫生厅疾控处副处长袁静琴和宁夏疾病预防控制中心副主任詹军带队,宁夏疾病预防控制中心相关人员组成的督导组对全区6个第二轮艾滋病综合防治示范区和石嘴山市、吴忠市、固原市、中卫市、惠农区、同心县疾控中心和宁夏公安厅安康医院美沙酮药物维持治疗门诊进行督导检查。

4月21日,宁夏疾病预防控制中心组织沙鼠疫源地鼠防骨干前往陕西省定边县鼠疫监测点(国家监测点)进行交流学习。参加交流的有宁夏疾病预防控制中心及4个沙鼠疫源地承担鼠疫监测工作的市、县疾控中心主管领导和业务骨干一行10余人。

4月25日,宁夏卫生厅联合财政厅、公安厅、广电局、广电总台在吴忠市利通区开源广场设立自治区级宣传活动主会场,开展了声势浩大的预防接种日宣传咨询活动,宁夏疾病预防控制中心李丽主任参加了主会场开幕式。

6月1日,宁夏疾病预防控制中心在银川市兴庆区月牙湖鼠防基地开展2012年现场应急演练活动。中心党委汤旭钢书记、李丽主任、刘吉祥副主任及应急队员共28人参加了活动。宁夏卫生厅刘天锡厅长、疾控处张波处长和应急办李怀松主任等领导出席了应急演练,并进行了点评。

7月28日,是第二个世界肝炎日,宣传主题为"积极行动,共抗乙肝"。宁夏疾病预防控制中心疾控所三个科室及综合业务管理科相关专业人员,在银川市宁园开展了预防肝炎知识的咨询宣传活动。

7月31日至8月4日,卫生部包虫病项目督导组童苏祥、马霄和付青组一行对宁夏开展全国包虫病流行情况调查质量控制工作进行了督导检查,宁夏疾病预防控制中心赵建华副主任全程陪同。督导组抽取利通区和泾源县,对全国包虫病流行情况调查工作的组织领导、人员培训、现场调查和实验室检测等工作进行了督导检查。

9月12～18日,宁夏卫生厅联合教育厅组织了3个督导组,分别由宁夏卫生厅疾控处张波处长、宁夏疾病预防控制中心刘吉祥副主任和詹军副主任带队,对5市、8个县(区)的12所学校、13所幼儿园和8个医疗机构的查验预防接种证及学校传染病防控工作进行了督导检查。督导组对现场发现的问题及时指导,并做了集中反馈,提出了整改建议。

9月20日,卫生部"12320"工作领导小组办公室和全国"12320"管理中心在北京举办了"12320"健康伴你行全国"12320"卫生热线演讲比赛活动。有来自全国17个省、直辖市的32名卫生热线工作者参加了本次演讲。宁夏"12320"虽然未能取得奖项,但是通过本次比赛,锻炼了队伍,开阔了视野,增长了知识,从不同侧面反映着宁夏"12320"全心全意服务百姓的精神风貌,也描绘出了"12320"卫生热线的美好前景。

10月8日和10日,宁夏疾病预防控制中心召开应对新型冠状病毒应急会议。传染病科与综合业务科配合完成疫情通报,并起草制订防控预案和防控技术方案。

10月15日,宁夏卫生厅在宁夏疾病预防控制中心召开了"全区新型冠状病毒视频会议"。卫生厅崔学光副厅长主持会议,李怀松主任、张波处长、赵正生处长、赵银艳副处长及宁夏疾病预防控制中心李丽主任分别做了汇报,并安排部署了宁夏各部门防范新型冠状病毒的各项工作。刘天锡厅长作了总结发言,提出工作要求。

10月25日,宁夏疾病预防控制中心刘吉祥副主任、李海军科长和朱海阳副科长参加由卫生厅牵头,宁夏民委、出入境检验检疫局、民航等部门参加的新型冠状病毒防控协调会议。

11月15日,宁夏疾病预防控制中心艾滋病确证实验室对宁夏医科大学心脑血管医院申请的艾滋病检测实验室进行了现场考核。经考核检测后,该实验室合格,批准成为宁夏艾滋病检测网络实验室的筛查实验室。

11月16日上午,宁夏卫生厅召开新型冠状病毒部门联系会议,落实各部门对宁夏朝觐返回人员新型冠状病毒防控工作。宁夏疾病预防控制中心刘吉祥副主任、李海军及朱海阳同志参加了会议。会议确定宁夏疾病预防控制中心负责对"疑似病例"的流行病学调查及采样工作。随后,李丽主任在宁夏疾病预防控制中心持召开宁夏朝觐返回人员流行病学调查和采样工作会议,要求各应急组做好应急准备,按照宁夏卫生厅的要求,做好相应工作,宁夏疾病预防控制中心做好应急后勤保障。

11月19~22日,国家流感中心舒跃龙主任一行4人对宁夏流感监测项目工作进行督导检查。督导组听取了宁夏流感监测工作汇报,了解了宁夏疾病预防控制中心对吴忠市、中卫市流感监测工作的督导情况。宁夏卫生厅田丰年副厅长、张波处长、宁夏疾病预防控制中心李丽主任出席了汇报会和督导反馈会。

12月1日,是第25个"世界艾滋病日"。宁夏卫生厅组织全区开展了防艾系列宣传活动,宁夏人民政府副主席姚爱兴出席了兴庆区卫生局承办的南门主会场活动。宁夏疾病预防控制中心青年党员、团员参加了宣传活动。

2013年

1月15~17日,卫生部应急办王文杰副主任一行6人对宁夏疾病预防控制中心应对突发急性呼吸道传染病工作进行督导。宁夏疾病预防控制中心李丽主任、汤旭钢书记、詹军副主任、刘吉祥副主任、李学智纪检书记参加督导会议。刘吉祥副主任陪同督导组对中卫市和青铜峡市的相关医疗单位进行现场督导。

1月25日,在第60届"世界防治麻风病日"来临之际,宁夏卫生厅田丰年副厅长带领疾控处张波处长、红十字会业务部安占绩主任、民政厅康复部田明哲副处长、残联杜风副主任和宁夏疾病预防控制中心刘吉祥副主任等领导前往彭阳县探望麻风病治愈畸残患者,并参加了由卫生厅主办、宁夏疾病预防控制中心、固原市疾病预防控制中心和彭阳县卫生局、疾病预防控制中心联合承办的"加速行动,消除麻风危害"广场宣传活动。

2月8日,宁夏疾病预防控制中心李丽主任召开紧急会议,根据《自治区卫生厅关于进一步加强流感、麻疹等呼吸道传染病防制工作的通知》的要求,安排部署全区做要好春节期间流感监测工作。詹军副主任、刘吉祥副主任及传染病防制科、病毒学检验科相关人员参加了会议。

2月20日,中国疾病预防控制中心举办"全国传染病网络直报系统功能完善视频培训班"。全区各级疾控中心通过当地视频直接参加国家级培训。培训班结束后,宁夏疾病预防控制中心立即转发了《中国疾病预防控制中心关于传染病网络直报系统功能升级和完善的通知》,并要求各市、县疾控中心及时组织辖区业务人员的培训,做好工作的落实。

2月27日,宁夏疾病预防控制中心召开"2013年度五市疾控中心主任联席会议"。李丽主任主持会议,卫生厅疾控处张波处长、宁夏疾病预防控制中心汤旭钢书记、詹军副主任、李学智纪检书记、赵建华副主任及五市疾控中心的主要负责人及办公室、综合业务科等科室相关人员参加会议。会议就2013年各项业务工作与各市疾控中心领导进行商讨，以进一步加强全区疾控防控能力、促进顺利完成本年度各项工作任务。

3月7日，宁夏卫生厅疾控处张波处长一行3人莅临宁夏疾病预防控制中心，组织召开工作研讨会，对今年全区免疫规划质量管理年活动实施方案进行认真讨论，并作出了细致的安排和部署。宁夏疾病预防控制中心刘吉祥副主任、芮建国咨询专家、疾控所周莉薇副所长及相关业务科室人员参加了本次会议。

3月8日下午，宁夏卫生厅疾控处张波处长、规财处陈勇处长、信息中心王维成主任、办公室方敏行副主任一行4人，调研宁夏"12320"公共卫生公益电话工作情况。宁夏疾病预防控制中心李丽主任、汤旭钢书记及相关科室工作人员参加了汇报会。调研组一行在认真听取汇报并实地察看了新址的"12320"公共卫生公益电话中心，充分肯定了宁夏"12320"公共卫生公益电话六年来取得的成绩，并提出了希望。

3月11日，中国疾病预防控制中心召开了"近期麻疹疫情分析及防控工作电视电话会议"。全国31个省(市、自治区)和新疆建设兵团疾控中心主管主任、免疫规划科(所)长及相关专业人员参加了各分会场会议。宁夏疾病预防控制中心李丽主任、詹军副主任、芮建国咨询专家、疾控所周莉薇副所长以及相关科室人员参会。会议分析了全国麻疹疫情，探讨麻疹病例增加的原因，并对麻疹防控工作提出防控建议。

3月24日，是第18个"世界防治结核病日"。宁夏卫生厅在银川市南门广场举行盛大宣传活动。宁夏疾病预防控制中心李丽主任带队参加了现场宣传活动。卫生厅黄占华厅长、崔学光副厅长、田丰年副厅长及卫生厅办公室吴敬祝主任、疾控处张波处长等多位领导走进宣传点，亲切的慰问宣传工作人员。

3月26日，宁夏卫生厅在宁夏疾病预防控制中心召开了"2013年全区免疫规划质量管理年暨麻疹疫苗查漏补种工作视频会议"。宁夏卫生厅田丰年副厅长、疾控处张波处长、宁夏疾病预防控制中心李丽主任、詹军、刘吉祥、赵建华副主任、各所副所长及相关工作人员在主会场参加了会议。各市、县(区)卫生局、宁东社会事务局、疾病预防控制中心、社区卫生服务中心(站)、乡镇卫生院负责人在当地分会场参加了会议，全区共计424人参加了此次会议。会议动员部署了全区麻疹类疫苗查漏补种工作。

4月1日上午10时，中国疾病预防控制中心紧急召开"人感染H7N9禽流感病毒防控技术培训暨工作会议"视频会议。中国疾病预防控制中心杨维中副主任、主任助理兼卫生应急中心主任冯子健等领导在北京主会场出席会议，宁夏疾病预防控制中心李丽主任、詹军副主任、赵建华副主任及相关业务人员在宁夏分会场参加会议。

4月3日下午6时，宁夏卫生厅在宁夏疾病预防控制中心召开了"人感染H7N9禽流感疫情防控工作会议"。田丰年副厅长、黄涌副厅长、疾控处张波处长、袁静琴调研员、医政处赵正生处长、监督处李成处长、应急办张银豪副主任等领导参加了会议，宁夏疾病预防控制中心领导班子、相关科室负责人参加了会议。

4月10日上午，宁夏人民政府姚爱兴副主席莅临宁夏疾病预防控制中心调研指导人感染H7N9禽流感疫情防控工作。宁夏卫生厅党组书记、厅长黄占华、副厅长田丰年、办公室主任吴敬祝、疾控处处长张波等领导及宁夏疾病预防控制中心领导班子陪同调研。姚爱兴副主席一行首先来到宁夏疾病预防控制中心人感染H7N9禽流感疫情防控领导小组办公室，认真仔细查看防控资料，接着查看了宁夏疾病预防控制中心储备的各类应急防控物资，最后，在病毒学实验室，现场查看了实验室检测工作开展情况，了解了宁夏疾病预防控制中心病毒学实验室整体检验能力现状。姚爱兴副主席对宁夏疾病预防控制中心近年来疾病预防工作取得的成绩和人感染H7N9禽流感防控工作给予了充分的肯定，并对宁夏疾病预防控制中心今后的工作提出了要求。

4月15日中午，月牙湖鼠防监测点发现鼠间鼠疫疫情，宁夏疾病预防控制中心赵建华副主任带领鼠防专业人员调查核实疫情，指导疫区疫情调查、处理工作。15日下午宁夏卫生厅黄涌副厅长亲临疫区调查和指导工作。

4月17日下午，宁夏人民政府应急办在宁夏卫生厅召开银川市月牙湖鼠间鼠疫鼠疫联防联控协调会议，宁夏疾病预防控制中心李丽主任、赵建华副主任参加了会议并做疫情分析报告和防控建议。

4月20日，宁夏卫生厅黄占华厅长、黄涌副厅长一行慰问月牙湖鼠疫疫区处理工作人员和临河鼠防监测人员，并对疫区处理工作进行了现场指导，宁夏疾病预防控制中心李丽主任、赵建华副主任陪同。

4月25日，在我国第28个"儿童预防接种宣传日"之际。宁夏疾病预防控制中心工作人员走向街头，来到银川市西夏区，参加"宝宝健康，从接种疫苗开始"的主题宣传活动。李丽主任参与了宣传活动。

4月27日,宁夏回族自治区人大常委会吴玉才副主任一行10人莅临宁夏疾病预防控制中心检查《中华人民共和国传染病防治法》落实工作。宁夏卫生厅田丰年副厅长及相关处室处长陪同,宁夏疾病预防控制中心领导班子及中层干部迎接了视察组。视察组对传染病监测和免疫规划疫苗冷链管理工作进行了现场视察。

5月10~12日,国家卫生计生委疾控局免疫规划处刘其龙副处长、中国疾病预防控制中心免疫规划中心免疫服务室郑景山主任、流行病学一室余文周副主任一行4人督导组,对宁夏中卫市麻疹暴发疫情防控工作进行现场调查和技术指导。刘其龙副处长对宁夏免疫规划工作予以肯定。

5月14日,宁夏疾病预防控制中心李丽主任带领相关工作人员对兴庆区博文小学水痘疫情进行现场流行病学调查与指导,并对嘉佳小饭桌进行预防性消毒。

5月24日,宁夏卫生厅召开"H7N9第五次领导小组防控工作会议"。宁夏疾病预防控制中心李丽主任、汤旭钢书记参加并向会议报告疫情情况。

6月8日,宁夏回族自治区党委副书记崔波、区直属机关工作委员会书记叶旭在宁夏卫生厅党组书记、厅长黄占华,纪检组长刘跃成陪同下,在宁夏疾病预防控制中心召开"区直机关作风建设情况调研会"。视察了宁夏疾病预防控制中心应急、传染病疫情报告、实验室管理、党建工作。

6月18~25日,国家疾病预防控制中心传染病预防控制所病媒生物控制专家鲁亮研究员、李贵昌副研究员等一行三人,对宁夏鼠疫监测工作中的病媒生物鉴定进行了技术指导,并现场采集鼠类DNA标本46份,为进一步研究宁夏鼠类进化、DNA基因分型及数据库的建立奠定了基础。

7月11~16日,国家鼠布基地鼠疫微生物室主任吕景生一行三人,对宁夏鼠疫监测点开展了督导检查。宁夏疾病预防控制中心赵建华副主任全程陪同此次督导工作。督导组先后对银川市月牙湖鼠疫监测点、海原县海城国家级鼠疫监测点进行了督导检查。

7月25~26日,由中国疾病预防控制中心性病控制中心临床防治室王千秋主任、梁国钧教授、郑志菊教授组成的专家组听取了宁夏疾病预防控制中心性病防治工作的汇报,宁夏疾病预防控制中心刘吉祥副主任主持会议。后专家组对银川市4家医疗机构梅毒规范化医疗服务达标考核工作进行现场调研并开展技术督导,做集中反馈。

7月25日,宁夏疾病预防控制中心4项科研立项申报获得"2013年度宁夏自然科学基金项目"审核通过。分别为"宁夏静脉吸毒人群HCV发病率预测新方法的建立和应用""宁夏梅毒螺旋体TPN47基因诊断分析及双基因分型研究""宁夏病毒性腹泻病原谱研究"和"宁夏腹泻病暨腹泻病溯源平台建立与应用",共获得资助金额13万元。

7月,宁夏疾病预防控制中心组成专家组对全区二级及以上医疗机构艾滋病检测实验室进行现场验收,共验收10家,通过8家。

8月2日,银川市卫生局举办"宁蒙陕三省十市、县(区)鼠疫联防会"。宁夏疾病预防控制中心李丽主任出席会议并就长爪沙鼠鼠疫自然疫源地动物间鼠疫疫情流行趋势作分析报告。

8月5~8日,协助国家卫生计生委应急办在银川召开了"全国鼠疫防治十二五规划中期评估启动会议"及"全国鼠疫防治监测会议"。会议由国家卫计委应急办吴敬处长主持,卫生部应急办王文杰副主任、中国疾病预防控制中心卫生应急中心主任冯子健、宁夏回族自治区卫生厅黄涌副厅长、卫生部自然疫源性疾病专家组俞东征研究员,以及全国25个鼠疫监测省(区、直辖市)疾控中心共160余位代表参加了此次会议。宁夏疾病预防控制中心李丽主任、赵建华副主任参会。会议对鼠防十二五规划前期工作进行了总结,对全国鼠疫监测和应急工作的成绩和不足进行分析,并明确了未来三年工作的总体目标。

8月6日,宁夏卫生厅召开"自治区级疑似预防接种异常反应专家诊断会"。宁夏疾病预防控制中心李丽主任、刘吉祥副主任等11名专家组成员参加会议,对固原市西吉县报告的一例接种无细胞百白破疫苗疑似预防接种异常反应病例进行分类诊断。

8月19日,为进一步适应免疫规划工作发展的需求,经宁夏疾病预防控制中心会议研究决定,正式成立生物制品管理科,原"免疫规划与生物制品管理科"更名为"免疫规划科"。并对科室工作职责进行了分工,对科室人员进行了调整。

8月22~24日,在固原市组织召开了"全区疾控中心主任工作会议"。固原市委常委、副市长马必钢,宁夏卫生厅党组成员、副厅长田丰年,卫生厅疾控处处长张波,固原市卫生局副局长高继飞出席了会议。宁夏疾病预防控制中心领导班子及部分业务科室负责人,全区各市、县(市、区)疾控中心主任、办公室主任及综合业务科负责人共70余人参加了会议。

8月23~24日,宁夏疾病预防控制中心詹军副主任陪同WHO官员Youngmee

Jee、国家脊灰实验室副主任张勇、麻疹实验室专家王慧玲对宁夏疾病预防控制中心脊灰、麻疹实验室进行现场认证评审,宁夏疾病预防控制中心实验室顺利通过本次现场认证。

9月10日,宁夏疾病预防控制中心汤旭钢书记主持召开了宁夏疾病预防控制中心"中阿博览会卫生卫生安全保障工作会议"。就中阿博览会期间的卫生安全保障及卫生应急准备工作进行了安排部署。宁夏疾病预防控制中心各应急组长及队员参加了会议。

9月16日,宁夏卫生厅应急办针对宁夏疾病预防控制中心上报的《中东呼吸综合征冠状病毒感染防控技术方案》和《朝觐人员中东呼吸综合征医学观察方案》召开讨论会,刘吉祥副主任、芮建国业务咨询专家、龚瑞同志参加了讨论,并对方案提出了修改意见。

9月27日,宁夏疾病预防控制中心李丽主任主持召开"地方和武警卫生应急联合演练"工作布置会议。宁夏疾病预防控制中心应急组组长、副组长参加了会议。会议传达了宁夏卫生厅地方和武警卫生应急联合演练"工作会议精神,并就宁夏疾病预防控制中心参加演练分组、人员分配、分工等方面全面进行布置。

9月27日,国家卫生计生委在中国疾控中心召开"2013年全国免疫规划督导评估工作暨培训"视频会议。国家卫生计生委疾控局雷正龙副局长、中国疾控中心杨维中副主任和免疫中心王华庆副主任在主会场参加会议。宁夏卫生厅疾控处蒯文和副处长,宁夏疾病预防控制中心李丽主任、刘吉祥副主任、詹军副主任参加分会场会议。同时,各市、县(市、区)卫生局主管局长、疾病预防控制中心主管主任及免疫规划科工作人员也在各地分会场参加了会议。会后,李丽主任主持召开了宁夏免疫规划督导评估工作视频会议,蒯文和副处长做了工作安排和部署,并提出工作要求。

10月9日,宁夏疾病预防控制中心应急队伍在刘吉祥副主任的指挥下,在宁夏疾病预防控制中心大院开展了卫生防疫应急预演练活动,为正式的"地方与武警卫生应急联合演练"做好准备。

10月12~13日,宁夏疾病预防控制中心李丽主任、汤旭钢书记、刘吉祥副主任等5人参加了"第七届西北区免疫规划协作委员会一次会议"。宁夏卫生厅田丰年副厅长和张波处长参加开幕式,田丰年副厅长致辞。李丽主任主持会议,并就"宁夏麻疹防控工作及思考"做大会交流报告。

10月12日,宁夏卫生厅召开"中东呼吸综合征防控协调会议"。宁夏卫生厅应急办郝晓明主任、张银豪副主任、疾控处张波处长、医政处江洪调研员,以及宁夏宗教局、出入境检验检疫局、河东机场急救中心、五市卫生局、宁夏第四人民医院相关人员参加了会议。宁夏疾病预防控制中心刘吉祥副主任及相关技术人员参加了会议。会议由郝晓明主任主持。

10月25日,国家卫生计生委应急办吴敬处长一行4人来宁夏疾病预防控制中心调研中东呼吸综合征疫情防控情况。宁夏卫生厅杨淑丽副厅长、张波处长、郝晓明主任、张银豪副主任,宁夏疾病预防控制中心李丽主任、汤旭钢书记、詹军副主任、刘吉祥副主任参加了调研会议。郝晓明主任、李丽主任就宁夏中东呼吸综合征防控工作进行了汇报,调研组对宁夏近期中东呼吸综合征防控工作安排给予了肯定,并提出了建议。杨淑丽副厅长表示,宁夏将按照国家卫生计生委的相关要求,做好各项防控工作。

10月26~29日,宁夏疾病预防控制中心应急处置组对朝觐返回4个航班1 300余人进行了现场监测与应急处置工作,其中,在10月27日11:40抵达的航班出现2例发热病例,现场监测与应急处置组经过连夜积极有效的处置,最终排除中东呼吸综合征。

10月28日,宁夏疾病预防控制中心李丽主任召开疫情分析研判会议,对10月27日朝觐返回航班上发现的2例发热病例进行了分析研判,最终排除中东呼吸综合征。詹军副主任及现场监测与应急处置成员参加了会议。

11月5~8日,宁夏疾病预防控制中心李丽主任等一行6人赴北京参加中华预防医学会第四届学术年会。大会成立了中华预防医学会流行病学分会青年委员会,设6位副主任委员,李丽主任当选委员。

11月11日,宁夏疾病预防控制中心赵建华副主任参加在甘肃省白银市平川区召开的"第三十八届甘宁两省(区)三市五县(区)鼠疫联防工作总结会议"。宁夏卫生厅应急办郝晓明主任出席会议并讲话,会议总结交流了区域鼠疫防控工作经验,安排部署了明年的鼠疫防治工作。

11月27日,宁夏疾病预防控制中心举办了"宁夏脊髓灰质炎输入疫情应急演练"。宁夏疾病预防控制中心刘吉祥副主任主持演练活动,全区各市、县(区)疾控中心负责突发公共卫生事件的主管领导、现场处置调查人员以及中心应急组等100余人观摩了此次演练活动。

12月1日，宁夏卫生计生委田丰年副主任、疾控处张波处长、宁夏疾病预防控制中心李丽主任、刘吉祥副主任参加由宁夏卫生计生委主办，银川市卫生局、宁夏广播电视总台协办的"飘扬的红丝带，你我同参与"现场直播大型公益宣传活动。李丽主任在现场接受了新华社宁夏分社、宁夏电视台等多家媒体记者的采访。

12月20日，根据国家卫生计生委、国家食品药品监督管理局及宁夏卫生计生委要求，紧急告知五市疾控中心迅速、逐级通知接种单位立即停用深圳康泰生物制品有限公司生产的所有乙肝疫苗，并做好解释和AEFI监测工作。

12月31日，宁夏卫生计生委疾控处张波处长、宁夏疾病预防控制中心李丽主任、宁夏医科大学总医院儿童ICU邱银萍主任赴北京汇报疑似接种乙肝疫苗死亡病例情况。

2014年

1月10日，宁夏人民政府办公厅副主任、应急办主任丁明、宁夏党委办公厅常委办副主任王润林、宁夏人民政府督查室副主任李东洲和宁夏人民政府应急办张威一行4人对宁夏疾病预防控制中心卫生应急工作进行了督查，宁夏卫生计生委副主任黄涌、办公室主任吴敬祝和应急办主任郝晓明陪同督查。宁夏疾病预防控制中心李丽主任进行了应急工作情况汇报，领导班子、相关科室负责人和部分应急队员陪同对应急管理办公室、应急储备室及实验室进行了现场检查和访谈。

1月27日，中国疾控中心紧急召开全国人感染H7N9禽流感疫情防控视频培训。宁夏疾病预防控制中心李丽主任、詹军副主任、刘吉祥副主任、应急组成员及相关科室人员30余人在宁夏疾病预防控制中心分会场参加了视频会议及培训，并组织全区各市、县(市、区)疾控中心通过全区疾控机构视频会商系统参加了培训。培训结束后，宁夏疾病预防控制中心李丽主任随即对全区疾控系统近期人感染H7N9禽流感疫情防控工作进行了安排部署。

4月2~3日，联合国基金会儿童卫生项目主任Andreas Gay女士、世卫组织驻华办事处免疫规划组组长Lawrence Rodewald博士及项目官员夏伟、中国疾病预防控制中心免疫中心流行病一室郝利新主任等一行对宁夏"加强西部地区麻疹监测项目"进展情况进行督导。宁夏疾病预防控制中心李丽主任、詹军副主任及相关工作人员参加了汇报会。督导组现场查看了银川市西夏区、贺兰县以及平罗县项目执行情况。

5月20~22日,由宁夏卫生计生委组织,宁夏疾病预防控制中心承办的"宁夏突发急性传染病防控和突发中毒事件应急处置技能决赛"活动在宁夏疾病预防控制中心举行,全区五市和自治区级共6支代表队42名选手参加了决赛。宁夏人民政府应急办公室李建军副主任、宁夏卫生计生委黄涌副主任、疾控处张波处长、卫生应急办公室张银豪副主任以及监督处等相关处室领导出席并指导,宁夏疾病预防控制中心领导及全体职工观看了竞赛,五市卫生局分别组队参加了竞赛。经过宁夏疾病预防控制中心前期选拔的6名选手和宁夏医科大学总医院的1名选手组成的宁夏代表队获得了团体第一名,宁夏疾病预防控制中心杨炬、李海军、郭邦成、孙伟、杨欢春获得个人单项第一名,马江涛获得个人单项第二名的好成绩。

7月1~4日,宁夏疾病预防控制中心李丽主任、刘吉祥副主任陪同国家社区药物维持治疗工作督导组对宁夏社区药物维持治疗工作开展情况进行了督导调研。督导组成员由公安部禁毒局副局长陈绪富、中国疾病预防控制中心性艾中心主任吴尊友、国家卫生计委疾控局艾防处主任科员费佳、国家食品药品监督管理局安监司特药处主任科员李卫华等8人组成。督导组对宁夏公安厅安康医院、石嘴山市疾控中心、同心县疾控中心社区药物维持治疗门诊及同心县强戒所进行了实地调研,对下一步工作提出意见和建议。

8月20日,针对《新消息报》以"15岁少女不幸感染艾滋病——不洁注射器最有可能是罪魁祸首"为标题刊发了一例艾滋病患者的情况。宁夏疾病预防控制中心性病艾滋病科会同兴庆区疾控中心专业技术人员开展了流行病学补充调查工作,完成《关于新消息报报道一例艾滋病患者情况调查报告》并上报宁夏卫生计生委。

8月26日,宁夏疾病预防控制中心李丽主任、汤旭钢书记及相关工作人员参加了宁夏重大疾病防控和免疫工作领导小组办公室召开的第二次埃博拉出血热防控工作协调会。宁夏卫生计生委相关处室、宁夏第四人民医院、宁夏出入境检验检疫局、银川市卫生局、银川市急救中心相关负责人参会。会上,各部门通报了8月11日协调会议工作落实情况,学习和讨论了朝觐人员埃博拉出血热相关工作通知及方案,宁夏卫生计生委田丰年副主任提出了防控策略及下一步工作要求。会后,宁夏疾病预防控制中心组织召开了埃博拉出血热疫情防范与应对工作安排部署会议,李丽主任主持会议,宁夏疾病预防控制中心埃博拉出血热疫情防控领导小组、各专业工作组和应急小分队共计30余人参加了会议。会议传达了宁夏卫生计生委防控小组第二次会议精神,并对宁夏疾病预防控制中心埃博拉疫情防范与应对准备工作进行了部署。

10月14日,国家卫生计生委应急办薛波等一行4人对宁夏疾病预防控制中心中东呼吸综合征防控工作进行了督导检查,宁夏卫生计生委应急办郝晓明主任、张银豪副主任、宁夏疾病预防控制中心李丽主任、汤旭钢书记、詹军副主任、刘吉祥副主任及相关专业技术人员参加督导检查及汇报会,督导组听取了宁夏疾病预防控制中心李丽主任的工作汇报,查看了宁夏疾病预防控制中心物资储备和实验室能力储备情况,对宁夏疾病预防控制中心中东呼吸综合征防控工作给予了肯定。

10月11~18日,按照宁夏卫生计生委的统一安排,宁夏疾病预防控制中心应急组先后5次赴河东机场对2014年宁夏朝觐返回人员开展埃博拉出血热和中东呼吸综合征现场监测和应对工作,累计监测2728人,医学观察随访期间对发现的4名发热病例及时进行了排查,经过专家组研判、实验室检测,采取隔离观察等措施,未发现中东呼吸综合征和埃博拉出血热病例,圆满完成了医学观察信息报送任务。

12月1日,由宁夏卫生计生委主办、吴忠市卫生局协办、宁夏广电总台承办的"手牵手同心铸防线,肩并肩合力控艾滋"现场直播大型公益宣传活动在吴忠市开源广场举行。宁夏卫生计生委田丰年副主任、疾控处孙吾处长、宁夏疾病预防控制中心李丽主任、刘吉祥副主任、红十字会刘彦平处长参加了现场活动,并观看了高校预防艾滋病主题宣传教育演讲比赛,看望了工作在一线的同志,慰问了艾滋病病人。当天,李丽主任还应邀参加了由宁夏戒毒管理局主办、宁夏银川强制隔离戒毒所承办的"宁夏司法行政戒毒系统第27个世界艾滋病日座谈会",为参会人员普及艾滋病防治知识。

12月19日,宁夏人民政府研究室组织召开"宁夏重大传染性疾病防控工作座谈会",宁夏疾病预防控制中心李丽主任及相关专业技术人员参会,李丽主任就宁夏重大传染性疾病防控现状及存在问题提出建议。

12月24日,宁夏援助贝宁共和国防控埃博拉出血热公共卫生师资培训队从银川河东机场出发前往贝宁,计划完成贝宁共和国500人的公共卫生培训任务。宁夏疾病预防控制中心刘吉祥副主任和吴惠忠科长作为流行病学领域的专家参加了培训队。宁夏卫生计生委疾控处孙吾处长、人事处金晓鑫处长、宁夏疾病预防控制中心李丽主任、詹军副主任和李学智纪检书记及部分应急队员一同前往机场送行。

2015年

2月4日,国家卫生计生委国际合作司王立基副司长一行抵达宁夏,在银川阅海宾馆召开"援非抗击埃博拉出血热公共卫生培训工作座谈会",宁夏卫生计生委崔学光副主任、田丰年副主任、人事处、医政处、疾控处以及宁夏疾病预防控制中心、银川市第一人民医院等相关领导和全体援非队员(刘吉祥、吴惠忠、杜龙敏)参会。会上宁夏疾病预防控制中心刘吉祥副主任代表中国(宁夏)公共卫生培训队,就在贝宁40天的培训工作情况进行了汇报,王立基副司长对取得的成绩表示充分肯定,并就下一步的总结工作等作了指示。

6月11日,宁夏重大疾病防控领导小组在河东机场宁夏出入境检验检疫局召开"中东呼吸综合征防控现场会议"。宁夏卫生计生委田丰年副主任及疾控处、应急办、医政处相关处室负责人,宁夏出入境检验检疫局、宁夏民委、宁夏旅游局、民航管理局、宁夏疾病预防控制中心、宁夏第四人民医院、银川市卫生局、银川市疾控中心、银川市120相关人员参加了此次会议。宁夏疾病预防控制中心刘吉祥副主任带领应急组成员朱海阳、李海军参加会议。

7月21~22日,"全国突发急性传染病防控和突发中毒事件应急处置全国技能竞赛复赛"在北京举行,全国31个省、自治区、直辖市代表队参加。宁夏疾病预防控制中心有5名队员代表宁夏参赛,宁夏代表队在竞赛中获得全国突发急性传染病防控和突发中毒事件应急处置技能竞赛两个三等奖。

9月12日,"2015年中国–阿拉伯国家卫生合作论坛传染病防控研讨会"在银川召开,论坛由国家卫生计生委疾控局、中国疾病预防控制中心、宁夏卫生计生委和中华预防医学会共同主办,由宁夏疾病预防控制中心和宁夏预防医学会承办。论坛是2015中国–阿拉伯国家卫生合作论坛学术研讨会板块之一,国内外8位专家在研讨会上做了主旨演讲和专题交流,区内、外200余名专业人员参会。宁夏疾病预防控制中心党委书记汤旭钢做了题为"宁夏传染病防控概况"的专题交流,作为会议承办方,宁夏疾病预防控制中心承担了大量的前期筹备和会务接待工作。

9月20日,国家卫生计生委主任科员薛波等专家一行4人莅临宁夏疾病预防控制中心调研中东呼吸综合征防控工作,宁夏卫生计生委应急办郝晓明主任、张银豪副主任陪同调研,宁夏疾病预防控制中心领导、相关科室负责人和部分应急队员参加了调研活动。

10月23日,"第四十届甘宁两省(自治区)三市五县(区)鼠疫联防工作会议"在宁夏中卫市海原县召开。宁夏人民政府应急办副主任李建军、卫生计生委副主任黄涌和国家疾控中心鼠布基地书记周万军出席会议并讲话,宁夏疾病预防控制中心主任黄淳应邀参加会议。

12月10日,宁夏疾病预防控制中心预防接种门诊正式停止预防接种工作。

2016年

1月14日,国家卫生计生委应急办主任徐树强一行3人在宁夏卫生计生委副主任黄涌、应急办主任郝晓明陪同下,对宁夏疾病预防控制中心突发急性传染病防治"十三五"规划工作情况进行调研。宁夏疾病预防控制中心班子成员、副所长及各相关科室负责人参加会议。

4月15日,国家正式关闭宁夏"国家网络直报系统"公网访问,宁夏顺利实现了全区网络直报系统VPN访问全覆盖。宁夏也成为继湖北、贵州、浙江、山东后,全国第五家率先实现全省网络直报VPN全覆盖的省份。

7月21日,宁夏卫生计生委召开"全区夏秋季传染病暨预防接种工作视频会议",宁夏卫生计生委主任马秀珍出席视频会议并讲话,会议由疾控处处长孙吾主持,宁夏疾病预防控制中心主任黄淳通报了上半年全区传染病疫情和预防接种工作情况。宁夏卫生计生委相关处室、直属单位、宁夏医科大学总医院和宁东社会事务管理局负责人共50余人在宁夏疾控中心主会场参加了会议。各市、县(市、区)卫生计生委(局)、疾控中心、综合医院、卫生监督所、妇幼保健院、中医院主任(院长、所长)及相关科室人员,在各地疾控中心分会场参加了会议。

8月10日,陕西省疾病预防控制中心张焕鹏副主任和陕西省卫计委疾控处杜昕主任等一行5人,考察学习宁夏免疫规划信息系统建设情况。考察组在座谈会上了解了宁夏免疫规划综合信息平台建设概况,前往银川市西夏区疾控中心和朔方路社区卫生服务中心实地查看疫苗扫码出入库、预防接种服务和疫苗管理等工作。

8月30日至9月2日,宁夏疾病预防控制中心副主任刘吉祥、疾病预防控制所副所长周莉薇和生物制品管理科科长顾瑶作为第七届西北区免疫规划协作委员会副主任委员、委员在新疆乌鲁木齐参加了主题为"贯彻新《条例》展望新未来"的会议。宁夏疾病预防控制中心主任黄淳应邀参加会议。

9月9日,国家卫生计生委应急办监测预警处副处长魏强一行4人莅临指导调研中东呼吸综合征疫情防控工作。宁夏卫生计生委应急办、疾控处、医政医管处负责人,银川市卫生计生委负责人,宁夏疾病预防控制中心领导及相关科室负责人参加了调研会议。

9月22～23日,宁夏疾病预防控制中心疾病预防控制所副所长周莉薇当选为中华预防医学会疫苗和免疫分会第一届委员会委员,在北京参加了首届国际免疫规划管理者同盟亚太区域会议。

9月27～30日,国家卫生计生委疾控局免疫规划处陆明处长一行五人对宁夏预防接种规范管理专项活动进行现场评估。宁夏卫生计生委疾控处处长孙吾、宁夏疾病预防控制中心副主任刘吉祥全程陪同。

10月17日和24日,宁夏疾病预防控制中心免疫规划科专业技术人员按照2016年5月中国疾控中心下发的《关于开展山东济南非法经营疫苗案件对国家免疫规划疫苗接种工作影响现场评估的通知》要求,分别赴银川市兴庆区及中卫市中宁县完成对宁夏样本县的现场调查评估工作,共调查180名儿童家长。

10月27～28日,国家卫生计生委疾控局结防处处长梅杨带领中国疾控中心免疫规划中心副主任崔富强、上海市疾病预防控制中心信息所副所长夏天等工作组一行5人对宁夏疾病预防控制中心2015年规范化建设工作开展了现场评价。工作组召开了现场评价工作会议;查阅了相关工作的原始记录、档案资料等过程痕迹资料;实地查验了实验室仪器设备情况和应急物资储备情况,并对现场评价结果进行了口头反馈。宁夏卫生计生委疾控处处长孙吾、宁夏疾病预防控制中心领导及全体中层干部参加了现场评价及反馈会。

11月15日,中国疾控中心寄生虫病所组织专家对中心申报的省级包虫病参比实验室进行现场评审。宁夏疾病预防控制中心主任黄淳、副主任赵建华和包虫病参比实验室组成人员参加了现场评审。通过对申报材料和实验室设施、能力等方面考察,反馈会上专家组建议中国疾控中心包虫病国家参比中心实验室授予宁夏疾病预防控制中心申请的实验室为省级包虫病参比实验室。

12月1日，宁夏疾病预防控制中心开展"12·1"艾滋病宣传教育活动。宁夏副主席马力在宁夏卫生计生委党组书记黄占华、副主任黄涌的陪同下，来到西夏区美沙酮维持治疗延伸点听取宁夏艾滋病防治工作进展汇报，看望基层艾滋病防治工作人员，慰问艾滋病患者，并参加了西夏万达广场"携手抗艾"广场文化宣传活动。在宁夏大学，马力副主席为辖区5所"高校艾滋病志愿者服务基地"进行了授牌，并参加"美好青春我做主，艾滋病健康教育校园行"主题活动。宁夏疾病预防控制中心在西夏区万达广场设置宣传咨询服务点，宁夏疾病预防控制中心主任黄淳、副主任刘吉祥和工作人员向群众发放艾滋病宣传海报、折页5 000余份。性病艾滋病预防控制科科长靳峰受邀做客宁夏交通音乐台"健康984"、宁夏广播电视公共频道《直播60分钟》解答热线咨询电话，对艾滋病传播途径和预防知识进行普及和宣传。

2017年

3月6日，宁夏卫生计生委联合宁夏农牧厅、宁夏工商管理局、宁夏药检所、宁夏疾病预防控制中心等多部门，对宁夏石嘴山市平罗县、银川市西夏区等重点地区开展了人感染禽流感疫情联合督导检查。督导组由宁夏卫生计生委副主任黄涌带队，疾控处处长孙吾、宁夏疾病预防控制中心副主任刘吉祥及相关专业技术人员参与了督导工作。

3月6日，宁夏第二类疫苗集中采购系统正式启用，各县级疾病预防控制机构可以通过系统对所需第二类疫苗进行采购或退货操作，对应的第二类疫苗中标企业也能进行确认配送和确认退货，标志着宁夏第二类疫苗采购工作逐渐步入信息化管理阶段。

5月15日，宁夏疾病预防控制中心主任黄淳与宁夏动物疾病预防控制中心主任沙涌波签署《宁夏人畜共患病联防联控工作会商制度的协议》，并召开第一次会商会议。会议通报了2016年人畜共患病人间和畜间疫情、近期H7N9流感防控情况，并就防控策略进行研讨，宁夏疾病预防控制中心专业技术人员参加会议。

8月21日，宁夏出入境检验检疫局组织开展"宁夏口岸呼吸道传染病疑似病例转运模拟演练"活动。宁夏卫生计生委、宁夏出入境检验检疫局、宁夏机场有限公司、宁夏疾病预防控制中心等4家单位参加了演练活动。宁夏疾病预防控制中心由刘吉祥副主任带队,应急组6人参加了应急演练。

9月13~15日,由宁夏卫生计生委和宁夏总工会主办、宁夏疾病预防控制中心承办的"宁夏卫生应急技能竞赛决赛"活动在银川市拉开帷幕。通过前期预赛,全区五个市和自治区共6支代表队选拔出的54名优秀选手参加了决赛,分别在突发急性传染病防控、突发中毒事件处置和突发事件紧急医学救援三个竞赛单元进行了角逐。最终,自治区代表队获得团体一等奖,银川市、石嘴山市代表队获得团体二等奖,吴忠市、固原市、中卫市代表队获得团体三等奖。宁夏疾病预防控制中心马江涛、平罗县疾控中心王洁、宁夏医科大学总医院马汉宁分获突发急性传染病防控、突发中毒事件应急处置、突发事件紧急医学救援三个竞赛单元的个人一等奖。

附录三

2019年宁夏传染病疫情风险评估报告

2018年宁夏先后发生了皮肤炭疽和流行性乙型脑炎的流行,提示宁夏传染病疫情防控形势严峻。为了及时研判宁夏2019年传染病疫情发生风险,进行预警预测,做到关口前移,科学开展防控工作,现对宁夏2019年传染病疫情进行如下风险评估。

一、总体疫情概况

自2004年宁夏实现传染病网络直报以来,无甲类传染病报告。2004~2017年共报告乙丙类传染病28种522 492例,死亡357人,平均报告发病率为594.45/10万,平均报告死亡率为0.41/10万。发病顺位上升的病种有梅毒和布鲁氏菌病,下降的病种有乙肝、痢疾和流行性腮腺炎具体见附表1。报告死亡的病种主要是艾滋病、肺结核和狂犬病。

二、疾病特点分析

根据每种传染病的发病机制、流行特征、传播过程及诊疗救治情况,综合分析判断2019年宁夏传染病发病趋势、疾病严重程度、暴发可能性及防控措施难易程度,具体见附表2。

附录三 2019年宁夏传染病疫情风险评估报告

附表1 2004~2017年宁夏法定传染病发病顺位

排序	2004年	2005年	2006年	2007年	2008年	2009年	2010年	2011年	2012年	2013年	2014年	2015年	2016年	2017年
1	痢疾	乙肝	乙肝	乙肝	其他感染性腹泻病	其他感染性腹泻病	手足口病	其他感染性腹泻病	其他感染性腹泻病	其他感染性腹泻病	其他感染性腹泻病	手足口病	其他感染性腹泻病	其他感染性腹泻病
2	乙肝	痢疾	痢疾	其他感染性腹泻病	乙肝	乙肝	其他感染性腹泻病	乙肝	手足口病	手足口病	手足口病	其他感染性腹泻病	梅毒	手足口病
3	其他感染性腹泻病	其他感染性腹泻病	其他感染性腹泻病	痢疾	痢疾	手足口病	乙肝	手足口病	乙肝	流行性腮腺炎	乙肝	梅毒	手足口病	梅毒
4	肺结核	流行性腮腺炎	肺结核	肺结核	肺结核	肺结核	流行性腮腺炎	流行性腮腺炎	流行性腮腺炎	乙肝	梅毒	乙肝	肺结核	肺结核
5	淋病	肺结核	流行性腮腺炎	流行性腮腺炎	流行性腮腺炎	风疹	肺结核	肺结核	肺结核	梅毒	肺结核	布鲁氏菌病	乙肝	乙肝
6	流行性腮腺炎	麻疹	淋病	甲肝	手足口病	痢疾	痢疾	梅毒	梅毒	肺结核	布鲁氏菌病	肺结核	布鲁氏菌病	布鲁氏菌病
7	麻疹	淋病	甲肝	淋病	甲肝	流行性感冒	梅毒	痢疾	痢疾	痢疾	流行性腮腺炎	流行性腮腺炎	流行性感冒	流行性感冒
8	甲肝	甲肝	梅毒	梅毒	风疹	梅毒	流行性感冒	猩红热	流行性感冒	猩红热	流行性感冒	痢疾	流行性腮腺炎	流行性腮腺炎
9	肝炎未分型	风疹	风疹	流行性感冒	淋病	甲肝	风疹	丙肝	猩红热	流行性感冒	痢疾	流行性感冒	痢疾	猩红热
10	风疹	梅毒	流行性感冒	猩红热	梅毒	淋病	淋病	布鲁氏菌病	风疹	布鲁氏菌病	猩红热	猩红热	猩红热	痢疾

/ 279 /

附表2 法定传染病及宁夏常见非法定传染病疫情风险评估表

序号	疾病名称	传染源	传播途径	易感人群	社会因素	自然因素	2019年发病趋势分析	疾病严重程度	暴发可能性	防控措施难易程度	风险评估
1	鼠疫	鼠疫病人、染疫啮齿动物	空气传播、蚤类叮咬传播	普遍易感	剥食啮齿动物，疫区放牧	春秋季动物间鼠疫疫情易暴发	1963年后宁夏未曾报告，2019年发生可能性小	严重	可能性小	难	较低
2	霍乱	患者和带菌者	粪便或排泄物经水、食物、苍蝇及日常生活接触而传播	普遍易感，隐性感染较多，病后可获一定免疫力	食品贸易运输频繁，尤其是冷藏食品	夏秋季高发，发病主要为沿海省份	宁夏1999年报告1例输入病例，至今无病例报告，2019年发生可能性小	严重	可能性小	中等	较低
3	艾滋病	感染者和病人	性传播、血液传播、母婴传播	普遍易感	性开放程度加大，新型毒品泛滥，毒性交织，互联网社交性行为发展，不安全性行为普遍	影响较小	持平或上升	发病较慢，不能治愈，病死率高	可能性小	难	较低
4	甲肝、戊肝	急性期患者及隐性感染者	粪—口途径	普遍易感	外出就餐环境、个人卫生习惯，及人口流动	居住条件差，盛夏高温易感染	持平或上升	发病急，病程2~4个月，病死率低	有可能	中等	较低
5	乙肝、丙肝	急、慢性患者及病毒携带者	血液、体液传播	普遍易感	乙肝疫苗纳入计划免疫，但不正规的美容、诊疗行为及输血增加了感染率	无明显季节性	持平或上升	病程长，病死率低	可能性很小	易	较低
6	手足口病	患者及隐性感染者	粪—口途径和密切接触传播	5岁及以下儿童高发	传染性强，易在托幼机构和家庭聚集感染或暴发	夏秋季高发，引起本病的肠道病原型别众多	持平或下降	EV-71型易引起重症或死亡	有可能	中等	中等

附录三 2019年宁夏传染病疫情风险评估报告

续表

序号	疾病名称	传染源	传播途径	易感人群	社会因素	自然因素	2019年发病趋势分析	疾病严重程度	暴发可能性	防控措施难易程度	风险评估
7	脊髓灰质炎	患者、隐性感染者及病毒携带者	粪—口途径	普遍易感	存在周边国家输入风险；宁夏有大量外来务工人员及随迁子女，居住条件较差，存在传播风险	一年四季均可发生，夏秋季为流行高峰	宁夏未曾报告，2019年发生可能性小	急性起病，后遗症较严重	可能性小	中等	较低
8	人感染高致病性禽流感	鸡、鸭、鹅等禽类及其污染物，有限人传人	呼吸道、密切接触传播	普遍易感，与禽类接触人员发病风险高	活禽交易频繁，清毒不规范，市场监管不到位，已对禽类开展强制性免疫	北方省份冬春季易流行；宁夏2018年发生禽间疫情	宁夏尚无病例报告，2019年发生可能性小	发病快，病程短，病死率高	有可能	中等	中等
9	麻疹	病人	呼吸道传播	普遍易感，1岁以下儿童和20～40岁成人高发	人口流动频繁，传播途径容易实现，通过麻疫苗强化免疫基本形成免疫屏障	冬春季易流行	持平或上升	及时治疗效果好，偶有并发症	有可能	中等	中等
10	流行性出血热	鼠类及其排泄物	经呼吸道、消化道、接触和母婴等方式传播	普遍易感，存在隐性感染，农村青壮年高发	固原地区生态环境改善，鼠类的活跃影响流行，宁夏人间病例的发生风险密切相关	充足降水、较高空气湿度和适宜温度通过影响鼠类数量而影响流行性出血热发病，宁夏泾源县、西吉县、原州县为自然疫源地	持平或上升	早期识别，对症治疗，病死率低（2005年以来宁夏无死亡病例报告）	有可能	鼠间疫情防控难度大	中等
11	狂犬病	主要为病犬、其次为猫，同数排毒	被犬、猫咬伤、抓伤或黏膜接触	普遍易感，农村发病多	宠物养殖量大，犬类免疫不规范，不文明养大现象多见	流浪犬较多，传染源不易控制	持平，不排除个案	一旦发病，几乎100%病死	可能性小	人畜共患病，犬间防控难	中等

续表

序号	疾病名称	传染源	传播途径	易感人群	社会因素	自然因素	2019年发病趋势分析	疾病严重程度	暴发可能性	防控措施难易程度	风险评估
12	流行性乙型脑炎	带病毒的猪、牛、羊、鸡、鸭、鹅等家畜/禽	蚊虫叮咬（主要是三带喙库蚊）	人群普遍易感，多呈隐性感染，感染后获得持久免疫力	牲畜流通广泛，疫苗接种率低，缺少养殖管理政策，主要是人群知晓率和防控意识差	宁夏存在适宜蚊媒生存的水域环境，近年来蚊虫显著增多	持平或降低	病死率高（20%~30%），致残率高（30%~50%）	有可能	人畜共患病，防控难度大	高
13	登革热	主要为患者和隐性感染者，其次为猴子	经蚊虫叮咬传播，主要传播媒介为埃及伊蚊及白纹伊蚊	普遍易感，成人为主，感染后并非人人发病	人员流动频繁，增加输入风险	主要流行于东南亚和我国南方省份。其流行季节与蚊虫的繁殖密切相关，多为每年夏秋两季	宁夏未曾报告本地病例，不排除输入性个案	具有自限性倾向的传染病，通常预后良好	可能性很小	一般	低
14	流行性脑脊髓膜炎	患者或带菌者	主要经呼吸道飞沫传播	人群普遍易感，隐性感染率高（50%）	与人口流动性和密度大小有关	冬春季高发	持平	较低，暴发型可危及生命	可能性小	一般	低
15	炭疽	患病的食草动物（牛、羊、马、骆驼、猪和狗）	接触传播为主，消化道和呼吸道传播少见	普遍易感，屠宰、养殖、贩卖人员高发	屠宰工厂消毒不规范，检疫不彻底，居民私屠滥宰广泛存在	宁夏存在自然疫源地，历次疫情清点扑源不彻底，炭疽芽胞对外界环境抵抗力较强	持平或下降	皮肤炭疽早期救治效果好，病死率较低，肺炭疽病死率高	可能	人畜共患病，防控难度大	高
16	细菌性和阿米巴性痢疾	患者或带菌者	通过受污染的食品和水，经粪-口途径传播	普遍易感，无交叉免疫	人口流动频繁，传播途径易实现	夏秋季高发，受人群生活、工作及环境条件影响	持平或下降	多为自限性疾病，预后良好	可能性较小	一般	低

附录三 2019年宁夏传染病疫情风险评估报告

续表

序号	疾病名称	传染源	传播途径	易感人群	社会因素	自然因素	2019年发病趋势分析	疾病严重程度	暴发可能性	防控措施难易程度	风险评估
17	肺结核	排菌的开放性肺结核患者	呼吸道传播为主,消化道、母婴传播少见	普通易感。婴幼儿、老年人,免疫力低下人群发病率高	每年潜在新发肺结核患者,新产生耐多药患者,跨区域流动人口肺结核患者的发现难度,TB/HIV双重感染,学校结核病防治薄弱	结核菌自然界抵抗力较强	近年来发病顺位居前五位,但整体呈下降趋势。学校结核病疫情处于上升趋势,预计2019年持平或下降	早期正规治疗多可痊愈。但耐多药与免疫力低下疾病的增多,增加治疗难度	不排除发生学校聚集性疫情的可能	中等	中等
18	伤寒和副伤寒	患者和带菌者	粪-口途径传播,水源污染为最主要途径,常可引起暴发流行	普通易感,病后可获得持久免疫力,很少再次发病	人口流动频繁,传播途径易实现	夏秋季多见	持平或下降	排除耐药菌株和免疫功能缺陷感染者病死率较低	可能性小	一般	低
19	猩红热	患者和带菌者	经空气飞沫传播	普通易感,托幼儿童和学生为主	集体机构和公众场所易出现聚集性病例	冬春季节高发	持平或上升(2006年以来无死亡病例和暴发疫情报告)	排除耐药菌株能免疫功能缺陷感染者病死率较低	可能性小	中等	中等
20	百日咳	患者、隐性感染者和带菌者	呼吸道飞沫传播	高度传染性,无论菌种或是自然感染,皆不能获得终身保护,普通易感	人口密度与流动性大小与发病风险有关,可在托幼机构或居住条件差地区流行	无明显季节性	上升	3个月以下婴儿预后较差,成人和年长儿童较轻	有可能	呼吸道隔离,中等	中等
21	白喉	患者和带菌者	呼吸道飞沫传播,也可经食物、玩具及物品间接传播	普通易感	疫苗可防控疫病,经多年防控,已有效控制疫情	2004年以来宁夏无病例报告,冬春季多发	持平	预后与应用抗毒素治疗的迟早及病情年龄密切相关	可能性很小	中等	较低

续表

序号	疾病名称	传染源	传播途径	易感人群	社会因素	自然因素	2019年发病趋势分析	疾病严重程度	暴发可能性	防控措施难易程度	风险评估
22	新生儿破伤风	院外由未经培训的助产士接生,且母亲未经免疫	分娩时用未消毒器械剪脐带,将破伤风孢子带入脐带头,或分娩后严重被破伤风孢子污染的物质包裹引起感染而发病	院外由未经培训的助产士接生,且母亲未经免疫	住院分娩率逐年上升,院外病例报告县区逐年递减	—	持平或下降	严重,病死率高	可能性很小	实行住院分娩,容易	低
23	中东呼吸综合征	单峰骆驼,有限人传人	密切接触,饮食骆驼肉奶制品,近距离空气传播	普遍易感,与骆驼有密切接触者高发	朝觐活动	—	宁夏目前未发现	治疗不及时,病死率高达40%	低	低	低
24	布鲁氏菌病	羊、牛、猪、鹿、马、骆驼等	经皮肤粘膜直接接触感染、经消化道感染、经人感染、经呼吸道吸入感染	普遍易感,从事牛、羊等家畜养殖、屠宰、接羔、皮毛加工、贩运人群高发	牛羊等家畜养殖、屠宰场所,2004年出现病例后,发病人数到2015年呈现逐年上升趋势	春季产羔季节高发	2015年病例较多,2016~2018年病例缓慢下降	发病快,病程长,病死率低	有可能	中等	中
25	淋病	患者	性传播	普遍易感	性开放包容度加大,新型毒品泛滥,互联网社交媒体交织,不安全性行为更易实现	影响较小	持平或上升	发病较慢,能治愈	可能性小	难	较低
26	梅毒	患者	性、血液、母婴传播	普遍易感	性开放包容度加大,新型毒品泛滥,互联网社交媒体交织,不安全性行为更易实现	影响较小	持平或上升	发病较慢,能治愈	可能性小	难	较低

附录三　2019年宁夏传染病疫情风险评估报告

续表

序号	疾病名称	传染源	传播途径	易感人群	社会因素	自然因素	2019年发病趋势分析	疾病严重程度	暴发可能性	防控措施难易程度	风险评估
27	人感染H7N9禽流感	鸡、鸭、鹅等禽类	呼吸道、密切接触传播	普遍易感,与禽类接触人员高发	活禽交易频繁,市场监管不到位,宁夏2017年报告发生禽间疫情	冬春季易流行	宁夏尚无病例报告,2019年发生可能性小	发病快,病程短,病死率高	有可能	中等	高
28	流行性感冒	病人及隐性感染者	呼吸道	普遍易感,婴幼儿及老年人高发	人口聚集场所易出现聚集性病例	冬春季易流行	持平或下降	易治愈,病死率低	非常可能	中等	高
29	流行性腮腺炎	患者、隐性感染者	呼吸道	普遍易感,15岁以下儿童高发	麻腮风疫苗强化免疫;学校、托幼机构可引起暴发	冬春季易流行	持平或下降	易治愈,病死率低	有可能	容易	较低
30	风疹	患者	呼吸道传播	普遍易感,10~20岁人群高发	人口流动频繁,传播途径容易实现,因症状较轻,病人管理难度较大	冬春季易流行	持平或上升	愈后好,很少出现并发症	有可能	中等	中等
31	急性出血性结膜炎（丙类）	传染源为患者,主要通过"患眼—手—健眼"(家庭、同学与同事之间)或"患眼—水—健眼"(为游泳池、洗浴场所及家庭之间)方式传播	主要为呼吸道、接触传播	普遍易感,感染后可获得较持久免疫力	人口流动频繁,传播途径容易实现	夏秋季高发	持平或下降	无特效救治方法,2004至今无死亡病例报告	有可能	容易	较低
32	麻风病	患者	主要为呼吸道、接触传播	普遍易感,家庭聚集	麻风治愈者监测	麻风杆菌不易在北方干燥环境生存	基本消除	发病较慢,能治愈	有可能	容易	极低
33	流行性斑疹伤寒（丙类）	患者	"人—虱—人"传播,传播媒介为体虱和头虱	普遍易感,感染后可获得较持久免疫力	开展爱国卫生运动,注意个人卫生、勤洗更衣及清洗衣被	病原对干燥及低温耐受力较强,多发生于寒冷地区,冬春季节以及卫生条件较差地区	2004年至今仅报告1例,不排除个案	经恰当治疗,预后良好	可能性很小	中等	低

续表

序号	疾病名称	传染源	传播途径	易感人群	社会因素	自然因素	2019年发病趋势分析	疾病严重程度	暴发可能性	防控措施难易程度	风险评估
34	地方性斑疹伤寒（丙类）	家鼠（褐家鼠和黄胸鼠）	可经鼠蚤叮咬经皮肤气溶胶感染呼吸道及眼结膜，传播媒介有体虱、蜱和螨	普遍易感，感染后可获得而持久免疫力，与流行性斑疹伤寒有交叉免疫	固原地区生态环境改变，鼠类的活跃繁殖和人间病例的发生风险密切相关	多见热带和亚热带地区，夏秋季多见	2004年至今仅报告1例，不排除个案	病情较轻，病程短，病死率极低	可能性较小	鼠间疫情防控难度大	低
35	黑热病	患者和病犬	主要通过白蛉叮咬传播，偶可经黏膜皮肤破损或输血传播	普遍易感	—	地方性传染病，宁夏为非流行区	宁夏历史上无病例报告，发生的可能性低	起病缓慢，若不治疗会因并发症而死亡	极低	中等	低
36	包虫病	犬、狐狸、狼、豺等	经消化道食入虫卵感染，经呼吸道吸入虫卵感染	普遍易感，养犬家畜养殖者、牛、羊屠宰、皮毛加工、贩运人群高发	犬、牛、羊等养殖户和家畜屠宰场所，全区22个县（市、区）均有病例报告	无明显季节性	经过十余年综合防控措施的实施，疫情总体呈现较低水平	发病慢，病程长，病死率低	有可能	中等	中
37	丝虫病	血中含微丝蚴的早期患者及无症状带虫者	中华按蚊、微小按蚊、淡色库蚊和致倦库蚊等	普遍易感	蚊虫易滋生的场所	春、秋季节高发	宁夏历史上无病例报告，宁夏缺乏流行传播条件	发病慢，病程长，病死率低	可能性低	中等	低
38	黄热病	病人和隐性感染者	城市型由伊蚊叮咬传播	普遍易感	黄热病为国际检疫病，黄热病疫苗保护率可达99%，保护期在30年以上	主要流行于非洲和美洲，宁夏无埃及伊蚊分布	宁夏历史上本地病例报告，发生的可能性低	病死率在地方流行区达5%，在某些暴发疫情中达20%~40%	低	宁夏不具备媒介传播条件，易控	低

附录三 2019年宁夏传染病疫情风险评估报告

续表

序号	疾病名称	传染源	传播途径	易感人群	社会因素	自然因素	2019年发病趋势分析	疾病严重程度	暴发可能性	防控措施难易程度	风险评估
39	其它感染性腹泻病	患者和带菌(毒)者	主要为粪—口传播,少数由接触传播和(或)呼吸道飞沫传播(诺如病毒等)	普遍易感,婴幼儿高发	食品加工复杂,患者一年中可多次感染,发病和报告,且无有效疫苗防护	病原体种类较多,包括细菌、病毒、寄生虫和真菌等	持平,不排除学校及托幼机构发生暴发疫情	积极对症治疗,病死率低	有可能	中等	中等
40	钩端螺旋体病	主要传染源为鼠和猪	直接间接暴露于受感染动物尿液或接触受污染的水和土壤	人群普遍易感	卫生条件较差的环境	减少疫水传播	宁夏尚无病例报告	发病慢,病程长,病死率低	有可能	中等	低
41	血吸虫病	患者和病牛,中间宿主为钉螺,河蟹等	主要通过皮肤、黏膜或接触疫水受染	人群易感,疫水接触者高发	南方稻田滋生的环境	长江以南,鄱阳湖地区	宁夏无病例报告,不存在传播条件	发病慢,病程长,病死率中等	无可能	中等	低
42	疟疾	患者和带虫者,媒介为中华按蚊等蚊类	按蚊叮咬,输入带疟原虫者的血液	人群普遍易感	蚊虫易滋生的场所	外出务工、经商等人员回国,存在输入风险	宁夏不属于疟疾流行区,病例主要为输入性病例	发病快,病程短,规范治疗可治愈	有可能	中等	低
43	水痘	患者	呼吸道和接触传播	普遍易感,病后可获持久免疫	人群密集场所易出现聚集性病例	冬春季流行	持平或上升	自限性疾病,病程较长	非常可能	容易	较低

三、风险等级划分

宁夏疾病预防控制中心组织相关专家,根据近年来宁夏传染病疫情及传染病导致的突发公共卫生事件的性质、危害程度、波及范围等因素,结合风险评估简表(附表2),对所有传染病进行风险等级划分,具体如下。

(一)疾病流行风险小,发生后严重程度低(12种)

疾病流行风险小,发生后严重程度低的病种有丝虫病、黑热病、钩端螺旋体病、血吸虫病、登革热、白喉、新生儿破伤风、流行性脑脊髓膜炎、疟疾、伤寒和副伤寒、流行性和地方性斑疹伤寒以及麻风病。

其中丝虫病、黑热病、钩端螺旋体病、血吸虫病、登革热和疟疾在宁夏历史(宁夏回族自治区成立以来)上无本地病例报告。流行性和地方性斑疹伤寒虽有本地病例报告,但2004年以来仅报告1例(2011年)。上述疾病均为媒介传播疾病,宁夏尚不属于自然疫源地,且不具备媒介传播条件,输入性病例造成本地传播或流行的风险较低。

白喉、新生儿破伤风、伤寒和副伤寒、麻风病在宁夏历史上虽有本地疫情发生或病例报告,但经过多年防控努力以及接种疫苗防控,疫情得到有效控制,疫情再次发生或流行的可能性较小。

(二)疾病流行风险小,发生后严重程度高(6种)

疾病流行风险小,发生后严重程度高的病种有鼠疫、霍乱、脊髓灰质炎、传染性非典型肺炎、人感染高致病性禽流感和狂犬病。

其中鼠疫、霍乱为我国法定报告管理的甲类烈性传染病,宁夏曾于1962年报告4例鼠疫,均死亡,1992~2018年黄鼠疫源地和2014~2018年沙鼠疫源地动物间鼠疫均处于静息状态,未发现鼠间鼠疫流行征象。1999年报告1例霍乱确诊病例,为输入性病例。2003年宁夏曾报告传染性非典型肺炎5例,均为输入性病例。截至目前,宁夏未报告人感染高致病性禽流感病例。宁夏狂犬病疫情自2014年以来整体呈下降趋势,报告病例数较少,一旦发病,病死率接近100%。

上述病种虽然发生后严重程度较高,但造成本地传播和流行的可能性较小。

(三)疾病流行风险高,发生后严重程度低(17种)

疾病流行风险高,发生后严重程度低的病种有艾滋病、肺结核、布病、病毒性肝炎、手足口病、猩红热、流行性感冒、流行性腮腺炎、百日咳、水痘、细菌性和阿米巴性痢疾、淋病、梅毒、包虫病、风疹、急性出血性结膜炎、其他感染性腹泻病。

上述疾病均为宁夏目前常见报告和流行的传染病,一般情况下很少发生重症或死亡。其中艾滋病、病毒性肝炎(乙肝、丙肝和丁肝)、淋病、梅毒均为经性或血液传播疾病,发生聚集性疫情概率很低;流行性腮腺炎、百日咳为疫苗针对性防控疾病,近年很少发生暴发疫情;甲肝、戊肝、手足口病、细菌性和阿米巴性痢疾和其他感染性腹泻病均为肠道传染病,食源性传播及经粪口途径传播,即使有疫情发生,采取针对性源头管控措施,很少发生死亡或暴发流行。

(四)发生风险高,发生后严重程度高(5种)

发生风险高,发生后严重程度高的病种有流行性乙型脑炎、麻疹、炭疽、流行性出血热、人感染H7N9禽流感,均为2018年重点关注或宁夏已发生过较大范围流行的疾病。一旦发生后,疫情进展迅速,容易造成死亡或暴发流行,且需要多部门联防联控。

四、重点传染病风险评估

根据疾病特点和上述风险等级划分结果,关注程度与疫情发生后的严重程度,以及对社会群众造成的危害程度等,对以下病种进行综合风险评估。

(一)人感染禽流感

1.疫情概况

根据中国疾病预防控制中心通报,2018年全国共报告2例人感染H7N9禽流感确诊病例。2017年全国共报告H7N9确诊病例1 534例,其中死亡608人。2018年12月中疾控风险评估显示:2014年至2018年11月,我国内地累计报告人感染H5N6禽流感病例23例,死亡15人,病死率65.2%,其中2018年11月报告2例,死亡1例。禽流感疫情重点监测省份H7亚型阳性率以安徽省为最高(3.80%)。

2.评估结果

预测2019年宁夏不排除发生人感染禽流感疫情的可能,一旦出现疫情,可以快速有效应对,疫情传播扩散的风险较小。

3.评估依据

(1)禽流感主要在冬春季发病,主要传染源为染病的禽类,暴露于活禽市场是人感染的重要危险因素。

(2)目前,宁夏无人感染禽流感病例报告,但已发生禽间H7N9禽流感疫情,2018年4~5月宁夏发生2起禽间H7N9禽流感疫情,5月份报告1起外环境H7N9禽流核酸检测阳性事件。

(3)宁夏临近省份内蒙古、甘肃、陕西均有禽流感病例报告,且外省与宁夏活禽贩运频繁,渠道复杂,存在病例输入的可能。

(4)近年来,随着宁夏生态环境的改善,沙湖、鸣翠湖等湿地较多,且宁夏是全球两大候鸟迁徙路线上的主要途经栖息地,在候鸟取食、栖息、迁徙的主要线路上,存在禽流感病毒输入风险。

(5)2017年秋季开始,宁夏对家禽全面强制实施H5+H7亚型高致病性禽流感疫苗免疫措施,基本形成禽间免疫屏障,同时进一步加强活禽调运监管制度和市场监管措施,规范市场交易行为,有效降低传播风险。

(6)宁夏各级政府高度重视,多年多次召开相关部门联防联控会议进行专项部署安排,整合资源,建立机制,有效形成防控合力,一旦出现疫情,可以快速有效应对。

4.防控措施

(1)坚持有效推动联防联控机制,加强禽间H5+H7亚型高致病性禽流感疫苗免疫措施落实,有效形成免疫屏障。

(2)严格活禽调运、交易、检疫等市场管理措施。

(3)加强监测,密切关注疫情发展态势,适时开展风险评估,尤其是既往发生禽间禽流感疫情地区。

(二)炭疽

1.疫情概况

炭疽为人畜共患急性传染病,其传染源主要是患病的食草动物(牛、马、羊、骆驼、驴及骡等家畜),主要通过皮肤接触、吸入和食用三种途径传播。目前,宁夏疫情发生的主要方式为直接或间接接触病畜和染菌的皮、毛、肉、骨粉或涂抹染菌的脂肪,也是炭疽杆菌感染最常见形式。人与人传播很少见。人群普遍易感,病后免疫力持久。

2011年以来宁夏共报告58例炭疽病例和2起突发疫情,均为皮肤炭疽。其中截至2018年12月5日全区共报告35例,死亡1例,报告1起突发疫情,报告病例数较2017年同期(8例)显著上升(337.5%)。

2.评估结果

预计2019年宁夏炭疽仍以皮肤炭疽为主,疫情较2018年持平或下降,但不排除发生突发疫情的可能,出现疫情后,可以快速有效应对,疫情传播扩散的风险较小。

3.评估依据

（1）炭疽芽孢杆菌在外环境中有很强的抵抗力，可在动物尸体及土壤中存活数年。

（2）炭疽主要传染源为患病的牛羊；居民仍存在私自宰杀病畜并剥食其肉的习惯，存在感染炭疽或发病的风险。

（3）宁夏无肺炭疽疫情报告，目前所有报告皮肤炭疽病例均为直接或间接接触病畜肉而感染发病，人与人传播很少见，病后免疫力持久。

（4）2018年宁夏炭疽疫情高发县（区）农牧部门开展了牛羊等易感动物炭疽疫苗接种。

（5）目前炭疽患者对青霉素治疗敏感有效，及时规范治疗愈后良好，病死率较低。

4.防控措施

（1）有效落实联防联控措施，强化畜间免疫，降低人群感染发病风险。同时建立健全畜肉检验检疫和病畜宰杀补偿机制。

（2）为从事牛羊养殖、屠宰、贩卖、运输、皮毛加工等职业暴露及兽医人员接种炭疽疫苗，保护易感人群。

（3）一旦发病，原则上就地隔离治疗，及早应用抗生素。

（4）深入开展群众健康教育宣传，重点提高从事牛羊屠宰及牛羊肉贩运、销售、养殖等高危人群炭疽防控相关知识水平，在做好个人防护的同时做到不剥食、购买和销售病死畜肉。

（三）流行性出血热

1.疫情概况

流行性出血热是以发热、出血和肾功能受损为主要症状的自然疫源性疾病，主要传染源是鼠类而非人类，冬春季高发。

2005年以来报告病例主要集中在固原农村地区青壮年人群，无死亡病例及聚集性疫情报告，年平均报告2例左右。2016~2018年分别报告4例、2例和4例，2018宿主动物监测发现隆德县和泾源县存在野外鼠间带毒，其中隆德县虽无病例发生，但野外区优势鼠种黑线姬鼠所占比例为53.70%，其带毒率为10.34%。

2.评估结果

预计2019年宁夏流行性出血热疫情较往年持平或上升，但发生聚集性疫情的可能性不大，病死率低。

3.评估依据

(1)目前固原地区生态环境的改善、鼠类的活跃繁殖和人间病例的发生风险并存。相关研究显示充足的降水、较高的空气湿度和适宜温度通过影响鼠类数量而影响流行性出血热的发病趋势。

(2)只要避免进入疫区或直(间)接接触鼠类或其排泄物(粪、尿)、分泌物,一般情况下不会发病。

(3)2004~2007年,原卫生厅连续四年对原州区、隆德县、泾源县病例发生或暴露乡(镇)16~60岁人群累计接种流行性出血热疫苗数十万人份,形成了一定的免疫屏障。但泾源县2014年健康人群抗体水平IgG抗体阳性率(5.32%)低于2008年(18.26%),可能存在之前形成的免疫屏障缺失或人群抗体水平降低,人群发病风险增加。

(4)文献报道显示:流行性出血热宿主动物监测鼠密度野外区≥5%,居民区≥3%,可能发生暴发或流行;泾源县和隆德县存在乡镇秋季野外鼠密度高于5%的情况。

(5)大多数病例居住环境卫生较差,家中常有老鼠出没,院内外有粮食屯落或草垛。

4.防控措施

(1)建立联防联控机制,了解鼠间动态疫情,形成防控合力。

(2)加大健康教育宣传力度,远离传染源。

(3)疫情高发地区适时开展疫苗接种,巩固人群免疫屏障。

(4)大力倡导爱国卫生运动,开展防鼠、灭鼠工作。

(四)流行性感冒

1.疫情概况

2004~2008年流感发病逐年上升,至2009年达到近年来最高流行水平(与2009年出现的新甲型H1N1流感有关),2010~2016年呈现隔年上升趋势,2017年流感活动水平略高于2016年。2004年以来仅2013年和2016年各报告1例流感死亡病例。2012年以来全区累计报告流感样病例暴发及流感突发疫情分别为10起和2起,其中2017年报告4起暴发和2起突发疫情(乙型流感5起)。

2018年第18~46周,宁夏每周ILI%(流感样病例占门、急诊就诊病例总数的比例)均高于2017年、2016年同期水平,自第32周开始,呈现持续上升趋势,至36周达到高值(0.99%)后又开始下降。国庆节后在0.93%~1.02%间上下波动。

2018年4~11月,全区ILI标本阳性率(0.35%)较去年同期(1.17%)下降了70.08%,其中甲型H1N1型6份,占66.67%,B型3份(B(Y)2份、B(V)1份)占33.33%。

根据以往流感监测数据显示:宁夏流感发病高峰多出现在每年12月或者次年1月,受自然因素和社会活动等影响,可能会出现发病高峰提前或延后,但在流感低发季节(4~9月)未发生过流感暴发疫情。

2.评估结果

预计2019年宁夏流感疫情较2018年持平或有所上升,且不排除在流感高发期间,存在学校或人口聚集场所暴发流行的可能。

3.评估依据

(1)流感流行季节时间较长(秋、冬、春),其常见病毒型别为A(H1N1)型、A(H3N2)型和B型。因其抗原性易变,传播迅速,常可引起暴发或流行。发病高峰一般为12月至次年2月。

(2)近期宁夏流感流行优势株不明显,不排除多种型别流感共同流行的可能性。

(3)接种流感疫苗是防控流感最经济有效的措施。宁夏流感疫苗接种率较低,人群中缺乏有效免疫屏障。

4.防控措施

(1)加强监测,严格执行《全国流感监测方案(2017年版)》《全国流感监测技术指南(2017年版)》规范要求,密切关注区内外疫情进展态势,适时开展专题疫情形势分析和预警。

(2)认真学习《流感样病例暴发疫情处置指南(2018年版)》和《流行性感冒诊疗方案(2018年版)》,加强对重点机构和场所疫情防控督导检查,形成防控合力,减少或避免院内感染,提高早诊早治能力,规范处置流感样病例暴发疫情。

(4)多措并举,保障疫苗供应,加大宣传,提高人群疫苗接种率。

(五)流行性乙型脑炎

流行性乙型脑炎,简称乙脑,是由乙脑病毒引起、经蚊媒传播的一种人畜共患病,是亚洲最常见的一种病毒性脑炎,夏秋季高发,临床症状主要为突然发热头痛、呕吐、嗜睡,有不同程度的意识障碍症状和体征。以隐性感染为主,平均每100~1 000例感染者中约有一例出现临床症状。病死率和致残率高,严重危害人群健康。

1.疫情概况

自2008年,我国将乙脑疫苗纳入扩大国家免疫规划,全国15岁以下儿童乙脑发病率显著下降,2017年降至历史最低水平(0.16/10万),达到世界卫生组织对15岁以下儿童乙脑防控要求(发病率降至0.5/10万以下)。但成人乙脑发病有所抬头,主要分布在陕甘宁、东北、云贵川和重庆等省份。

宁夏2007~2016年无病例报告,2017年报告5例确诊病例,分布在银川市兴庆区、永宁县和吴忠市青铜峡市,呈低度散发。2018年,共报告乙脑确诊病例162例,报告发病率为2.39/10万,居全国第一。截至2018年11月,已累计报告死亡22例,报告死亡率0.32/10万,病死率13.58%。病例分布在全区五市的15个县区(占68.18%,15/22)和宁东地区的61个(占24.30%,61/251)乡镇。永宁县、贺兰县、灵武市、平罗县、青铜峡市和中宁县6个县(市、区)各报告突发公共卫生事件1起。

2.评估结果

预计宁夏2019年乙脑疫情将继续持平或有所降低,且不排除夏秋季存在局部地区暴发流行的可能。

3.评估依据

(1)2019年宁夏卫生健康委计划组织实施重点人群乙脑疫苗接种,将大大提高人群免疫水平。

(2)乙脑以隐性感染为主,经过2018年暴发疫情后,重点地区部分人群已通过自然感染获得抗体,有一定免疫力。

(3)2018年宁夏各地全力防控乙脑疫情,大力开展爱国卫生运动,实施蚊媒消杀和灭越冬蚊行动,开展人群健康教育,群众防护意识有所提高。

4.防控措施

(1)进一步提高各地政府重视程度,加强多部门沟通与合作,开展联防联控。

(2)开展流行期前的蚊媒密度和动物宿主抗体水平监测,适时开展全区健康人群乙脑抗体水平监测,为提高预警预测能力提供依据。

(3)加强各地医疗机构人员培训和指导,提高乙脑病例监测敏感性,落实"五早",降低病死率。

(4)进一步加大人群健康教育力度,提高自我防护意识。

(六)麻疹

1.疫情概况

麻疹是由麻疹病毒引起的急性呼吸道传染病,传染性强,麻疹患者是唯一传染源,其临床体征通常包括发热、咳嗽、流鼻涕、眼结膜充血、柯氏斑及全身皮疹等。随着麻疹类疫苗的广泛应用,麻疹发病率大幅度下降,但近年来在许多国家和地区,麻疹的流行和局部暴发时有发生。

宁夏于2005年、2009年、2010年、2014年和2015年累计开展了5次大规模麻疹类疫苗补充免疫活动后,2010~2018年全区麻疹发病得到有效控制,发病率在0.09/10万~1.60/10万之间波动,较2009年(10.85/10万)大幅下降。截至2018年12月20日,全区共确诊麻疹病例23例,报告发病率为3.43/100万。除中宁县出现暴发疫情外,其余病例均为散发。流行高峰为32~36周,2018年宁夏麻疹发病仍以1岁及以下儿童为主(17例,占73.91%)。

2.评估结果

预计2019年麻疹疫情较2018年持平或上升,不排除局部地区出现聚集性或暴发疫情。

3.评估依据

(1)虽然麻疹类疫苗的接种使宁夏麻疹疫情得到有效控制,但也使宁夏麻疹的流行特征发生变化,呈现出流行周期延长,发病年龄出现双向移位(成人和婴儿比例增加),病例以散发为主,局部地区出现暴发的特点。

(2)2016~2018年宁夏麻疹发病水平均较低(0.34/10万~0.76/10万),根据麻疹周期性流行的规律,近年易感人群的不断积累,使发生麻疹聚集性疫情的可能性增高。

(3)麻疹为呼吸道人传人传染病,发病受人口密度、流动程度、人群麻疹类疫苗覆盖率等因素影响较大,周边省份麻疹疫情高发(内蒙古、甘肃、陕西),使宁夏发生麻疹疫情的风险增加。

4.防控措施

(1)根据有关研究,目前医疗机构已成为麻疹传播、扩散的重要场所。因此,医疗机构要严格执行发热出疹患者的预检分诊,对麻疹患者做到早发现,早报告,早隔离和早治疗,防止疫情在医疗机构中扩散。

(2)继续开展适龄儿童麻疹类疫苗常规免疫活动,每年开展2次查漏补种工作,并且建议重点地区对重点流动人口开展麻疹类疫苗预防性接种,提高人群免疫力。

(3)在麻疹流行季节,广泛开展宣传教育,积极向公众宣传麻疹预防知识,如加强体育锻炼,勤洗手,室内开窗通风,不去人群密集场所等,减少麻疹发病风险。

(七)乙肝

1.疫情概况

乙肝的传染源为乙肝病毒复制的急、慢性患者及无症状慢性乙肝携带者,主要通过血液、日常密切接触及性接触而传播。人群普遍易感,但不同年龄获得感染者,其获得持久免疫力的概率不同。截至2018年11月全区报告发病率为44.65/10万,较2017年同期下降8.56%。2004~2017年年均报告死亡率为0.02/10万。病死率为0.016%。发病无季节性,主要以15~49岁年龄组和农民为主。

2.评估结果

预计2019年乙肝疫情较2018年持平或下降,发生聚集性疫情的可能性很小。

3.评估依据

(1)自2002年乙肝疫苗纳入国家免疫规划以来,新生儿乙肝疫苗及时接种率和住院分娩率逐年提高,免疫屏障有效形成。

(2)乙肝主要经血液、性和密切生活接触传播,一般情况下不会发生聚集性或暴发疫情。

(3)宁夏乙肝报告发病率总体呈下降趋势。

4.防控措施

(1)提高新生儿乙肝疫苗首针及时接种率,高效母婴阻断,筑牢免疫屏障。

(2)规范乙肝病例网络报告,避免重复报告。

(八)梅毒

1.疫情概况

梅毒分为后天获得性梅毒和胎传梅毒。常见于性活跃人群,有不安全性行为、多性伴或性伴感染史者高发。2004年以来宁夏梅毒疫情总体呈上升趋势,截至2018年11月报告3 522例,较2017年同期(3 566例)下降1.23%。

2.评估结果

预计2019年梅毒疫情较2018年持平或上升,发生聚集性疫情的可能性很小。

3.评估依据

(1)梅毒为经性传播疾病,不易发生群体性传播,结合历年疫情监测结果分析,2019年发生聚集性疫情的可能性很小。

(2)近年来,随着社会对性开放包容度的增加,经性传播疾病的疫情仍有上升的可能,但由于各项防控措施的开展,疫情上升空间不会很大。

4.防控措施

(1)严格贯彻落实《中国预防与控制梅毒规划(2010~2020年)》相关要求,密切关注疫情流行态势,适时开展专题疫情形势分析。

(2)对群众开展持续、广泛而深入的宣传教育,普及性病防治知识。

(3)加强重点人群的干预,倡导安全性行为,推广安全套的使用。

(九)布鲁氏菌病

1.疫情概况

布鲁氏菌病(以下简称布病)是由布鲁氏菌属的细菌侵入机体引起的人兽共患的传染——变态反应性疾病。染疫的家畜是主要的传染源。20世纪60年代布病在宁夏流行较重,经过各部门的联防联控,20世纪80年代达到国家"布病控制区"标准,1980~2003年全区未监测到新发布病病例。宁夏自2004年出现1例现症布病病例后,布病疫情呈现不断蔓延并持续增长的趋势,布病病例报告由1个县(市、区)扩大到22个县(市、区),布病报告发病率由2004年的0.02/10万上升到2015年的44.83/10万,在政府统一领导下,卫生、农牧等相关部门密切协作,2016年后宁夏布病疫情得到控制,报告病例数和报告发病率呈现逐年下降趋势。

截至2018年11月全区报告布病1 540例,较去年同期(1 579例)下降2.47%。

2.评估结果

预计2019年宁夏布病疫情较2018年持平或有所下降,大范围暴发或流行的可能性较低,但不排除聚集性病例发生的可能。

3.评估依据

(1)全区畜间布病免疫工作持续推进,且工作力度逐年加大,畜间疫情有所下降。

(2)全区人间布病"三位一体"新型防控模式全面推进,人间防控工作不断加强。

(3)全区布病健康教育与行为干预工作持续开展,效果初步显现。

4.防控措施

(1)加强和完善部门间联防联控机制,提高疫情处置反应速度和效果。

(2)完善人间布病防控模式,探索部门间布病防控模式的形成。

(3)加大健康教育与行为干预力度,提高人民群众防病意识。

(十)百日咳

1.疫情概况

百日咳是由百日咳杆菌所致的急性呼吸道传染病,临床上以发作性痉挛性咳嗽、咳嗽末伴有高音调鸡鸣样哮吼声为特征。多发生于5岁以下儿童,病程较长,咳嗽症状可持续2~3个月之久。传染源为患者和隐性感染者,主要通过呼吸道飞沫传播,具有高度传染性,人是唯一自然宿主,普遍易感。

2013年以来全国疫情呈现逐年上升趋势,其中2017年全国共报告14起突发公共卫生事件,无死亡病例报告。2015~2017年与宁夏毗邻的陕西、甘肃和内蒙古报告病例较多,平均每年报告病例数分别为678例、107例和14例。宁夏2014~2017年分别报告百日咳病例数为2例、3例、3例和8例,2018年截至11月共报告13例,均为2岁以下散居儿童,其中≤1岁报告11例,无死亡病例报告。

2.评估结果

预计宁夏2019年百日咳疫情较2018年有所上升,但发生聚集性疫情和死亡病例的可能性较小。

3.评估依据

(1)近年来宁夏百日咳疫情呈逐年上升趋势,无突发公共卫生事件和死亡病例报告。

(2)百日咳具有高度传染性,疫苗接种或自然感染均不能获得终生免疫。

(3)2018年截至11月报告病例中主要为3~5月龄散居儿童(占69.23%)。

4.防控措施

(1)提高适龄婴幼儿百日咳疫苗及时接种率,保护易感人群。

(2)发病后采取呼吸道隔离,积极对症治疗,缩短带毒时间,控制病情,减少并发症,降低病死率。

(十一)猩红热

1.疫情概况

猩红热为A组β溶血性链球菌引起的急性呼吸道传染病,主要通过空气飞沫传播,夏季和冬春季高发,以3~10岁儿童高发,目前尚无疫苗预防,易在托幼机构和中小学校造成聚集性或暴发疫情。2011年以来宁夏猩红热疫情与全国疫情均明显升高,并一直维持较高水平波动,且连续两年(2016~2017年)位居全国首位,报告发病主要以幼托儿童、学生和散居儿童为主。2018年截至11月报告1 051例,较2017年同期(1 206例)下降6.74%,较近三年同期平均水平(1 001例)上升4.99%。

2.评估结果

预计2019年猩红热疫情较2018年持平或上升,但发生突发疫情的可能性较小,如发生疫情,可及时有效控制。

3.评估依据

(1)2015年以来宁夏猩红热疫情呈现逐年上升趋势。

(2)2004年至今宁夏未发生猩红热突发疫情,2006年至今未报告死亡病例。

(3)2016~2018年11月份,宁夏聚集性疫情主要发生在银川市,发生时间为4~6月份,每起聚集性疫情病例最多达3例。

4.防控措施

(1)加强学校及托幼机构晨检和因病缺勤登记,做好定期开窗通风和环境消毒,一旦发生病例,及早采取呼吸道隔离防控和医疗救治措施。

(2)降低链球菌的传播率,青霉素治疗有效。

(3)加强健康教育,及时就诊。

(十二)流行性腮腺炎

1.疫情概况

流行性腮腺炎为疫苗防控传染病,早期患者及隐性感染者均为传染源,主要通过飞沫传播,人群普遍易感,宁夏主要高发于14岁及以下年龄组,尤其是5~9岁学龄儿童。2018年截至11月份,全区报告流行性腮腺炎1 138例,较去年同期(1 221例)下降6.80%,较近三年同期平均水平(1 367)下降16.75%。

2.评估结果

预计2019年宁夏流行性腮腺炎疫情较2018年持平或继续下降,发生局部地区暴发疫情的可能性较小。

3.评估依据

(1)2012年后宁夏流行性腮腺炎疫情呈现下降趋势,连续4年未报告突发疫情,2006年以来无死亡病例报告。

(2)2014~2015年宁夏人民政府对全区适龄儿童(2002年1月1日~2009年12月31日之间出生儿童)实施"麻腮风疫苗强化免疫"民生项目,宁夏流行性腮腺炎疫情显著下降,并保持在低流行水平,年均报告发病率为20.00/10万左右。

4.防控措施

(1)继续巩固疫苗针对传染病防控措施,筑牢免疫屏障。

(2)加强学校和托幼等机构的防控督导检查,关口前移,及早对指示病例进行规范处置。

(十三)狂犬病

1.疫情概况

狂犬病是由狂犬病病毒引起的一种人兽共患传染病,人感染狂犬病最常见的方式是通过感染狂犬病毒的犬、猫、野生食肉动物以及吸血蝙蝠的咬伤、挠抓、舔舐皮肤或黏膜破损处而感染。临床表现为特异性恐水怕风、咽肌痉挛、进行性瘫痪,一旦发病,病死率接近100%。

2011年以来宁夏共报告39例狂犬病,均死亡,各病例之间均无流行病学关联。其中2014年疫情达到历史上顶峰(14例)后逐年下降,2017~2018年各报告1例。

2.评估结果

不排除2019年宁夏狂犬病个案病例报告的可能,但不会出现聚集性疫情。

3.评估依据

(1)2014年以来宁夏疫情呈现逐年下降趋势。

(2)宁夏各地均建立了狂犬病暴露处置门诊,具备伤口处置、疫苗接种和免疫球蛋白注射能力。

(3)每年大力开展健康教育,居民自我防护能力与暴露后处置意识有所提升。

4.防控措施

(1)坚持暴露后规范处置是暴露后预防狂犬病的唯一有效手段。

(2)深入广泛宣传,引导群众科学认识狂犬病,可防可控不可治。

(3)提倡文明养犬,加强犬只免疫,构建犬间免疫屏障,加强流浪犬的管理。

(十四)水痘

1.疫情概况

水痘为疫苗可防控传染病和非法定传染病,2007~2017年,宁夏水痘报告发病率在40.12/10万~73.82/10万之间波动,其中2017年为近年来发病高峰。2005年以来全区累计报告水痘暴发及突发疫情108起,无死亡病例报告。宁夏水痘发病高峰为每年5~7月和11月至次年1月,疫情受医疗机构诊断与报告意识以及疫苗接种等影响较大。

2018年截至11月,全区共报告水痘4 881例,较去年同期(4 530例)上升7.75%,共报告4起水痘突发疫情,较去年同期(10起)下降明显。

2.评估结果

预计2019年宁夏水痘疫情较2018年持平或有所上升,不排除局部地区暴发流行的可能。

3.评估依据

(1)水痘传染性较强,易在学校及托幼机构引起暴发流行。

(2)各级医疗机构对水痘病例的报告意识逐渐增强,但水痘目前为非法定报告传染病,存在学校聚集性疫情防控措施落实不到位现象。

(3)水痘疫苗属于自费疫苗,疫苗保护率不高,且存在疫苗突破病例,未形成有效免疫屏障。

4.防控措施

(1)加强监测,辖区疾控部门做好传染病防控技术指导工作。

(2)学校要加强因病缺课、晨午检等各项传染病防控措施的落实,做到早发现、早报告、早干预,控制疫情播散,确保学生身体健康。

(3)加大宣传,多措并举,提高人群疫苗接种率,保护易感人群。

(十五)其他感染性腹泻

1.疫情概况

其他感染性腹泻病是指除霍乱、细菌性和阿米巴性痢疾、伤寒和副伤寒以外的感染性腹泻病,主要包括细菌性、病毒性和食(水)源性导致的感染性腹泻。

2004年以来疫情整体呈上升趋势,仅2007年报告1例死亡病例,每年90%以上均为临床诊断病例。银川市占全区报告总病例数的57.23%,兴庆区、金凤区和西夏区占银川市报告病例数的77.04%。2018年截至11月全区报告发病率为142.95/10万,较2017年上升13.26%。2004~2017年监测显示:发病高峰为每年6~8月,0~4岁组儿童占报告病例总数的54.14%,其中1岁以内婴幼儿报告发病率最高。

2.评估结果

预计2019年疫情较2018年持平或继续上升,不排除局部地区学校及托幼机构等单位发生聚集或暴发的可能。

3.评估依据

(1)其他感染性腹泻病为一年中可多次感染、发病和报告的肠道传染病,且无有效疫苗防护。

(2)近三年宁夏仅发生一起聚集性疫情。

(3)基层医疗机构存在报告不规范的现象。

4.防控措施

(1)加强成人和婴幼儿手卫生宣传教育,避免造成家庭内或托幼机构传播。

(2)规范报告质量要求,避免过度报告。

(十六)肺结核

1.疫情概况

肺结核是由结核分枝杆菌引发的肺部感染性疾病,50岁及以上农民高发。传染源主要是排菌的开放性肺结核患者。

2004~2017年报告发病率在40.04/10万~76.86/10万之间波动,自2006年以来宁夏肺结核疫情整体呈下降趋势,每经过2~3年连续下降后会出现一个小幅上升。2018年截至11月共报告肺结核2 334例,报告发病率为34.58/10万,较2017年同期下降12.35%。

2004年以来宁夏未报告过肺结核突发公共卫生事件,2017年银川市个别学校发生了结核病聚集性疫情。

2.评估结果

预计2019年宁夏肺结核疫情较2018年持平或下降,不排除发生学校聚集性疫情的可能。

3.评估依据

(1)2017年在连续两年下降后呈小幅上升。2018年截至11月较去年同期下降。近年来宁夏学校结核病疫情处于上升趋势,发病率高于全国平均水平。

(2)卡介苗为我国计划免疫必种疫苗之一,可有效预防儿童结核病。

(3)自1994年宁夏开始执行世行结核病控制项目以来,DOTS覆盖率一直保持在100%。

(4)每年潜在新发肺结核患者、新产生耐多药患者、跨区域流动人口肺结核患者的发现和管理存在难度,TB/HIV双重感染,学校结核病防治工作还存在薄弱环节。

4.防控措施

(1)通过加大疑似患者、耐多药肺结核患者发现力度,重点人群主动筛查等多途径发现患者,加强传染源管理,规范实施结核病诊疗行为。做好患者健康管理、关怀救助等工作。

(2)提高卡介苗接种覆盖率和接种质量,完善儿童结核病防治措施。

(3)加强结核菌/艾滋病病毒双重感染者、高校学生、流动人口、监管场所等重点人群的结核病防治工作。

(4)加强人群健康教育宣传。充分发挥热线、微博、移动客户端、媒体等宣传平台作用,全方位多维度开展宣传,推动广大群众积极支持和参与结核病防治。

(十七)手足口病

1.疫情概况

手足口病是由人肠道病毒71型(EV-A71)和柯萨奇病毒A组16型(CV-A16)等肠道病毒引起的急性传染病,为托幼机构主要流行传染病。高发于5岁及以下儿童,重症及死亡病例多由EV-A71感染所致。2018年截至11月,全区报告手足口病6 890例,较2017年同期(7 370例)下降6.51%,较近三年同期平均发病水平(6 672例)上升3.27%。2018年优势型别为其他肠道病毒,EV-A71型别比重较2017年(优势型别为EV-A71)明显下降。

2.评估结果

预计2019年宁夏手足口病疫情较2018年持平或下降,但不排除优势型别的转换和学校及托幼机构发生暴发疫情的可能。

3.评估依据

(1)2008~2017年手足口病呈现周期性上升或下降,其周期为1~2年,2015年达发病历史高峰。

(2)EV-A71型手足口病疫苗主要用于预防由EV-A71感染所致的手足口病,有效降低由其导致重症及病死风险,但与其他型别手足口病之间无交叉免疫。

(3)2015年8月以来,宁夏未报告手足口病突发疫情和死亡病例。

(4)目前EV-A71型手足口病疫苗为二类疫苗,居民自愿自费接种,费用较高,接种率较低,未能形成有效的免疫屏障。

4.防控措施

(1)强化疫情监测,扩大辖区病原学监测,为疫情防控提供依据。

(2)严格按照《手足口病诊疗指南》(2018年版)、《手足口病诊断标准》(2018年版)、《手足口病聚集性和暴发疫情处置工作规范》(2012版)等规范开展防控诊疗。

(3)加强宣传教育,积极倡导居民为适龄儿童接种手足口病(EV-A71)疫苗。